PLANCHE 58.

RÉGION JAMBIÈRE ANTÉRO-EXTERNE.

1er Plan.

MÉDECINE OPÉRATOIRE.

A.B. Ligature de l'artère tibiale antérieure. — Incision de 8 centimètres dans la direction d'une ligne qui, d milieu de l'espace compris entre la tête du péroné et l'épine du tibia, irait aboutir au milieu de l'espa intermalléolaire. — Pour plus de sûreté, on divisera l'aponévrose sur le premier interstice musculai à partir de la crête du tibia.

C.D. Ligature de l'artère péronière. — Incision de 8 centimètres, à 3 ou 4 millimètres en arrière du bo externe du péroné.

E.F.G. Amputation de la jambe au lieu d'élection. — Procédé à un lambeau externe de Sédillot. — E.F. Part antérieure du lambeau. Celui-ci doit avoir cinq travers de doigt de hauteur ; sa base correspond, e avant, à 1 centimètre en dehors de la crête du tibia, et en arrière, au milieu du mollet. — F.G. Inc sion semi-circulaire, légèrement convexe en bas, menée sur la face interne de la jambe et joignant l deux extrémités de la base du lambeau.

H.K.L.M. Amputation sus-malléolaire. — Procédé de Lenoir modifié. — H.K. Incision circulaire à 4 centimètres a dessous du point où l'on veut scier les os. — L.M. Incision verticale de 4 centimètres, à 1 ou 2 cent mètres en dehors de la crête du tibia. — Lenoir faisait l'incision verticale sur la face interne du tib près de la crête.

N.O.P. Amputation dans l'articulation tibio-tarsienne. — Procédé de J. Roux. — La première incision part d la partie postérieure et moyenne de la face externe du calcanéum, passe sous la malléole externe, déc une courbe à convexité antérieure qui descend à 2 ou 3 centimètres en avant de l'article, et s'arrête peu en avant du bord antérieur de la malléole interne. — Une seconde incision part de ce point, tr verse la plante du pied un peu obliquement, en décrivant une légère courbe à convexité antérieu passe au niveau de l'articulation médio-tarsienne, et remonte obliquement jusqu'au point de dép de la première.

Q. Point où l'on peut faire la section du nerf sciatique poplité externe. — Ce point est situé immédiatement au-dessous de la tête du péroné.

PLANCHE 59.

RÉGION JAMBIÈRE ANTÉRO-EXTERNE.

2e Plan.

Préparation. — Menez une incision verticale le long de la crête du tibia, depuis la tubérosité antérieure de cet os jusqu'à la base de la malléole interne. Aux deux extrémités de cette incision, faites-en deux autres, perpendiculaires à la première, et dirigées horizontalement en dehors. L'incision supérieure s'arrêtera sur la tête du péroné, l'incision inférieure sur la base de la malléole externe. Disséquez, de dedans en dehors, le grand lambeau quadrilatère et découvrez l'aponévrose jambière, en préparant, au fur et à mesure, les vaisseaux et les nerfs superficiels.

EXPLICATION.

A,A. Coupe de la peau.
B,B. Lambeau comprenant la peau et le pannicule adipeux.
a,a. Aponévrose jambière.
1,1. Artérioles tégumenteuses fournies par l'artère tibiale antérieure.
2,2. Veines superficielles de la région antéro-externe de la jambe.
3,3. Branches superficielles du nerf musculo-cutané.

LES EAUX MINÉRALES

DANS LES

AFFECTIONS CHIRURGICALES

EMPLOI ET INDICATIONS

8357-83. — Corbeil. Typ. et Stér. Crété.

LES EAUX MINÉRALES
DANS LES
AFFECTIONS CHIRURGICALES

EMPLOI ET INDICATIONS

LÉSIONS TRAUMATIQUES
SCROFULE ET TUBERCULOSE LOCALE — SYPHILIS
MALADIES CUTANÉES

PAR

LE Dr EUGÈNE ROCHARD
MÉDECIN DE 1re CLASSE DE LA MARINE

AVEC UNE PRÉFACE

De M. Jules ROCHARD
Membre de l'Académie de médecine
Inspecteur général du service de santé de la marine.

PARIS
G. MASSON, ÉDITEUR
LIBRAIRE DE L'ACADÉMIE DE MÉDECINE
120, Boulevard St-Germain, en face de l'École de Médecine

M DCCC LXXXIV

PRÉFACE

Depuis un demi-siècle, les eaux minérales ont acquis, en thérapeutique, une importance considérable. Les médecins y ont assurément contribué pour une large part, mais la confiance des malades a fait plus encore. Pour les gens du monde, il n'y a pas d'affection chronique qui ne soit tributaire des eaux, pas de guérison solide tant qu'elles n'y ont pas passé. Ils s'étonnent, de la meilleure foi du monde, que chaque maladie n'ait pas sa source spéciale sortant de terre tout exprès pour la guérir. Il est assurément fort regrettable qu'il n'en soit pas ainsi ; mais l'hydrologie n'a pas encore réalisé ce progrès et, en attendant, elle se contente de quelques règles générales fondées sur la tradition, confirmées par l'expérience et en dehors desquelles chaque médecin suit son penchant particulier, obéit à ses convictions personnelles. Ce n'est pas que le sujet n'ait été étudié avec le soin et le talent désirables, mais tout ce travail n'a pas encore abouti à des indications précises, formelles et basées sur un nombre suffisant d'observations. C'est en chirurgie surtout que cette absence de données positives se fait sentir. Elle frappe davantage dans une branche de l'art de guérir habituée à l'exactitude, où chacun se rend bien compte de ce qu'il fait, où les résultats des traitements sont de la dernière évidence.

L'ouvrage qui va suivre est destiné à combler en partie cette lacune; mais, avant d'indiquer la façon dont il a été compris, il est indispensable de rechercher tout d'abord, comment se sont fondées les opinions qui ont cours en hydrologie et sur quelles bases elles reposent. Il faudra pour cela reprendre les choses d'un peu haut et les historiques ne sont pas à la mode; mais je ferai tout mon possible pour abréger celui-ci.

Ce sont les maladies chirurgicales qui ont constitué la première clientèle des eaux thermales. C'est par le traitement externe appliqué aux ulcères et aux maladies de peau qu'on a commencé. J'aurais bien voulu ne pas remonter à Hippocrate qui est encore plus démodé que les historiques; mais il faut bien reconnaître que c'est lui qui a rapporté la première observation d'une affection cutanée traitée par les eaux thermales. Il parle, au cinquième livre des *Épidémies*, d'un citoyen d'Athènes qui était atteint d'une maladie ayant toutes les apparences de la lèpre. Le prurit était général, et nulle part, dit le père de la médecine, vous n'auriez pu pincer la peau à cause de l'épaississement qu'elle avait subi. Comme personne ne pouvait le soulager, il se rendit à l'île de Mélos, là où sont les bains chauds. Il fut à la vérité guéri du prurit et de l'épaississement de la peau, mais il devint hydropique et mourut (1). Cette première cure, comme on le voit, ne fut pas un succès.

Les Romains qui avaient élevé la balnéation à la hauteur d'une institution hygiénique et qui avaient fondé, sur tous les points de leurs immenses possessions, des thermes dont nous retrouvons encore les traces dans la plupart de nos établissements, ne paraissent pas en avoir tiré parti pour le traitement des maladies. Celse n'en dit absolument rien. Il est vrai qu'il vivait au siècle d'Auguste à l'aurore de l'ère des Césars et qu'à cette époque la civilisation romaine n'avait pas encore pris la formidable expansion qu'elle devait acquérir plus tard; mais Galien, qui est venu près d'un siècle et demi après lui, est aussi muet que son prédécesseur. Du reste, les Romains de la décadence, lorsqu'ils émi-

(1) Τοῦ μέν κνησμοῦ ἔπανσατο, καὶ τῆς παχοδερμίας ὑδρωπιήσας δὲ ἔθανεν. Hippocrate, cinquième livre des *Épidémies*. Traduction de Littré, t. V, p. 208, § 9.

graient vers les sources thermales du nord de l'Italie ou du midi de la Gaule, n'étaient pas exclusivement préoccupés du soin de leur santé. Des mobiles d'un tout autre ordre les attiraient vers ces lieux de plaisir et, depuis cette époque, il en a souvent été ainsi. Le flot des barbares passa sur cette civilisation et emporta les thermes comme le reste; mais les sources n'étaient pas taries et les populations du voisinage continuèrent à les fréquenter.

Toutefois ce n'est qu'à partir du XVIe siècle qu'on trouve des notions positives sur leur emploi. Jusqu'alors elles n'étaient connues que des gens de la contrée, parmi lesquels la tradition s'était conservée. Ils y venaient, pendant la belle saison, de tous les villages voisins, baigner leurs ulcères, leurs plaies ou leurs caries et s'en allaient quelquefois guéris, le plus souvent soulagés. De temps en temps, quelque seigneur, blessé à la guerre et ne pouvant obtenir la guérison à l'aide des ressources de la chirurgie de ce temps-là, venait de loin, attiré par la réputation d'une source, pour y tremper sa blessure. Il arrivait sur son cheval de guerre, à petites journées, par des chemins impossibles, se logeait dans quelque hutte et vivait à la diable. La balnéation continue, indépendamment de l'action de l'eau thermale, avait l'avantage de nettoyer la plaie, de la débarrasser des onguents, des baumes et de la maintenir dans un état de propreté qui jusqu'alors lui avait été inconnu. La vigueur de la constitution du blessé, le repos et la vie au grand air faisaient le reste.

C'est, on le voit, par la chirurgie que les eaux thermales ont commencé, et ce sont les plaies d'arquebuse qui leur ont donné leur première vogue. On se rend facilement compte des dangers formidables dont elles s'accompagnaient, à une époque où les chirurgiens les considéraient comme empoisonnées, les traitaient par les caustiques et par le feu, où la ligature des vaisseaux n'était pas connue. Les malheureux, qui échappaient aux accidents primitifs, ne savaient de quel côté se tourner pour obtenir un soulagement, et les eaux minérales, les sources sulfureuses surtout devinrent pour eux une précieuse ressource. En 1525, Jean d'Albret, le grand-père d'Henri IV, conduisit aux Eaux-Bonnes ses Béarnais blessés à la bataille de Pavie. Elles produisirent de si bons effets qu'on leur donna à cette occasion le nom d'eaux d'arquebusade, qu'elles ont porté pendant longtemps.

Les sources de Barèges furent exploitées à la même époque par les habitants de la vallée. En 1500, il n'y avait encore d'autre installation balnéaire qu'un bassin à ciel ouvert et quelques cabanes rustiques qui furent détruites par un incendie. On construisit, en 1550, un établissement moins primitif, mais il était réservé aux Barégeois et les étrangers ne pouvaient s'y baigner qu'après eux.

Il ne paraît pas toutefois que l'usage des eaux d'arquebusade se soit répandu aussi promptement qu'aurait pu le faire espérer le premier succès qu'elles avaient obtenu. Dans ce temps-là les nouvelles étaient lentes à se répandre, et chaque province ignorait ce qui se faisait dans l'autre. Ce qu'il y a de certain, c'est qu'Ambroise Paré, qui nous a transmis à peu près tout ce qu'on savait de son temps dans le domaine des sciences médicales, ne parle pas des eaux minérales dans son livre sur la *Manière de traicter les playes faictes par hacquebutes et autres bastons à feu*, lequel a paru en 1551, c'est-à-dire vingt-six ans après la bataille de Pavie. Cependant A. Paré connaissait les eaux thermales ; il avait même une manière à lui d'expliquer leur mode de formation au sein de la terre, leur action physiologique et leur efficacité ; mais il ne paraît pas avoir connu l'usage qu'on en faisait déjà en chirurgie, car il n'en parle, comme Hippocrate, qu'à l'occasion des maladies de peau : *Les eaux sulphurées*, dit-il, *échauffent grandement*, *dessèchent*, *résolvent*, *ouvrent*, *attirent du dedans au dehors. Elles nettoient la peau de galles, gratelles et dartres, sont profitables au prurit, aux ulcères de fluxions des articles et gouttes.* Puis vient un alinéa consacré aux usages des différentes eaux et notamment de celles de Liège, de Spa et de Plombières, ainsi qu'à leur application au traitement des affections externes et des maladies des femmes en particulier (1).

Quoi qu'il en soit, l'usage des eaux minérales prit, sous les Valois, assez d'extension pour que leur successeur sentît la nécessité d'en réglementer l'emploi. Jusqu'alors les sources avaient été la propriété des communes ou des particuliers et se gouvernaient à leur guise. Par un édit de mai 1605, Henri IV réunit à la charge de premier médecin du roi la surintendance générale des eaux minérales et médicales du royaume. Certaines sources et notamment celles de Bourbon-l'Archambault avaient déjà acquis une grande réputation, ainsi qu'on peut en juger par le livre de J. Aubery-Bourbonnais, écrit en 1604 et où l'auteur fait de ces sources une panacée à laquelle aucune maladie ne peut résister. La vogue des eaux alla croissant sous Louis XIII, mais c'est pendant le règne de Louis XIV qu'elles arrivèrent à leur apogée. Le

(1) Œuvres d'Ambroise Paré, livre XXVI, chapitre XLII, *Des bains*. Édition de 1664, p. 736.

grand roi avait donné l'exemple ; les seigneurs de la cour l'imitèrent et la mode s'en empara. Ce fut l'époque de la splendeur des thermes de Bourbon-l'Archambault. Les courtisans y affluaient; les favorites venaient y étaler leur faste d'un jour ou y cacher leur disgrâce. Ce fut le sort de madame de Montespan. La première fois qu'elle y vint, au mois de juin 1676, ce fut avec tout l'appareil d'une princesse de sang royal, en calèche à six chevaux, suivie de carrosses, de fourgons, de mulets, d'une escorte de 12 cavaliers, d'une suite de 45 personnes en un mot. Madame de Sévigné, qui se rendait alors à Vichy et suivait la favorite à la distance de quelques postes, nous a transmis le récit de ce luxe véritablement royal. Quelques années après, madame de Montespan remplacée dans la faveur du roi revenait à Bourbon pour y finir ses jours après douze ans d'exil et dans le plus complet abandon.

Barèges était devenu célèbre quelques années auparavant, par la cure du duc du Maine (1675). On avait, à cette occasion, donné son nom à un nouveau bain et décidé la création d'un hôpital militaire (1). A la même époque, Vichy voyait se réunir, autour de son *grand bouillon*, toute une société d'élite. C'était madame de Sévigné, mes-

(1) Le marquis de Louvois y vint en 1679 ; la princesse des Ursins en 1702.

dames de Brissac et de Pecquigny, M. et madame de Saint-Herem, M. de La Fayette, l'abbé Dorat, Plancy, etc. (1). Les commérages sur la cour et ses intrigues y allaient leur train. On se serait cru à Saint-Germain ou à Versailles. Vichy, du reste, était déjà devenu une résidence assez confortable. On y passait le temps fort gaiement et pourtant le traitement était rude et ne ressemblait guère à nos cures anodines d'aujourd'hui. Il faut lire, dans la lettre de madame de Sévigné, la description de ses douches, de ses sueurs, de ses douze verres d'eau et de leurs conséquences. Boileau aussi nous a légué le récit de ses mésaventures à Bourbon-l'Archambault. Dans une lettre écrite à Racine, le 21 juillet 1687, il lui raconte qu'il a d'abord subi la *préparation*, c'est-à-dire qu'on l'a saigné et purgé de telle façon qu'il a eu quatre ou cinq faiblesses dans la journée et qu'il ne pouvait plus se tenir debout; puis est venu le *grand œuvre*. Tous les matins douze verres d'eau plus pénibles encore à rendre qu'à avaler, lesquels, disait-il, m'ont tout fait sortir du corps, sauf la maladie pour laquelle je les prends. Il s'agissait, je crois, d'une laryngite avec aphonie.

A la mort du grand roi, l'usage des eaux thermales était passé dans les mœurs. Elles conti-

(1) Lettre de madame de Sévigné à madame de Grignan, du 19 mai au 11 juin 1676.

nuèrent à être fréquentées avec la même assiduité pendant les règnes suivants et devinrent même l'objet d'une sollicitude plus active, au point de vue de leur réglementation. Louis XIV ne s'en était occupé qu'à la fin de sa vie; encore ses lettres patentes du 19 août 1709 n'avaient-elles eu d'autre but que d'ajouter la surintendance générale des eaux à la charge de premier médecin de sa personne; tandis que la déclaration royale de 1772 et les arrêts du conseil qui la suivirent ont tous les caractères d'une véritable législation (1). Enfin, et c'est une considération qui nous intéresse davantage, c'est pendant le cours du XVIIIe siècle que l'hydrologie a pris un caractère véritablement scientifique et médical sous l'impulsion de Bordeu, qui a été le véritable créateur de cette branche importante de la thérapeutique (2).

La clientèle des eaux et le cadre des maladies qu'on y traitait avaient complètement changé depuis leur début. Au lieu de paysans, de ma-

(1) Déclaration royale du 25 avril 1772. Arrêté du conseil des 1er avril 1774 et 12 mai 1775. Lettres patentes du roi Louis XVI en date d'août 1778, confirmées par la déclaration royale du 26 mai 1780. Arrêt du conseil du 5 mai 1781.

(2) Les premières lettres de Bordeu sur les eaux minérales du Béarn portent la date de 1746. Ses derniers travaux sur le même sujet sont de 1775.

landrins ou de pauvres soldats venant tremper dans les sources thermales leurs ulcères ou leurs blessures, c'était l'élite de la noblesse qui venait y chercher la guérison de ses dyspepsies, de sa goutte, de ses névroses ou tout simplement une diversion à son ennui; mais c'était toujours un traitement de luxe, accessible seulement aux riches et dans lequel la chirurgie avait complètement cédé le pas à la médecine.

Celle-ci ne devait reprendre son rang que sous l'Empire. A cette époque, les victimes de nos grandes guerres y affluaient de tous les coins de l'Europe. Ils venaient, entre deux campagnes, y soigner leurs glorieuses blessures, comme ils devaient y venir plus tard, sous la Restauration, pour traiter leurs rhumatismes.

L'usage des eaux commençait du reste à se démocratiser. La facilité croissante des communications les avait mises à la portée d'une catégorie de malades qui n'aurait pas pu y songer au siècle précédent. Les grandes routes avaient été rectifiées; elles étaient beaucoup mieux entretenues. Des diligences, des malles-poste relativement rapides y circulaient d'une manière régulière et avaient remplacé ces anciens coches dont il fallait attendre la *commodité* dans quelque auberge de village.

Ces lents progrès n'étaient rien toutefois à côté

de l'impulsion que l'établissement des chemins de fer vint donner, quelques années plus tard, au courant qui entraînait les malades vers les eaux thermales. En quelques années, le nombre des baigneurs fut quadruplé. La promptitude et le bas prix des transports en avaient fait un moyen de traitement ordinaire et l'on vit accourir près des sources en renom les valétudinaires, les hypochondriaques, les ennuyés, les gens de plaisir, bientôt suivis par cette population interlope qu'on trouve partout où la foule se presse, où affluent les étrangers.

Pour satisfaire ce besoin de plaisirs, de distractions, les thermes se transformèrent. Des villages sans importance devinrent des villes confortables et peuplées d'hôtels. Des théâtres, des casinos sortirent de terre comme par enchantement. Les chanteurs, les artistes à la mode vinrent y donner des représentations et joindre une attraction nouvelle à celles qu'on y trouvait déjà. Les eaux devinrent, comme les stations de bains de mer, une des nécessités de la vie élégante. On y vint pour y retrouver son monde, pour se reposer des fatigues de l'hiver, et cette population mélangée, étrange, se créa une vie à part, la vie des eaux, dans laquelle les malades et les gens de plaisir se coudoient; où la goutte et la dyspepsie fraternisent à table d'hôte, autour des fontaines, au concert, au casino; où chacun cause de sa maladie avec le premier venu; où la confiance dans l'efficacité des eaux devient du fanatisme; où la thérapeutique est souveraine; où les médecins sont rois.

Cette vie est, il faut bien le dire, celle qui convient le mieux à la nature des maladies qu'on traite aux eaux thermales. Les gens d'affaires, les hommes de travail y trouvent des distractions forcées, l'oubli de leurs préoccupations, un régime régulier, hygiénique, des repas à heure fixe, de l'exercice sans fatigue, des promenades agréables. Ils peuvent même y goûter le sommeil paisible qui leur est nécessaire, s'ils n'ont pas eu l'imprudence de descendre dans certains hôtels où les soirées et les bals se succèdent, où l'on danse au rez-de-chaussée pendant qu'on souffre aux étages supérieurs, qu'on y meurt quelquefois. Je me hâte d'ajouter que les décès sont beaucoup plus rares aux eaux qu'on ne serait porté à le croire et qu'on fait les plus louables efforts pour les dissimuler. Les enterrements ont lieu au point du jour, avant que les baigneurs soient levés et, lorsqu'on s'informe de la disparition subite de quelque compagnon de table, la réponse est invariable : il a été appelé par un télégramme et forcé de partir sur-le-champ. On ne peut pas blâmer de semblables précautions. Dans des réunions de malades faciles à impressionner, ces tristes incidents doivent être passés sous silence. On y vient pour tâcher de se rétablir; le calme de l'esprit est la première condition de la guérison; on ne doit pas la compromettre, en s'attendrissant sur les souffrances et sur la mort des inconnus que le hasard place sur votre chemin.

Dans un pays aussi administré que le nôtre, il était impossible qu'un pareil mouvement de personnes et de capitaux se produisît sans que le gouvernement intervînt. Avant 1789, l'État ne s'était occupé que de réglementer l'emploi et le commerce des eaux, sans s'occuper de la conservation et de l'aménagement des sources. L'arrêt du conseil du 5 mai 1781, le document le plus important du siècle dernier, celui qui a servi de modèle aux actes ultérieurs, avait bien chargé les intendants des eaux minérales des provinces de veiller à l'entretien, à la propreté, à la conservation des sources; mais cette partie de leurs instructions était restée à l'état de lettre morte. On ne songeait guère du reste à améliorer ni à détourner les eaux, on se bornait à en user de son mieux. Ce ne fut que plus tard, lorsqu'elles devinrent une source abondante de revenus, qu'on s'appliqua à obtenir le plus grand débit possible des sources qu'on possédait et à en découvrir de nouvelles. Alors commencèrent les sondages, les travaux de captage, les aménagements perfectionnés ; mais ces opérations rencontraient des obstacles continuels dans la législation existante. Les propriétaires d'une source ne pouvaient pas étendre leurs recherches sur la propriété voisine. Les riverains avaient droit de fouiller tout près des sources et pouvaient en compromettre l'existence. Il fallait remédier à cet état de choses. L'ordonnance royale du 18 juin 1823, qui avait réorganisé l'inspectorat (1), n'avait pas suffisamment préservé les eaux contre les entreprises imprudentes ou criminelles. De fâcheux conflits s'élevaient à chaque instant entre les propriétaires, et le gouvernement s'en émut. Un projet de loi fut présenté aux Chambres en 1839, ballotté de l'une à l'autre pendant dix ans et emporté comme beaucoup d'autres par la révolution de

(1) L'inspection des eaux minérales existait de fait depuis les lettres patentes du 19 août 1709 créant les intendants des provinces. Elle avait été organisée dans tous ses détails par l'ordonnance du 5 mai 1781 et consacrée par celle du 18 juin 1823. Cette institution a été modifiée par le décret impérial du 28 janvier 1860, par la loi du 15 février 1883 et est maintenant soumise à l'examen d'une commission instituée près du ministre de commerce.

février 1848. A ce moment, plusieurs établissements de premier ordre furent le théâtre d'entreprises dangereuses. Six sources disparurent à Cauterets. La nappe souterraine qui alimente celles de Vichy courut grand risque d'être coupée et détournée (1). L'urgence était évidente ; il fallait recourir à des mesures promptes et exceptionnelles. Le gouvernement provisoire n'hésita pas et, par un décret du 8 mars 1848, il fixa, autour de chaque source, un périmètre de protection d'un kilomètre de rayon, dans lequel étaient interdits les travaux de nature à troubler le régime des eaux. Fixer une même limite de garantie pour toutes les sources était évidemment un expédient provisoire. Le décret du 8 mars attendait une loi. Elle fut promulguée le 14 juillet 1856. En vertu de ses dispositions, les eaux minérales pouvaient être déclarées d'utilité publique après enquête et par décret impérial. Un périmètre de protection variable pour chaque source leur était assigné et la nature des travaux interdits dans ce périmètre clairement indiquée (2). Les mesures de détail qu'impliquait

(1) J. Sabadel, *La législation en vigueur sur les eaux minérales*. Montpellier, 1865.

(2) Le périmètre de protection n'était pas chose nouvelle. Un arrêté du 29 janvier 1715 en avait établi un pour la conservation des bains de Balaruc. Un autre du 6 mai

cette loi furent tracées dans le décret du 8 septembre suivant et c'est alors que les ingénieurs des mines furent chargés, d'accord avec les médecins inspecteurs, de toutes les questions relatives à la conservation et à l'amélioration des sources. Cette intervention des ingénieurs des mines a été des plus favorables à l'essor des stations thermales. Sous leur direction et par leurs soins, des sources nouvelles ont été découvertes, le débit des anciens puits a augmenté ; les pertes ont diminué ; les eaux ont été captées, conduites et distribuées d'une façon plus intelligente et plus pratique dans les établissements qui se fondaient peu à peu.

On peut se rendre compte de l'importance et du nombre des travaux accomplis sous cette direction, en comparant la statistique des eaux thermales pour l'année 1844, à celle qui vient d'être publiée pour 1882 (1). En moins de quarante ans, le nombre des sources s'est élevé de 750 à 1027, celui des établissements de bains de

1732 avait étendu sur ceux de Barèges une protection bien plus efficace encore, puisqu'il défendait de construire aucune sorte d'édifice et de bâtiments dans le dit hameau, sans la permission du commissaire départi.

(1) *Statistique détaillée des sources minérales exploitées ou autorisées en France et en Algérie au* 1er *juillet* 1882. Paris, Imprimerie nationale, 1883.

130 à 391 et le chiffre des baigneurs de 131,000 à 221,000 par an (1).

L'élément médical, on le comprend sans peine, n'était pas resté étranger à ce mouvement. On peut même dire qu'il l'avait devancé, car des études sérieuses avaient été entreprises sur l'action et les applications des eaux minérales, longtemps avant qu'elles fussent l'objet de l'attention générale. Toutefois les travaux ont été hâtés par les progrès réalisés dans les établissements thermaux. En quelques années, toutes les sources de France ont été analysées, et les premiers chimistes de l'époque n'ont pas dédaigné de prendre part à ces recherches. Les médecins, de leur côté, ont dressé la topographie médicale de toutes les stations, étudié les propriétés physiques et physiologiques des différentes eaux, cherché à se rendre compte de leur degré d'efficacité et de leurs indications spéciales. Aujourd'hui l'hydrologie médicale a ses médecins spéciaux ; elle a ses livres, ses jour-

(1) Les 1027 sources exploitées en France se répartissent entre 391 établissements, dont 226 comprennent des installations pour les bains. Le débit total des sources est de près de 47,000 litres par minute, soit 68,000 mètres cubes par jour. L'Algérie a 26 établissements thermaux. Ses sources sont toutes chaudes et débitent ensemble 38,000 litres par minute. Toutes les stations importantes ont des médecins inspecteurs. Leur nombre est actuellement de 107.

naux, ses sociétés savantes; elle s'est fait une littérature à elle, littérature un peu bigarrée, comme la société cosmopolite à laquelle elle s'adresse. A côté d'ouvrages importants, marqués au coin de la science la plus correcte, écrits par des hommes du premier mérite; à côté de monographies plus modestes, œuvres de jeunes praticiens qui tiennent à se faire connaître et qui consacrent leur premier essai littéraire aux charmes de la station près de laquelle ils sont venus se fixer, on voit s'étaler une foule de brochures pimpantes, aux formats variés, aux couleurs vives, illustrées de dessins à effet et destinées à faire connaître aux voyageurs les agréments sans pareils de la localité, les vertus incomparables des sources, en même temps que l'adresse des hôtels et le prix des voitures. Ces réclames sont évidemment l'œuvre des fermiers des eaux et des propriétaires d'appartements à louer; mais elles ne se distinguent pas suffisamment de certaines publications médicales qui ne sont pas de meilleur aloi et qui ne sont comme elles que de la littérature de casino.

Il faut un certain courage pour venir faire sa partie dans un pareil concert, quand on n'y est pas forcé et qu'on est absolument désintéressé dans la question. Il faut avoir à dire quelque chose d'utile, sinon de nouveau. Il faut le croire du moins et c'est cette conviction qui a donné naissance à l'ouvrage qu'on va lire. Je n'ai pas besoin d'ajouter que c'est une œuvre exclusivement médicale, qu'on y chercherait vainement une ligne à l'adresse des gens du monde et on reconnaîtra, en la lisant, que ce n'est pas précisément un plaidoyer en faveur des eaux minérales.

J'ai dit, en commençant, que la chirurgie s'était tenue un peu trop en dehors du mouvement imprimé à l'étude des eaux thermales. On le constate aisément lorsqu'on cherche des renseignements à ce sujet dans les traités d'hydrologie et dans les articles des grands dictionnaires, dont la publication s'achève en ce moment. Tandis que tout ce qui concerne la topographie, les propriétés des eaux, leurs effets physiologiques et leurs applications à la médecine est l'objet de développements en rapport avec l'importance du sujet, est traité d'une façon sérieuse et pratique, les questions de thérapeutique chirurgicale ne sont qu'effleurées. On ne trouve le plus souvent à leur égard que des indications vagues, d'un caractère banal, qui se reproduisent, dans le même ordre et presque dans les mêmes termes, à propos de chaque station, de telle façon que, si l'on s'en rapportait d'une manière absolue à ces ouvrages, on serait tenté de croire que toutes les eaux peuvent être indifféremment conseillées dans toutes les affections chroniques dont s'occupe la chirurgie. On ne trouve de renseignements précis, raisonnés et véritablement utiles que dans les monographies qui ne s'occupent que d'une station en particulier ou d'un point spécial de thérapeutique ; encore la plupart de ces travaux sont-ils empreints d'un optimisme qui les rend un peu suspects, et puis ce sont là des documents isolés, peu connus, épars dans des recueils périodiques où le lecteur ne peut aller les chercher et qui ne sauraient remplacer un travail d'ensemble complet et méthodique.

Lorsqu'à défaut de renseignements écrits, on s'adresse aux chirurgiens que leur notoriété, leur expérience et leur savoir signalent à la confiance de leurs confrères, et qu'on leur demande leur opinion sur l'efficacité des eaux thermales, on s'aperçoit que la plupart d'entre eux n'ont pas de conviction arrêtée à leur égard et qu'ils ont beaucoup plus de confiance dans les ressources de la médecine opératoire; qu'ils n'envoient les malades aux eaux qu'à leur corps défendant et que leur choix n'est pas toujours basé sur une connaissance raisonnée du moyen thérapeutique auquel ils vont recourir.

De pareilles différences dans l'appréciation

de faits qui sont évidemment du même ordre cessent d'étonner lorsqu'on consulte les statistiques des eaux thermales, et qu'on reconnaît combien le nombre des blessés est petit par rapport à celui des malades atteints d'affections internes ; lorsqu'on constate que la plupart d'entre eux appartiennent à l'armée ou à la marine et sont traités dans des hôpitaux thermaux militaires par des médecins qui consignent leurs observations dans leurs rapports officiels et ne les livrent pas à la publicité. C'est cette dernière réflexion qui a inspiré la première pensée de cet ouvrage.

Dans le cours de ma carrière, j'ai eu l'occasion d'envoyer bien des blessés aux eaux thermales, et cela ne m'est jamais arrivé sans que j'aie éprouvé le mécontentement que ressent toujours un médecin lorsqu'il ne se rend pas bien compte de ce qu'il vient de faire. J'avais pour me guider, comme tous mes confrères, l'instruction du 6 mars 1857 sur l'emploi des eaux minérales naturelles et sur le service des hôpitaux militaires. C'est un document remarquable ; mais il est tellement sommaire qu'on ne peut véritablement pas s'en contenter et il confond dans un même article des eaux absolument dissemblables par leur composition et par leurs effets, comme celles de Barèges et de Bourbonne-les-Bains.

Telle qu'elle est, cette instruction rend de grands services aux médecins de l'armée et de la marine; mais ce qui en fait surtout le mérite, c'est qu'elle contient les germes d'un progrès considérable. Elle renferme, dans sa partie administrative, des dispositions destinées à fixer, dans l'avenir, l'opinion des chirurgiens militaires sur la valeur des sources fréquentées par leurs hommes et à leur fournir tous les éléments d'une statistique concluante. Ces dispositions sont les suivantes :

Tout militaire ou marin, officier ou soldat, désigné pour faire usage des eaux thermales, reçoit, en même temps que sa feuille de route, un certificat individuel comprenant, indépendamment des renseignements administratifs, l'histoire abrégée de sa maladie et des traitements qu'il a déjà subis. A la fin de la cure, le médecin en chef de l'hôpital thermal indique, sur cette même pièce, les effets des eaux. Enfin, le 1er mars de l'année suivante, l'intéressé se présente à la visite du médecin major de son corps, qui complète le certificat individuel en y signalant le résultat définitif du traitement thermal. Après cette dernière constatation, le certificat, renvoyé au médecin en chef de l'hôpital thermal, est reproduit sur un registre dont les nombreuses colonnes comprennent tous les renseignements indiqués plus haut, et dont deux copies sont envoyées à Paris, l'une pour le ministère de la guerre, l'autre pour l'Académie de médecine. L'expédition de ces rapports est de beaucoup antérieure à l'instruction de 1857 qui n'a fait que la régulariser. Ces documents s'accumulent, dans les archives, depuis plus d'un demi-siècle et je m'étais souvent demandé comment personne n'avait eu la pensée d'en tirer parti. Mon étonnement a cessé quand je me suis trouvé en présence de la masse imposante des registres qu'il s'agissait de dépouiller. Il y en avait plus d'un mètre cube et cependant ce n'était là que la moitié de la tâche qu'il s'agissait d'accomplir.

L'article 12 de l'ordonnance du 18 juin 1823, dont j'ai parlé plus haut, impose aux médecins inspecteurs le devoir d'adresser chaque année, au ministère du commerce pour être transmis à l'Académie de médecine, un rapport contenant un chapitre administratif et une partie médicale. Cette obligation n'est assurément pas remplie avec la même ponctualité que dans les hôpitaux thermaux militaires, surtout en ce qui concerne le registre des observations particulières ; mais enfin, depuis dix ans, il a été envoyé, bon an mal an, de 70 à 75 rapports sur 105 stations pourvues d'inspecteurs. Les années précédentes n'avaient pas aussi largement contribué à enrichir les archives; mais le tout, dans son ensemble, n'en constitue pas moins une collection très importante de matériaux qui peuvent laisser à désirer au point de vue de la statistique, mais qui renferment des travaux très intéressants sur certaines questions de thérapeutique ainsi que des mémoires originaux d'un incontestable mérite.

Ces deux sources de documents n'avaient pas encore été exploitées; elles suffisaient pour édifier le travail que j'avais dans la pensée; mais je n'avais plus ni le temps ni l'activité nécessaires pour dépouiller une pareille masse de documents : un auteur plus jeune et moins occupé s'est chargé de cette aride besogne. Il y a mis le temps nécessaire, s'est livré aux recherches bibliographiques indispensables et a visité les principales stations thermales dont il avait à parler. Je n'ai fait que le diriger dans la conception du plan général de l'ouvrage et lui donner quelques conseils sur les points qui m'étaient familiers (1).

(1) Je ne saurais trop remercier M. l'inspecteur général, président du comité consultatif de santé militaire, et M. le secrétaire perpétuel de l'Académie de médecine, de l'obligeance avec laquelle ils nous ont permis de consulter les archives dont ils ont la garde; nous remercions également M. le médecin principal, secrétaire du comité consultatif de santé, du concours qu'il a bien voulu nous prêter.

Ses recherches ont porté sur 42,000 observations recueillies pendant une période de cinquante ans environ. Je sais bien ce que vaut la statistique appliquée au traitement des maladies. Je me souviens des réprobations que souleva l'*École numérique* lorsqu'elle voulut jeter un peu de jour dans les ténèbres de la thérapeutique et faire intervenir le calcul dans ses appréciations. Nous applaudissions tous alors à la verve avec laquelle Pidoux combattait ces tendances nouvelles ; nous trouvions même qu'il allait un peu loin dans la voie des concessions, lorsqu'il permettait de compter les faits à la condition qu'on n'en tirât pas de conséquences. Les choses ont bien changé depuis et nous avons marché avec elles ; cependant il ne faudrait pas se montrer trop sévères à l'égard de ceux qui luttaient alors contre le *numérisme*. Cette méthode à ses débuts était passible de deux reproches essentiels. Les faits sur lesquels elle basait ses calculs n'étaient pas assez nombreux et n'étaient pas assez homogènes. La première condition pour qu'on puisse compter en thérapeutique, c'est qu'on n'additionne que des quantités semblables ; la seconde, c'est que le nombre considérable des observations efface les différences de détail et que l'exception disparaisse au milieu de la masse des faits concordants. La première de ces deux conditions est plus facile à réaliser en chirurgie qu'en médecine. Il y a beaucoup moins de différence entre les fractures, les entorses, les arthrites même, qu'entre les affections beaucoup plus complexes qui font l'objet de la pathologie médicale. Au point de vue de la thérapeutique thermale, par exemple, comment compter les dyspepsies? que de variétés dans la forme, la gravité de ces affections, les causes qui les ont fait naître et qui les entretiennent, ainsi que dans la constitution du sujet qui en est le support! Je ne parle pas des diathèses parce qu'on se trouve là en face d'une sorte de chaos.

Nos calculs avaient une base plus solide sous le rapport de l'homogénéité des observations et sous celui de leur nombre. Ils portaient sur des milliers de faits recueillis par des médecins investis du même caractère, dans le même milieu, sous l'influence des mêmes agents thérapeutiques, et classés de la même façon en vue d'une statistique à venir. Nous n'avions pas de diagnostic à discuter, pas de résultats à interpréter. Chaque observation nous donnait, en quelques lignes, l'âge et la constitution du sujet, le nom de la maladie, les traitements antérieurs, le nombre de bains, de douches, de verres d'eau pris pendant la cure, les effets immédiats de celle-ci, son résultat définitif constaté l'année suivante, et cela en termes toujours identiques, les renseignements étant groupés par colonnes de telle façon que nous n'avions qu'à les compter.

Le dépouillement des vingt premières années ne nous a appris que peu de chose. Les résultats étaient vagues et empreints d'un optimisme un peu banal; mais à mesure que nous avancions dans nos recherches, nous nous trouvions en face de documents de plus en plus sérieux, de diagnostics mieux posés, d'appréciations plus réfléchies et plus scientifiques. Nous étions surtout frappés de la concordance des chiffres que nous relevions, avec ceux qu'avaient obtenus d'autres auteurs dans des recherches du même genre, mais bornées à des points particuliers et portant sur un plus petit nombre d'années. La proportion des guérisons, des améliorations, des états nuls et des aggravations était la même pour les mêmes maladies. La concordance était tout aussi remarquable lorsqu'il s'agissait de comparer non plus des similitudes, mais des différences, d'apprécier les résultats obtenus dans des maladies semblables, suivant qu'on les traitait par des eaux sulfureuses ou par les eaux chlorurées sodiques. Les sources de même espèce nous donnaient des chiffres identiques, mais différents de ceux que révélaient les eaux d'une autre composition, et le rapport était le même quels que fussent l'époque de l'observation et le nom de l'observateur.

Cette constatation a été pour nous un encouragement précieux. Nous avions commencé ce dépouillement sans ombre de parti pris, mais avec un grand fond de scepticisme. Nous nous étions souvent demandé si les eaux minérales sont bien réellement douées de propriétés particulières, s'il ne serait pas possible d'obtenir les mêmes résultats, dans les hôpitaux ordinaires ou dans de grands établissements balnéaires, comme ceux qu'on trouve dans quelques grandes villes, en employant les mêmes moyens, et en se servant d'eaux minérales artificielles; en y joignant l'hydrothérapie, le massage, la gymnastique, l'électricité, la vie au grand air, un régime approprié au traitement; en suivant en un mot les mêmes règles que dans les stations thermales, avec la même persévérance et la même habileté. Si nos recherches avaient justifié cette manière de voir, nous nous serions empressés de le faire connaître. C'eût été rendre encore service aux malades que de leur épargner les fatigues et les frais d'un déplacement; mais elles n'ont pas abouti à ce résultat négatif et nous en avons retiré cette conviction que, si les eaux thermales sont souvent inutiles et parfois nuisibles, elles n'en constituent pas moins un mode de traitement qui, dans un certain nombre de cas, ne peut être remplacé par aucun autre.

Ce fait étant pour nous chose démontrée, nous avons essayé de remonter à ses causes. En chirurgie, le problème est moins complexe qu'en médecine. Il y a moins à compter avec les circonstances accessoires. Les distractions, le plaisir du voyage, le changement de lieu ne peuvent pas exercer une action bien salutaire sur des blessés pour lesquels la locomotion est une fatigue, quand elle n'est pas une souffrance, qui ne quittent le chemin de fer ou la voiture que pour se traîner jusqu'à la salle qui doit les recevoir, et de laquelle ils ne sortent guère que pour aller à la douche ou aux piscines. Les stations qu'ils fréquentent ne sont pas de nature à leur procurer des impressions bien agréables. Elles ne ressemblent guère aux sources à la mode dont nous avons parlé plus haut. Il suffit, pour constater la différence, de comparer le parc de Vichy, par une belle journée de juillet, à l'heure du concert, à l'unique rue de Barèges à n'importe quel moment de la journée. Les malades sur lesquels ont porté nos recherches sont du reste moins sensibles que les gens du monde aux distractions de ce genre. En somme, dans l'immense majorité des cas, les influences morales auxquelles on fait, avec juste raison, une si large part en hydrologie, peuvent être négligées dans les maladies qui nous occupent. Il n'en est pas de même du climat. L'altitude, l'air vif et tonique des montagnes sont de puissants auxiliaires dans le traitement de la scrofule et des maladies des os qui forment, comme on le verra, une partie importante de la clientèle chirurgicale des stations thermales. Quoi qu'il en soit, les blessés vont aux eaux pour elles-mêmes, et le choix de la station a pour eux la plus grande importance. La décision que prend alors le chirurgien est toujours chose grave.

Il s'agit de recourir à une médication énergique dont les effets peuvent être utiles ou nuisibles, suivant les cas, mais ne sont jamais indifférents.

Les eaux thermales agissent, comme on le sait, par leur minéralisation, par leur température et aussi par leur pression, lorsqu'on les emploie sous forme de douches. Les trois modes d'action sont utilisés dans les affections chirurgicales; mais, à l'encontre de ce qui se produit dans leurs applications à la médecine, c'est le traitement externe qui a le plus d'importance et qui prime l'administration des eaux à l'intérieur. Leur composition chimique n'est assurément pas sans importance; mais, dans quelques affections, elle est indifférente. Pourvu qu'elles soient assez chaudes et suffisamment minéralisées, le chirurgien peut choisir entre elles.

Il ne faudrait pas croire pour cela qu'on puisse réussir tout aussi bien en employant à domicile des bains ou des douches d'eau artificielle. On ne trouve que près des sources thermales cette abondance d'eau minérale qui permet aux malades de séjourner dans des piscines dont la température est constante, quelles que soient les vicissitudes atmosphériques du milieu et d'y passer 8 ou 10 heures par jour, comme on le fait à Loèche, dans un bain à 36 ou 37 degrés. Nous ne dirons pas que la chaleur des eaux thermales est d'une essence particulière, qu'elles sont pour ainsi dire vivantes, parce que nous n'avons aucun penchant pour ce genre d'explication et que l'uniformité de leur température suffit pour rendre compte de leurs effets spéciaux. Certains malades, les rhumatisants entre autres, sont de véritables thermomètres. Il suffit parfois d'un ou deux degrés de chaleur, en plus ou en moins, pour raviver leurs douleurs. Enfin le choc, la percussion que déterminent les douches, est un agent thérapeutique important et qui peut produire des effets diamétralement opposés suivant qu'il est bien ou mal.

Il faut aussi faire la part des moyens accessoires dans l'interprétation de résultats aussi complexes. Dans quelques stations, la tradition a consacré l'usage de procédés primitifs étranges, parfois répugnants, mais que les malades acceptent avec une résignation qui a sa source dans leur ardent désir de guérir. Tels sont les cornets dont on fait un si grand usage à Bourbon-l'Archambault, les conferves qu'on applique à Néris sur les articulations malades, les cataplasmes de boues minérales qu'on emploie à Saint-Amand, à Dax et ailleurs.

L'expérience paraît avoir démontré les avantages de ces moyens bizarres et il ne faut pas être plus incrédule que les médecins qui en ont l'habitude et continuent à s'en servir.

Indépendamment des procédés spéciaux à certaines localités, on a recours dans toutes les stations aux pratiques ordinaires de la chirurgie, à l'électricité, au massage, ainsi qu'à la gymnastique appropriée à la nature des lésions et à la gravité des symptômes.

Tous ces procédés doivent la plus grande partie de leur efficacité à la manière dont ils sont mis en œuvre et à la docilité avec laquelle les patients s'y soumettent.

Rien n'est plus difficile, dans les affections chroniques, que d'obtenir des malades une régularité sérieuse dans le traitement, tant qu'on ne les a pas retirés de leur milieu. Une fois leur parti pris, lorsqu'ils ont réglé leurs affaires et qu'ils arrivent près des sources qu'on leur a conseillées, ils sont tout à leur cure, n'ont plus d'autre pensée et suivent en aveugles les prescriptions qu'on leur fait.

Dans les stations qui reçoivent plus particulièrement des blessés, les installations balnéaires sont en général bien comprises. On verra qu'il y a malheureusement quelques exceptions ; mais partout le personnel est bien dressé et il a acquis une grande habitude dans l'accomplissement de pratiques qui sont toujours les mêmes.

Les douches, notamment, réclament pour leur administration des mains exercées et c'est une condition qu'on trouve réalisée dans tous les thermes de quelque importance. Enfin il serait injuste de ne pas tenir compte de l'habileté spéciale qu'ont acquise certains médecins des eaux dans le traitement d'affections qu'ils ont sans cesse sous les yeux. Elle explique leur confiance dans les sources dont ils ont appris à se servir. Cette confiance, que j'appellerais volontiers la *foi thermale*, est générale chez nos confrères de l'hydrologie. J'en ai connu un grand nombre dans le cours de ma carrière et j'ai toujours été frappé de l'énergie et de la sincérité de leurs convictions.

Je ne parle pas de ceux qui ont une position à se faire et dont le témoignage pourrait être suspect; je parle de ces vieux médecins arrivés à l'âge où le scepticisme s'empare souvent des meilleurs esprits, auxquels la profession a donné tout ce qu'ils pouvaient en attendre et qui n'en ont conservé que ce qu'elle a de plus noble : l'amour de leurs semblables et l'ardent désir de les soulager. Eh bien! ils ont presque tous conservé la foi dont je parlais tout à l'heure et, grâce à elle, ils opèrent parfois des guérisons auxquelles les autres avaient renoncé.

Un malade traîne depuis de longues années une vieille affection à laquelle les ressources ordinaires de la thérapeutique ne peuvent plus rien. Il a consulté à droite et à gauche et ne s'en est pas mieux trouvé. On l'a engagé à la résignation, mais le malade ne se résigne jamais. Plutôt que de consentir à sa destinée, il s'accroche à toutes les branches ; il passe par les spécialistes, il tombe dans les homœopathes, il s'adresse à tous ceux qui lui promettent la guérison, sans s'inquiéter de la valeur morale du guérisseur. J'ai connu des médecins, et pas des derniers de la profession, qui ont eu de ces défaillances. Que celui d'entre nous qui se croit assez sûr de lui pour ne jamais faiblir ainsi, leur jette la première pierre. Lorsqu'un de ces malades opiniâtres arrive de guerre lasse dans une station thermale, s'il a la bonne fortune de s'adresser à quelqu'un de ces praticiens dont je parlais tout à l'heure, celui-ci s'empare de son sujet et s'acharne à sa guérison. Il le soumet à des pratiques bizarres, illogiques, dures à supporter, mais conformes à la tradition et qui lui ont réussi dans des cas analogues, et si l'affection n'est pas incurable, si des confrères moins persévérants, moins expérimentés peut-être, ont désespéré trop tôt, le médecin qui a eu confiance finit par triompher et par rendre à son client une existence supportable, s'il ne le guérit pas tout à fait. C'est là, j'en suis persuadé, le secret de la plupart de ces cures miraculeuses que les malades vont se racontant et qui contribuent, pour une large part, à la réputation des eaux thermales.

Cette analyse est déjà bien longue ; il faut pourtant que je la complète en parlant des traitements mixtes qui commencent à s'accréditer dans certaines localités. Il est des cas où ces traitements sont rigoureusement indiqués. Dans toutes les stations où on traite des syphilitiques, il est de règle de recourir au traitement spécifique pendant la cure et d'administrer le mercure et l'iodure de potassium, concurremment avec les eaux, qui en aident puissamment les effets et en facilitent la tolérance. Cette opinion est celle de la plupart des médecins qui exercent dans ces stations et elle semble fondée. Il est d'autres localités dans lesquelles les eaux, très efficaces sous forme de douches et de bains, sont difficilement supportées à l'intérieur et où on se trouve bien d'administrer aux malades celles d'une station voisine ou même des eaux transportées appartenant à un groupe tout différent. C'est ainsi qu'à Aix-les-Bains on fait boire les eaux de Challes et de Marlioz dont les sources touchent à la station principale et en sont pour ainsi dire les succursales. A Bourbonne-les-Bains, en même temps que les malades subissent le traitement externe, quelques médecins leur administrent, suivant les cas, les eaux transportées de Vichy, de Contrexéville, de Vittel, etc. Ce sont là des adjonctions parfaitement licites et contre lesquelles personne n'aura la pensée de s'élever. Il n'en est pas tout à fait de même des cas dont il me reste à parler.

Nos confrères de l'hydrologie se bornaient autrefois à administrer de leur mieux les eaux dont ils connaissaient tous les secrets. Ils pensaient, avec quelque raison, que les malades qui leur arrivaient avaient été régulièrement traités, qu'on avait épuisé en leur faveur les ressources de la thérapeutique ordinaire et qu'on ne les leur adressait pas uniquement pour les faire changer de médecin. Aujourd'hui les choses ont un peu changé. Il arrive parfois que des malades, qui ont tout quitté pour aller faire une cure thermale, tombent entre les mains de confrères qui, plus confiants dans leur talent personnel que dans la vertu de leurs sources, les droguent, les instrumentent même et ne leur administrent les eaux que pour ne pas avoir l'air d'en faire trop bon marché. Ce que je dis là, je l'ai vu se passer sous mes yeux, dans plus d'une station thermale. Je sais bien que ce sont là des exceptions et que ceux qui agissent ainsi le font de la meilleure foi du monde; mais, à mon sens, ils méconnaissent leur mandat et les intérêts de la santé qui leur est confiée.

Personne ne pensera que je veuille condamner les médecins des eaux à n'être que les exécuteurs d'une consigne et à n'employer d'autre agent thérapeutique que celui qu'ils ont à leur disposition. Il arrive à chaque instant que des incidents imprévus forcent à suspendre le traitement thermal et à instituer une médication toute différente; mais ce n'est pas de cela qu'il s'agit. Je ne parle que des cas où aucune complication ne s'est présentée, où rien ne s'opposait à ce que la cure suivît normalement son cours, où le traitement mixte n'a été institué que pour obéir à des convictions personnelles.

Quelle que soit la valeur des éléments multiples que nous venons de passer en revue et la part qu'ils prennent à l'efficacité des eaux minérales, il demeure constant pour nous qu'elles peuvent être d'un grand secours en chirurgie. Les cas qui en réclament l'emploi sont assurément moins nombreux qu'on ne le croit d'ordinaire, mais en revanche leurs indications particulières sont plus précises que ne le pense la majorité des chirurgiens, et, comme résultat de nos recherches, nous nous croyons autorisé à formuler les conclusions suivantes :

Sur un nombre déterminé de malades qu'on dirige d'habitude sur les sources thermales pour des affections qui sont du ressort de la chirurgie, il y en a au moins un quart qu'on ne devrait pas y envoyer, et dans ce quart figurent les cas les plus graves. Les uns n'en retirent aucun bénéfice, les autres ne peuvent qu'y voir empirer leur état, et pour un petit nombre le résultat est absolument désastreux.

Les guérisons dues à l'action des eaux, ou du moins dans lesquelles la cure thermale est en droit de revendiquer la plus forte part, figurent dans le total pour une part à peu près égale à celle des insuccès, c'est-à-dire pour un quart.

La moitié qui reste est représentée par des améliorations plus ou moins prononcées, plus ou moins durables, mais suffisantes pour satisfaire les intéressés et pour justifier le parti pris à leur égard.

En ce qui a trait aux indications spéciales, le choix de la station est souvent indifférent pourvu que les eaux soient suffisamment minéralisées et d'une température convenable; mais il est un grand nombre d'affections qui réclament exclusivement l'emploi des eaux sulfureuses et d'autres pour lesquelles les eaux chlorurées sodiques sont particulièrement indiquées.

Enfin il résulte de nos recherches qu'on attend souvent trop tard pour envoyer les malades aux eaux thermales.

On trouvera, dans le courant de l'ouvrage, la justification de ces propositions, et, si nous sommes parvenus à faire passer nos convictions dans l'esprit de nos confrères, notre but sera complètement atteint, puisque nous aurons réussi à leur fournir sur quelques points des renseignements utiles et à épargner à beaucoup de malades les fatigues et les frais d'un déplacement.

Paris, le 15 août 1883.

Jules Rochard.

LES EAUX MINÉRALES

DANS LES

AFFECTIONS CHIRURGICALES

EMPLOI ET INDICATIONS

Les eaux minérales que la thérapeutique chirurgicale utilise appartiennent toutes à deux groupes : celui des *sulfureuses* et celui des *chlorurées sodiques*. Les autres ne servent qu'à remplir certaines indications spéciales, n'ont par conséquent qu'une part indirecte au traitement et nous nous bornerons à les citer, lorsque l'occasion s'en présentera.

Nous avons commencé par les sources sulfureuses, parce que ce sont les plus importantes et nous les avons passées en revue dans l'ordre que leur assignait leur degré de minéralisation et de thermalité. Nous avons fait de même pour les eaux chlorurées sodiques. Nous nous sommes abstenu de tout détail étranger au but exclusivement pratique que nous nous étions proposé. Nous n'avons donné ni l'analyse des eaux, ni la topographie médicale de la station, parce que ce sont là des indications qui n'ont rien de spécial en chirurgie et que d'ailleurs on trouve partout. Nous nous sommes borné à indiquer par un chiffre l'altitude du lieu, la température moyenne des sources, la somme des résidus solides et la dose du principe minéralisateur.

Il était plus difficile de faire un choix dans le cadre de la pathologie. Les maladies chirurgicales ne sont séparées des autres que par une limite de convention et nous avons cru pouvoir faire entrer dans notre étude toutes les affections, dans lesquelles le traitement externe a le premier rang.

C'est ainsi que nous n'avons pas hésité à traiter de la syphilis, des maladies cutanées et même des rhumatismes envisagés dans leurs manifestations articulaires passées à l'état chronique. Cette dernière étude nous était imposée par le chiffre des observations qui nous passaient sous les yeux, ainsi que par les tendances actuelles de la chirurgie française.

Nous nous sommes borné à l'étude des eaux minérales françaises, qui seules pouvaient nous fournir des rapports et des statistiques faciles à consulter. Nous ne nous sommes pas assujetti à suivre le même ordre pour toutes les stations thermales. Nous nous sommes guidé sur le degré de fréquence des maladies qui se présentaient à notre observation et sur la nécessité d'utiliser le plus avantageusement possible les documents dont nous avions à tirer parti. Nous avons adopté pour l'interprétation des résultats les thermes en usage dans tous les hôpitaux thermaux militaires.

1° EAUX SULFUREUSES

Les eaux sulfureuses sont les plus intéressantes au point de vue de la thérapeutique chirurgicale. Elles jouissent d'une efficacité et d'une énergie d'action que personne ne conteste et qu'elles doivent à leur principe minéralisateur, à leur haute température et à l'ensemble des conditions balnéatoires que quelques-unes d'entre elles réalisent à un haut degré. L'influence curative du principe minéralisateur n'est pas comprise de la même façon par tout le monde. Le Bret et Durand-Fardel la contestent dans le traitement du rhumatisme, de la syphilis et de la scrofule, tandis qu'ils la considèrent comme toute-puissante dans la diathèse herpétique. Bazin a écrit au contraire : « Le soufre est nuisible « ou inutile dans la dartre : il est le plus or- « dinairement inutile dans l'arthritis; il n'est réel- « lement efficace que dans les affections scrofu- « leuses. » Il y a évidemment exagération dans les deux cas. L'efficacité des eaux sulfureuses dans certaines maladies cutanées est reconnue depuis des siècles et se confirme, tous les jours, par les résultats obtenus. Les cures qu'on opère aux Pyrénées dans les vieilles arthrites sont encore plus probantes. C'est là qu'on voit arriver, dans les chaises à porteur, des malades perclus, ankylosés, qu'on voit repartir un mois après, gaillards et la canne à la main. Ce sont des miracles de ce genre qui ont fait naître et qui maintiennent la vogue des eaux thermales ; or s'il n'y avait pas là quelque chose de spécial, si les eaux n'agissaient que par leur température et par les conditions balnéatoires, s'il suffisait même d'y ajouter un polysulfure, ce ne serait pas la peine d'envoyer si loin des malades si peu transportables, alors qu'on pourrait obtenir les mêmes résultats dans un établissement de bains bien installé ; et si les médecins ne se lassaient pas de les expédier vers les Pyrénées, les malades eux se lasseraient bientôt de s'y rendre. Nous verrons du reste, par les résultats obtenus à Barèges, ce qu'il faut penser de ces assertions.

Les eaux sulfureuses sont toutes excitantes. S'il en est qu'on peut à la rigueur considérer comme sédatives, ce ne sont point celles qu'on emploie dans les maladies chirurgicales. Les phénomènes d'excitation ne se manifestent pas dès le début. On les voit en général se produire vers le huitième ou le dixième bain. Ils consistent d'abord dans une stimulation générale, accompagnée de courbature et d'insomnie, qui se transforme souvent, si l'on continue le traitement, en une véritable fièvre thermale. C'est alors que se produisent du côté de la peau ces manifestations spéciales, qu'on désigne sous le nom de *poussée*. Les eaux sulfureuses ne conviennent donc que dans les affections chroniques, alors que l'inflammation a disparu et qu'on ne craint pas de la réveiller. Lorsqu'il s'agit de blessures, il faut attendre que les premières périodes soient franchies ; l'instruction sur l'emploi des eaux minérales naturelles et sur le service des hôpitaux thermaux militaires exige même plusieurs mois.

Les eaux sulfureuses sont minéralisées par l'acide sulfhydrique ou par un sulfure alcalin. Elles sont divisées en deux groupes suivant la nature de leurs principes minéralisateurs et la qualité du terrain d'où elles émergent. Les plus nombreuses et les plus intéressantes, au point de vue thérapeutique, sont les eaux sulfurées sodiques, appelées encore eaux naturelles. Indépendamment du monosulfure de sodium qu'elles contiennent dans la proportion de 36 milligrammes par litre en moyenne, elles renferment de la silice, du chlorure de sodium, du carbonate et du silicate de soude, une matière organique soluble qu'on appelle *barégine*, une substance analogue mais insoluble qu'on appelle *glairine*. Les eaux sulfureuses naturelles jaillissent des terrains primitifs, ne présentent pas de trace d'acide sulfhydrique et n'exhalent aucune odeur, quand on les examine à leur griffon ; mais aussitôt qu'elles ont absorbé l'oxygène de l'air, elles dégagent du gaz sulfhydrique, avec l'odeur d'œufs couvés qui lui est propre. Le second groupe beaucoup moins important est constitué par les eaux sulfurées calciques appelées également eaux accidentelles. Elles jaillissent des terrains de transition et exhalent toujours une forte odeur d'acide sulfhydrique. Indépendamment du sulfure de calcium, elles contiennent des chlorures, des sulfates, des carbonates, mais on n'y trouve pas de matière organique analogue à celle des eaux sulfurées sodiques.

Celles-ci comprennent presque toutes les sources des Pyrénées, parmi lesquelles on remarque Barèges, Bagnères-de-Luchon, Cauterets, Saint-Sauveur, Amélie-les-Bains, Olette, Aix en Savoie, Challes et Marlioz, Ax et Saint-Honoré. Les eaux sulfurées calciques comprennent Bagnères de Bigorre, Gréoulx, Allevard, Cambo, etc....

De ces deux groupes, le premier est de beaucoup le plus intéressant au point de vue de la thérapeutique chirurgicale et c'est par lui que nous allons commencer.

BARÈGES

Barèges est la plus importante des stations thermales sulfureuses pour le traitement des maladies chirurgicales ; c'est même la seule qui réponde aux indications capitales. Nous ferons connaître plus loin le parti qu'on peut tirer de quelques autres sources, dans certaines affections du même groupe, mais nous pouvons dire d'avance qu'elles ne tiendront que peu de place dans le cadre que nous nous sommes tracé.

Situé dans les Hautes-Pyrénées, tout près de la frontière d'Espagne, à 1280 mètres au-dessus du niveau de la mer, le village de Barèges n'est habité que pendant cinq mois de l'année. La neige, les avalanches, les torrents, les pluies rendent le pays inhabitable de novembre en avril et la population presque tout entière émigre sur Luz pendant cette saison. Aucune distraction n'y attend les malades, aucune séduction ne les y retient. La présence de brouillards fréquents et épais, les variations subites de température, donnent la mesure de la rudesse du climat qui ne convient pas aux sujets impressionnables. Les baigneurs ne doivent pas y arriver avant le 15 juin et y prolonger leur séjour au delà du 15 septembre. Même pendant ces trois mois,

Barèges n'a pas l'aspect riant. On ne saurait rien imaginer de plus désolé, de plus sauvage que cette petite vallée de Bartan, de plus triste que ce village peuplé de blessés, d'infirmes, où tout respire la maladie, et il faut une foi bien robuste dans la puissance de ces eaux, un désir bien ardent de revenir à la santé, pour aller chercher la guérison dans une localité pareille. Cette confiance est justifiée, ainsi que nous le verrons bientôt. Les eaux de Barèges ont une énergie d'action supérieure à toutes les autres et produisent des résultats qu'on ne peut obtenir ailleurs.

Les sources sont au nombre de douze; elles ont un débit de 310,500 litres par jour. Leur température varie de 43°03 (source du Tambour) à 24°6 (source de Louvois). La quantité de résidu fixe varie de 0gr,296 à 0gr,207, la proportion de sulfure de sodium de 0gr,041 (Tambour) à 0gr,019 (Louvois). Malgré leur haut degré de sulfuration, les eaux de Barèges ont une fixité remarquable. Elles ne blanchissent pas à l'air. Elles restent limpides, sont moins altérables et plus alcalines que celles de la plupart des autres stations des Pyrénées.

Indépendamment des sources que nous venons d'indiquer, il en existe une autre, celle de Barzun, située à 500 mètres de Barèges, sur la route de Luz, au bord du Bartan. Elle diffère un peu des autres. Quoique très riche en sulfure de sodium et en barégine, elle est douce et est utilisée de préférence chez les malades très excitables et dans les affections qui redoutent l'excès de stimulation. Pagès la compare à celles de Cauterets et aux Eaux-Bonnes.

Les eaux de Barèges s'administrent en bains, en douches, en gargarismes, en bains locaux, etc... ; mais en raison du peu d'abondance des sources et de la pénurie d'eau thermale, on fait largement usage des bains de piscine. C'est, avec les douches, le moyen de traitement le plus puissant. Dans la piscine, le malade peut se remuer, se frictionner, opérer des massages sur les parties malades. La température de l'eau est invariable, elle est très élevée et on obtient de ce moyen balnéatoire les meilleurs résultats, lorsque les malades peuvent le supporter, ce qui n'arrive pas toujours. Il est quelquefois nécessaire de leur maintenir sur la tête un linge trempé d'eau froide, pendant toute la durée du bain. Les piscines ont un aspect répugnant. Dans un sous-sol voûté, à la faveur d'un jour douteux qui vient d'en haut, on aperçoit des malades étroitement serrés les uns contre les autres et dont le visage congestionné émerge rouge et luisant d'une eau jaunâtre. Il faut une certaine dose de courage pour surmonter le dégoût qu'inspire une pareille promiscuité, dans une station où les ulcères de toute nature, où les plaies suppurantes, où les manifestations les plus graves de la syphilis et de la scrofule, où les maladies cutanées se donnent tous les ans rendez-vous.

Les douches sont mal installées ; on ne peut en graduer convenablement les effets ; aussi doit-on examiner attentivement le malade avant de les prescrire et ne jamais les prolonger au delà de 10 ou 15 minutes tout au plus. La douche à plein jet ne doit jamais être dirigée sur la tête, ni sur le tronc.

On boit très peu à Barèges et cela se comprend, puisque c'est surtout à des maladies chirurgicales qu'on s'adresse. L'expérience a appris qu'on ne devait jamais dépasser la dose de trois ou quatre verres d'eau minérale par jour.

L'énergie d'action des eaux de Barèges est telle qu'on est souvent obligé d'en suspendre l'emploi. Indépendamment des sueurs et de la diurèse qui sont les conséquences normales du traitement, elles produisent presque toujours vers le neuvième ou le dixième bain, plus rarement après le douzième, de la courbature, de la céphalalgie, de l'anorexie et de l'agitation pendant le sommeil. Un ou deux jours de repos suffisent pour dissiper ces troubles légers et permettre de reprendre la cure. Ces eaux ont également pour résultat fréquent, de réveiller des douleurs disparues depuis de longues années, des rhumatismes guéris depuis dix ans et de provoquer des accès de fièvre intermittente chez ceux qui en ont été récemment atteints. Enfin, dans un dixième des cas environ, il se manifeste des phénomènes plus graves, un véritable mouvement fébrile avec troubles digestifs sérieux et l'exacerbation de l'affection locale. Lorsqu'il ne s'agit que d'un redoublement de douleur, chez les rhumatisants, ou du retour de l'état aigu, chez les eczémateux, le médecin n'en tient pas compte et n'y voit qu'une garantie de plus pour la guérison définitive ; mais lorsqu'il survient des accidents cérébraux, quand la fièvre prend un caractère plus accusé, lorsque les arthrites menacent de passer à la purulence, quand un phlegmon diffus semble à la veille de se déclarer dans un membre atteint de plaie d'arme à feu, de fracture compliquée ou d'ostéite suppurée, alors force est bien de suspendre toute médication thermale et de combattre ces complications à l'aide des moyens dont la chirurgie dispose, avant de revenir au traitement sulfureux. Souvent même les médecins renoncent à y recourir de nouveau. Ils renvoient alors les malades dans leurs foyers, ou les dirigent sur les stations des Eaux-Bonnes, de Cauterets ou de Bagnères de Bigorre, suivant la nature de leur maladie. Enfin, il est de règle d'interdire l'usage des eaux aux malades de constitution pléthorique, à ceux qui paraissent menacés d'apoplexie, qui sont sujets à des hémorrhagies actives ou atteints de maladies du cœur, autres que les endocardites et les péricardites rhumatismales, qui parfois se trouvent bien d'une médication sulfureuse.

Malgré ces précautions, les attaques d'apoplexie ne sont pas très rares à Barèges et les hémoptysies s'y observent fréquemment chez les sujets dont la poitrine est suspecte. On en voit même se produire chez des gens exempts de toute prédisposition tuberculeuse qui n'en ont jamais eu auparavant et chez lesquels elles ne se reproduisent plus. Toutefois, les cas de mort sont extrêmement rares à Barèges. En cinquante années nous n'en avons compté que quarante-cinq sur les registres de l'hôpital militaire. La mortalité de cet établissement n'est que de un pour mille par an, dit le Dr Armieux, et il fait remarquer avec raison, qu'il n'y a pas de garnison, pas de corps de troupes, de population valide, qui ne perde davantage. Ce sont presque toujours les maladies des os et des articulations qui entraînent cette terminaison funeste. Les abcès par congestion et les coxalgies suppurées figurent pour la plus forte part dans ce nécrologe ; viennent ensuite les tumeurs blanches du genou avec fistules articulaires, puis les ostéites et les abcès froids. Tantôt la mort a lieu sur place et après les premiers bains, tantôt le traitement a été suspendu et le malade dirigé sur l'hôpital de Tarbes où il a succombé. La mort survient dans ces cas, par épuisement, par infection purulente, par inflammation suraiguë ou par gangrène. Cette dernière terminaison a été notée à l'hôpital militaire, dans quelques cas de coxalgie arrivée à la période de suppuration. Dans un de ces faits, la maladie remontait à un an ; le membre était atrophié, il y avait des douleurs sourdes dans l'articulation et un abcès dans l'aine. Après dix-huit bains, cinq douches et quelques verres d'eau, la gangrène s'empara du foyer, et emporta le malade. A l'autopsie, on trouva la tête du fémur cariée et le cartilage diarthrodial détruit. Dans ce cas, comme dans les abcès par congestion, il faut se défier de l'action excitante des eaux, quand elle s'exerce sur la surface étendue de ces grands foyers en rapport avec des os malades. Le plus souvent, il faut le dire, l'envoi du malade était contre-indiqué, et les eaux ne peuvent être rendues responsables de sa mort ; mais le contraire s'observe parfois aussi et l'on voit mourir des gens, chez lesquels l'emploi du traitement thermal était rationnel et la lésion peu grave. Le Bret en cite deux cas très frappants et survenus au début de sa pratique. Dans le premier, il s'agit d'une femme de cinquante ans, déjà traitée une première fois à Barèges pour une carie du calcanéum gauche qui avait été améliorée par le traitement thermal. Revenue l'année suivante en 1860 pour compléter sa cure, elle est soumise comme la première fois aux bains de piscine et, après le trente-quatrième, elle est prise de frissons, de vomissements et de diarrhée ; la plaie devient douloureuse, blafarde ; une rougeur érysipélateuse s'étend à l'entour ; enfin la gangrène s'y déclare et envahit le pied tout entier ; puis une plaque de sphacèle de la largeur d'une pièce de deux francs se manifeste au niveau du grand trochanter et la malade succombe (1).

Dans la seconde observation, il s'agit d'un cultivateur de quarante ans, d'une bonne constitution, porteur d'une tumeur blanche du genou, qui remontait à deux ans. L'articulation fléchie, à demi ankylosée, avait le double du volume du genou opposé, mais ne présentait ni fluctuation, ni sensibilité, ni rougeur, rien, en un mot, qui pût faire craindre le retour de la maladie à l'état aigu. Il est envoyé à la piscine des indigents et, après le neuvième bain, il est pris de fièvre, de malaise et la peau du genou rougit. Le traitement est suspendu, la rougeur s'étend, une

(1) Rapport du Dr Le Bret pour 1860, observation X.

plaque gangréneuse apparaît au niveau d'un ancien cautère, le sphacèle envahit le genou tout entier, le délire survient et le malade succombe seize jours après le début des accidents (1).

Ces deux décès, que nous avons cités pour exemples, doivent certainement être imputés à la médication thermale seule. Ils corroborent ce que nous disions plus haut, à l'occasion des gangrènes provoquées par l'action de l'eau sulfureuse sur les grands foyers purulents.

A Barèges, on ne fait pas de chirurgie, on y applique le traitement thermal seul, sans y faire concourir, comme dans certaines stations, l'électricité, les ventouses scarifiées, le massage ou l'hydrothérapie. On n'y fait pas d'amputations, ni de résections. Lorsque ces opérations sont indiquées, on évacue les malades sur l'hôpital de Tarbes.

La durée du traitement est de vingt-cinq jours à l'hôpital civil, d'après Le Bret; mais à l'hôpital militaire on garde les malades plus longtemps. La durée moyenne de la cure dans les cas graves est de quarante-cinq à cinquante jours. Dans les affections des os et des articulations, il faut souvent, pour obtenir une guérison complète, revenir plusieurs années de suite à Barèges ou s'y rendre de nouveau, après un intervalle plus ou moins long.

Ces faits préalablement établis, nous allons faire connaître le résultat de nos recherches. Elles ont porté sur une période de cinquante ans environ, de

(1) Rapport du Dr Le Bret, 1860. Observation XX.

1830 à 1881, mais les registres font défaut pour quelques années, et pour quelques autres les résultats sont incomplets. En résumé, les rapports qui nous ont passé sous les yeux comprenaient 26,431 observations. En éliminant d'une part celles qui n'ont pas trait aux maladies chirurgicales, et de l'autre celles qui ne nous ont pas offert toutes les garanties désirables, il nous reste un total de 17,399 cas bien observés et dans lesquels le résultat du traitement a été noté avec soin. Sur ces 17,399 malades, 3,778 ont guéri, 9,044 ont éprouvé une amélioration plus ou moins prononcée, 4,360 n'ont retiré aucun bénéfice des eaux, 161 ont vu leur état s'aggraver et 56 sont morts dans le courant de l'année. En exprimant ces résultats en termes généraux, il y a eu 73,69 de succès pour 100 et 26,31 d'insuccès seulement.

Toutes les observations n'ont évidemment pas la même valeur. Dans les premières années surtout, le diagnostic n'est pas toujours très rigoureusement posé, les résultats sont parfois assez vaguement indiqués ou empreints d'un optimisme évident. Il y a des années entières où les mots : amélioration notable, guérison apparente, se trouvent à la suite de presque toutes les observations, où le résultat définitif, celui qui se contrôle un an après le séjour à Barèges, n'est que rarement indiqué. Plus on se rapproche de l'époque actuelle, plus les renseignements sont précis et, pendant les dernières années notamment, l'effet obtenu et l'effet consécutif sont notés de façon à ne laisser aucun doute dans l'esprit. On remarque en même temps que la proportion des insuccès augmente dans la même mesure. Ce n'est assurément pas que les eaux de Barèges aient perdu de leur efficacité, mais cela tient à ce que les médecins sont devenus plus attentifs et plus sévères dans leurs appréciations. Nous avons tenu plus de compte de ces observations que des précédentes et c'est ce qui explique le désaccord qu'on pourra remarquer quelquefois entre nos conclusions et les chiffres que nous produisons à l'appui.

Ces réserves faites, nous allons passer en revue les maladies chirurgicales qu'on traite avec le plus de succès à Barèges, en commençant par celles qu'on y envoie de préférence.

I. — RHUMATISMES.

Sous le rapport du nombre, ce sont les affections rhumatismales qui occupent le premier rang. Ce sont elles aussi qui fournissent les succès les plus remarquables et les plus frappants. Il nous a passé sous les yeux plusieurs milliers d'observations dans lesquelles les médecins signalent pour résultat la guérison ou tout au moins une amélioration notable. Les cas où l'effet a été nul sont rares ; mais le traitement est parfois entravé par la réaction que nous avons signalée. Autrefois, les médecins de Barèges n'hésitaient pas à recourir à la saignée ou aux applications de sangsues pour s'en rendre maîtres ; aujourd'hui ils se bornent à suspendre le traitement, à prescrire aux malades le repos et un régime approprié. Souvent aussi ils les dirigent vers une des stations voisines d'une moindre énergie.

Les eaux de Barèges ne conviennent pas à toutes les formes de rhumatisme ; il faut bien entendu que toute poussée vers les articulations, que tout élément fébrile ait depuis longtemps disparu ; il faut de plus que la constitution du malade s'y prête. Les rhumatisants d'un tempérament nerveux, chez lesquels les douleurs sont extrêmement variables, tant sous le rapport du siège que sous celui de l'intensité, se trouvent beaucoup mieux des eaux faiblement minéralisées, comme celles de Néris, de Bourbon l'Archambault, de Luxeuil, de Bagnères de Bigorre. Barèges convient surtout aux rhumatisants de tempérament lymphatique.

Nous nous proposons d'étudier plus longuement cette maladie à propos de Bourbonne-les-Bains, station qui par sa haute thermalité et sa forte minéralisation se rapproche beaucoup de Barèges pour le traitement du rhumatisme. Cette question, du reste, ne nous concerne qu'accessoirement. Les rhumatismes ne sont pas à proprement parler du ressort de la chirurgie, et si nous les avons mentionnés, c'est parce qu'ils y confinent par les arthrites chroniques et les tumeurs blanches.

II. — MALADIES DE PEAU.

Les affections cutanées tiennent le second rang dans la clientèle de Barèges.

Désignées sous le nom générique de dartres dans

les premiers rapports que nous avons consultés, elles sont séparées les unes des autres à partir de 1836 ou 1837.

Le soufre a eu de tout temps la réputation de guérir les dartres. Il l'a vraisemblablement acquise à l'époque où l'acarus de la gale n'était pas connu et où cette maladie jouait un rôle prépondérant dans la pathologie cutanée, soit comme affection principale, soit comme complication ; mais en laissant de côté cette époque, il est certain que les eaux thermales sulfureuses méritent encore aujourd'hui la confiance dont elles jouissent. Nous nous sommes déjà expliqué sur ce sujet dans les généralités qui précèdent cet article, il s'agit maintenant de rechercher quel est le degré d'efficacité des eaux de Barèges dans ce groupe de maladies.

Nous en avons relevé 6,685 cas sur les registres et le traitement a donné les résultats suivants : 1,607 améliorations légères, 1,687 améliorations notables (53,25 pour 100), 1,662 guérisons (26,70 pour 100), 1,665 résultats nuls et 64 aggravations (20 pour 100). Ces chiffres se rapprochent sensiblement de ceux qui ont été obtenus par le Dr Armieux pour une période de six ans (1861-1867) (1). Il a pu avoir des renseignements sur les résultats définitifs des eaux chez 758 malades sur 1,050 qu'il avait observés et les effets ont été favorables dans 72 cas sur 100.

(1) *Études médicales sur Barèges*, par le Dr Armieux, médecin principal d'armée. Paris, 1870, p. 474.

Dans la deuxième édition parue en 1880, il donne la proportion de 490 guérisons définitives et de 850 améliorations.

Ces chiffres suffisent pour prouver que les eaux de Barèges possèdent, comme nous le disions tout à l'heure, une efficacité réelle dans le traitement des maladies cutanées ; mais pour en tirer des indications de quelque valeur, il faut pousser plus loin l'analyse et arriver à l'étude des espèces. Au point de vue de la thérapeutique, il faut d'abord, comme Le Bret, comme Armieux, les diviser en trois groupes : les affections *humides* dont l'eczéma est le type, les affections *sèches* qui sont représentées par le psoriasis, et les affections *parasitaires*, telles que le favus, la mentagre et l'herpès tonsurant.

A. Eczéma. — L'eczéma figure à lui seul pour 1,928 cas dans notre statistique. Le traitement a produit 551 améliorations légères, 636 améliorations notables, 511 guérisons, 262 résultats nuls et 22 aggravations (1).

Ces résultats paraissent surprenants, lorsqu'on connaît la facilité avec laquelle l'eczéma récidive et s'aggrave sous l'influence de la moindre excitation soit interne, soit extérieure ; lorsqu'on sait qu'il suffit d'un écart de régime, d'un peu de fatigue, d'une nuit passée, d'une soirée de bal, pour déterminer une de ces poussées aiguës, de ces bouffées par lesquelles procède l'eczéma et que toute stimulation directe portée sur la peau peut produire le même résultat. En présence de cette excitabilité, on se demande comment les bains sulfureux peu-

(1) Le Dr Armieux donne les chiffres suivants : sur 1200 maladies sécrétantes, 200 guérisons confirmées, 400 améliorations, 100 effets nuls, le reste résultats inconnus.

vent réussir dans une pareille affection, et cependant les résultats sont là et en admettant, comme nous le disions en commençant, qu'ils aient été constatés avec un peu de partialité, en faisant la part de l'optimisme, il n'en reste pas moins acquis que la majeure partie des eczémateux envoyés à Barèges en retire un certain profit. C'est du reste la conclusion du Dr Armieux, qui a trouvé 70 p. 100 de résultats favorables constatés un an après le traitement. Il faut donc admettre que les eaux de Barèges exercent une action spéciale, indépendamment de leur thermalité ainsi que de la stimulation qu'elles produisent, puisque ces deux dernières propriétés ne peuvent produire que des effets nuisibles.

Il est certain, d'un autre côté, que les eaux de Barèges sont loin de convenir à toutes les formes et à toutes les périodes de l'eczéma, qu'elles déterminent souvent des accidents et que leur emploi réclame une expérience et des précautions qui ne sont pas indispensables dans les autres groupes de maladies cutanées et notamment dans les formes sèches.

Les eaux de Barèges conviennent surtout aux eczémateux d'un tempérament lymphatique, à plus forte raison aux scrofuleux. Elles sont au contraire souvent inutiles et parfois même nuisibles, chez les sujets nerveux, irritables, dans les eczémas franchement herpétiques dont la ténacité et la tendance à la récidive forment les caractères dominants (1). Elles

(1) Le Bret, *Étude sur le traitement des maladies de peau par les eaux de Barèges.* Résumé de trois années d'observation. Mémoire manuscrit. *Archives de l'Académie de médecine.*

sont absolument contre-indiquées, lorsque l'affection n'est pas encore passée à l'état chronique et qu'il y a eu des poussées récentes. Les cas dans lesquels elles réussissent le mieux sont ceux qui se distinguent par l'état sec, les rugosités, la desquamation, la teinte rouge de la peau. Des ulcérations superficielles, des restes de suintement séro-purulent, ne sont pourtant pas une contre-indication. C'est la poussée imminente dont il faut se défier et les eczémateux la sentent bien venir. Ils sont tellement impressionnables, que le voyage, le changement de vie, la différence d'altitude, suffisent souvent pour déterminer une légère recrudescence à leur arrivée à Barèges et pour les mettre dans l'obligation de différer le traitement.

Il est rare que le malade arrive à la fin de sa cure, avant d'avoir éprouvé une de ces poussées si communes dans le cours de cette affection. Cela ne s'observe guère que chez les sujets lymphatiques dont l'eczéma est depuis longtemps passé à l'état chronique. Chez les autres, la reproduction de l'état aigu est la règle et c'est en général vers le neuvième ou le dixième bain qu'on l'observe. Il suffit, pour la faire cesser, de suspendre la médication thermale, mais si l'on s'obstine à la continuer, si on fait usage de sources d'une température ou d'une minéralisation trop élevée, on détermine un éréthisme violent, de l'embarras gastrique et de la fièvre. Il n'est pas rare aussi de voir survenir des furoncles, parfois même des phlegmons. Ces accidents ne s'observent guère que chez les malades qui ne suivent pas les conseils d'un médecin et qui exagèrent le traitement. C'est dans les mêmes conditions, qu'on observe parfois des érysipèles de la face chez des gens qui, croyant bien faire, se plongent le visage dans l'eau du bain.

En somme, comme le dit Le Bret (1), il faut, dans le traitement de l'eczéma, avoir toujours présent à l'esprit le danger que font courir les eaux trop chaudes ou trop sulfureuses. Aussi, malgré le chiffre imposant de guérisons obtenues à Barèges, beaucoup de médecins préfèrent-ils diriger leurs malades sur des eaux moins énergiques, telles que celles de Saint-Sauveur, de Molitz, de Saint-Honoré, de Gréoulx.

B. Psoriasis. — Contrairement à ce que nous venons de dire de l'eczéma, le psoriasis réclame les sources les plus énergiques et ne craint ni les récidives ni les répercussions. Les douches à 44°, les bains de piscine peuvent être employés aussi longtemps que l'exige cette affection tenace, sans qu'il y ait à craindre aucun accident. Les effets immédiats du traitement sont presque tous favorables. Sur 1,690 cas que nous avons relevés, nous avons constaté 539 améliorations légères, 564 améliorations notables, 328 guérisons, 256 résultats nuls et 3 aggravations. 84 malades pour 100 sont par conséquent partis de Barèges dans un état satisfaisant ; mais au bout d'un an, quelle différence ! Le Dr Armieux, dont nous tenons à comparer les chiffres aux nôtres, va nous donner la mesure de ce déchet. Dans sa première édition, il donne les résultats immédiats de 355 pso-

(1) *Loc. cit.*

riasis traités à l'hôpital militaire de 1862 à 1864. Ils sont tout à fait semblables aux nôtres. Il a trouvé 88 pour 100 de bons effets. Dans la seconde édition, publiée en 1880, il donne la statistique de 582 malades, sur le compte desquels il a pu être renseigné au bout d'un an. Dans ce nombre, il compte 136 guérisons confirmées, 274 améliorations plus ou moins prononcées et 172 effets nuls (1). Il y a donc déjà à cette époque près d'un cinquième des malades qui a récidivé, et lorsqu'on continue à les suivre pendant de longues années, la déception est plus grande encore. « Je ne « sache pas, dit Le Bret, qu'aucun des malades « dont j'ai consigné la relation et chez lesquels il « m'a été permis de vérifier les effets consécutifs, « ait échappé à la récidive. » C'est aller un peu trop loin, à notre avis, que de nier d'une manière absolue la curabilité du psoriasis ; mais il est certain que les guérisons définitives sont rares, même après une cure faite à Barèges concurremment avec un traitement arsenical. Est-ce une raison pour ne pas y envoyer les malades ? non sans doute. Ils en retirent toujours de bons effets et il n'est pas indifférent d'être débarrassé, ne fût-ce que pour une année, d'une maladie aussi désagréable. Dût-on retourner aux eaux tous les ans, que ce ne serait pas encore une nécessité trop dure ; mais nous nous demandons s'il ne serait pas possible d'obtenir les mêmes résultats à moins

(1) *Études médicales sur Barèges*, par le Dr Armieux, 2e édition, Paris, 1880, p. 282.

de frais. Tous les médecins savent avec quelle facilité, dans les hôpitaux, on fait disparaître momentanément les psoriasis, chez les jeunes sujets à l'aide d'un traitement arsenical, de bains sulfureux artificiels et des applications d'huile de cade sur les plaques. Au bout d'un ou deux mois de cette médication, la peau semble revenue à l'état normal. La récidive est certaine et ne tarde pas à se produire, mais puisqu'on l'observe également après le traitement thermal, est-il bien nécessaire d'envoyer tous les ans dans les Pyrénées 60 ou 80 jeunes soldats pour en retirer des bénéfices aussi contestables? C'est une question que nous laissons à nos confrères de l'armée le soin d'étudier. En résumé, Barèges est la station qui convient le mieux aux malades atteints de psoriasis. C'est la plus efficace des eaux sulfureuses dans le traitement de cette affection. On dit aujourd'hui que les eaux de la Bourboule y font merveille, cela n'aurait rien de surprenant, puisqu'elles sont arsenicales, mais l'expérience n'a pas encore démontré leur efficacité et surtout leur supériorité sur une station dont la réputation est faite depuis tant d'années.

Les deux maladies de peau que nous venons d'étudier entrent pour les quatre cinquièmes dans le nombre de celles qu'on traite à Barèges, aussi serons-nous bref sur le compte des autres.

C. L'impetigo figure dans notre statistique pour 191 cas dont 58 ont été guéris et 80 plus ou moins améliorés; 48 n'ont pu être modifiés, et 5 ont subi une aggravation. C'est, comme on le voit, à peu près la même proportion de résultats favorables que pour l'eczéma, et cela n'a rien qui doive surprendre. Les deux maladies marchent souvent de concert surtout chez les enfants, et guérissent avec les mêmes précautions et sous les mêmes réserves. Sur 50 cas d'impétigo, notés par Armieux, il a obtenu 15 guérisons solides. Grimaud considère aussi l'impétigo chronique invétéré comme une des maladies qui guérissent le mieux à Barèges, peut-être parce qu'il est souvent lié à la scrofule.

D. Lichen et Prurigo. — Sur 197 cas de lichen, 55 ont guéri, 80 ont été améliorés, 58 n'ont obtenu aucun résultat et 4 ont été aggravés. Le prurigo a donné sur 86 cas 18 guérisons, 57 améliorations et 11 résultats nuls. Ces chiffres n'ont rien de probant. Nous ne les donnons que pour être complet.

D'après Armieux, les eaux de Barèges ne conviennent point à ces maladies qu'elles réveillent ou exaspèrent le plus souvent. Le Bret fait une distinction. Le lichen récent, avec ses démangeaisons et son éruption papuleuse, ne guérit pas à Barèges ; mais lorsqu'il a entraîné l'altération profonde de la peau, que celle-ci est devenue épaisse et rude, la médication sulfureuse produit de remarquables effets. En résumé, les eaux de Barèges sont indiquées dans le lichen invétéré et nuisibles dans celui qui a un caractère aigu et auquel il faut rattacher le lichen agrius, le lichen circonscrit et le prurigo lichénoïde. D'après M. Hardy, même dans la forme chronique, dans les cas de lichen invétéré lié à la scrofule, les eaux sulfureuses énergiques sont rarement indiquées et il préfère diriger ses malades sur Plombières ou sur Bagnères de Bigorre.

E. Ichthyose. — Cette affection est assez rare dans l'armée et dans la marine, où elle est un motif d'exclusion ou de réforme. Nous en avons cependant relevé 22 cas sur les registres de l'hôpital militaire.

La guérison a été notée 12 fois ; 7 fois le résultat a été nul.

Le Dr Armieux a été plus heureux dans sa pratique. Sur 15 cas qu'il a été appelé à traiter, il a obtenu 4 améliorations persistantes, 3 guérisons complètes et n'a eu que 5 insuccès. Les guérisons ont porté deux fois sur des ichthyoses congénitales. Il ne croit pas cette maladie aussi incurable qu'on le pense généralement. Les bains sulfureux artificiels suffisent pour la faire disparaître momentanément et en persistant dans le traitement, en y mettant de la persévérance, on finit souvent par en venir à bout.

F. Acné. — 179 cas d'acné figurent sur nos relevés, avec 26 guérisons, 118 améliorations, 34 effets nuls et 2 aggravations (1). Les résultats favorables ont tous été obtenus dans l'acné sebacea ; quant à l'acné rosacea ou couperose, il a toujours résisté à l'action des eaux.

G. Ecthyma. — Sur 77 malades, 28 ont été guéris, 34 améliorés et 15 n'ont obtenu aucun effet des eaux thermales.

(1) Sur 92 malades, le Dr Armieux a constaté 18 guérisons et 37 améliorations. Armieux, *loc. citat.*, p. 280

H. Maladies parasitaires. — On peut établir en principe, que les dermatoses parasitaires ne sont pas tributaires du traitement thermal. Son action est nulle ou éphémère. De deux choses l'une, ou le parasite est facilement détruit par le soufre, comme l'*acarus* de la gale, et alors le malade guérit tout aussi bien à l'aide des bains sulfureux artificiels, ou bien il y résiste, comme l'achorion de la teigne, comme le trichophyton de la mentagre et de l'herpès tonsurant, et c'est à l'épilation, aux lotions de sublimé, au traitement topique en un mot, qu'il faut recourir dans ces cas.

Nous avons relaté pourtant un certain nombre d'améliorations et même quelques guérisons dans la mentagre, dont 118 cas figurent dans notre statistique ; ces résultats favorables ont vraisemblablement été obtenus, comme le fait observer Armieux, dans cette variété que Bazin désignait sous le nom de *sycosis non parasitaire*.

Le *favus* est parfois amélioré, mais jamais guéri par le traitement thermal; le prurigo, la pelade, l'herpès tonsurant, sont dans le même cas.

En résumé, lorsqu'on soumet à un contrôle sérieux les résultats obtenus depuis un demi-siècle à Barèges dans le traitement des affections cutanées, on reconnaît que si l'efficacité de ces eaux est réelle, elle n'est ni aussi prononcée, ni aussi constante qu'on le croit généralement. Beaucoup de malades qu'on dirige sur cette station obtiendraient d'aussi bons effets de l'usage d'eaux thermales moins énergiques sans courir les mêmes risques, et parmi ceux qui y obtiennent les meilleurs résultats, il en est un certain nombre qui pourraient atteindre le but à l'aide d'un traitement général approprié et de bains sulfureux artificiels, sans faire le voyage des Pyrénées.

Deux cas de lèpre tuberculeuse ont obtenu une amélioration légère. L'éléphantiasis des Arabes n'a jamais été avantageusement modifié. Enfin, Le Bret a obtenu de bons résultats dans cinq cas de pellagre qu'il a eu l'occasion de traiter à l'hospice civil en 1861 (1). C'étaient de pauvres gens depuis longtemps malades et qui tous se sont bien trouvés du traitement. Le Bret fait observer, du reste, que l'emploi des eaux sulfureuses dans cette maladie n'est pas nouveau; que dès 1840 Verdoux la traitait par les eaux de Labassère et qu'on a plus tard eu recours à celles de Cauterets. Du reste cette action n'a rien de spécifique dans la pellagre, elle n'agit qu'en modifiant la constitution.

III. — MALADIES SCROFULEUSES

La scrofule en tant que diathèse est généralement considérée comme relevant de la médication chlorurée sodique et des eaux qui la représentent. Leur composition, leur action résolutive, leur communiquent des propriétés spéciales qui ont été mises en

(1) Le Bret, *Du traitement de la pellagre par les eaux sulfureuses de Baréges. Annales de la Société d'hydrologie médicale.* Paris, t. X, 1863-1864.

lumière par la discussion soutenue au sein de la *Société d'hydrologie médicale de Paris*. Toutefois les eaux sulfureuses ont aussi leur utilité dans le traitement de ces maladies si variées, et ce sont ces indications spéciales que nous allons nous efforcer de préciser.

Les eaux sulfureuses conviennent d'autant mieux que les sujets sont moins irritables, plus mous, plus lymphatiques ; celles sont absolument contre-indiquées, lorsqu'il reste encore un peu d'inflammation locale et surtout, lorsque la tuberculose vient compliquer la scrofule. Il suffit que les poumons soient suspects, que les sujets soient manifestement prédisposés à la phthisie, pour motiver leur renvoi de Barèges dont l'altitude ne convient pas à leur affection.

Les manifestations superficielles de la scrofule, celles qui intéressent la peau et les muqueuses, sont plus favorablement modifiées que les autres par les eaux de Barèges. Elles produisent aussi de bons effets dans les maladies des os qui s'accompagnent de suppuration.

Les plus belles guérisons, celles qui font le plus d'honneur à cette station thermale, s'observent chez les enfants scrofuleux depuis leur naissance, qui ont passé par la période des gourmes, des ophthalmies, des coryzas strumeux et sont arrivés à la phase des ostéites et des arthrites suppurées. Ces petits malheureux aux yeux rouges et dépourvus de cils, aux grosses lèvres, couverts d'ulcères, de trajets fistuleux, de caries, guérissent parfois d'une manière inespérée.

par l'usage des eaux de Barèges. Ce traitement relève leurs forces et les ranime en même temps qu'il modifie avantageusement les manifestations locales. Au bout de quelques années, le petit malade qui a vu son état s'améliorer après chaque saison quitte pour la dernière fois les Pyrénées radicalement guéri. Ces cas sont rares, exceptionnels, mais ils suffisent pour légitimer la réputation que les eaux de Barèges ont acquise dans la scrofule confirmée, et les bons effets sont, comme nous le verrons, la règle dans les cas que nous avons précisés. C'est aussi dans ce groupe de maladies qu'on observe le plus de revers. Presque tous les malades qui succombent à Barèges y sont venus pour des maladies des os ou pour des tumeurs blanches.

Maintenant, si nous cherchons à nous rendre compte du degré d'efficacité des eaux de Barèges dans le traitement de la scrofule, en prenant toutes ses manifestations dans leur ensemble, avant de les envisager isolément, nous nous trouverons en face d'opinions et de chiffres qui ne concordent guère. D'après le Dr Grimaud, par exemple, les quatre cinquièmes des scrofuleux envoyés à Barèges en partent soulagés ou guéris (1), tandis qu'Armieux, sur 390 cas de scrofule, n'a constaté que 45 guérisons définitives, 108 améliorations durables, 110 résultats nuls et 22 décès. Il a manqué de renseignements sur 105 de ses malades. Ce ne sont plus ici les quatre

(1) Grimaud, médecin-inspecteur des eaux de Barèges, rapport de 1876.

cinquièmes, qui s'en vont améliorés ou guéris, ce n'est plus que la moitié, et il y a 8 pour 100 de décès. Nos chiffres sont intermédiaires. Ils nous donnent plus des deux tiers de résultats favorables. Sur 3,182 observations, nous avons relevé 586 améliorations légères, 865 améliorations notables, 634 guérisons, 1001 effets nuls, 50 aggravations et 46 décès, soit : 65,55 p. 100 de résultats favorables, 34,45 p. 100 d'insuccès, et 1,44 de décès p. 100. Abordons maintenant l'examen des effets du traitement dans les principales manifestations de la scrofule.

A. Engorgements ganglionnaires (*abcès, fistule*). — Les adénites cervicales ou axillaires, les écrouelles en un mot, lorsqu'elles sont indolentes et sans inflammation, se trouvent mieux des eaux de Bourbonne, de Bourbon-l'Archambault et des eaux iodobromurées de la France et des bords du Rhin, que des eaux de Barèges. Sur 1,005 cas que nous avons relevés dans ces conditions, nous n'avons trouvé que 389 guérisons, 201 améliorations plus ou moins marquées et 414 cas dans lesquels l'effet des eaux a été radicalement nul. Cette proportion de 41 insuccès pour 100, en admettant même que toutes les améliorations aient été bien réelles, n'est pas de nature à encourager. Lorsqu'au contraire l'inflammation s'est emparée de ces tumeurs, que des abcès s'y sont formés, qu'il reste encore des trajets fistuleux, des collections purulentes, des décollements, des plaies ulcéreuses, les eaux de Barèges reprennent leur utilité et la proportion se renverse. Sur 216 cas de ce genre nous avons noté 151 améliorations, 19 guérisons, 38 effets nuls, 6 aggravations et 2 décès. En d'autres termes, les insuccès n'ont été que de 21 pour 100, moitié moins nombreux par conséquent que dans le cas précédent.

Quant aux abcès froids proprement dits, aux ulcères scrofuleux, ils ont fourni des résultats plus favorables encore. Sur 208 cas observés, il y a eu 137 améliorations et 36 guérisons pour 29 effets nuls, 4 aggravations et 2 morts, ce qui réduit à 12 pour 100 le nombre des insuccès (1). On peut facilement se rendre compte de ces bons effets. L'action de l'eau sulfureuse s'exerce directement sur les surfaces malades, sur les trajets qui suppurent, en modifie les caractères, les ranime, excite leur vitalité, communique au pus des qualités plus louables, amène la fermeture des clapiers, l'oblitération des trajets fistuleux et la cicatrisation des ulcères. C'est un fait qui nous paraît complètement démontré par les observations nombreuses que nous avons eues sous les yeux.

B. Scrofules de la peau et des muqueuses. — Nous avons déjà dit que les maladies de peau qu'on pouvait attribuer à la scrofule guérissaient mieux que les autres à Barèges, et nous avons cité pour exemple l'eczéma impétigineux ; les manifes-

(1) Sur 59 malades atteints d'abcès froids ou par congestion, chez lesquels le Dr Armieux a pu connaître les effets définitifs du traitement, il a constaté 14 guérisons complètes et 18 améliorations ; 12 sont restés dans le même état et 15 sont morts. Armieux, *loco citato*, 1880, p. 303.

tations plus graves de la scrofule cutanée s'y modifient également d'une manière avantageuse. Le lupus, cette affection si tenace et si désespérante, suspend ses progrès sous l'influence des eaux de Barèges, et quand on y met de la persévérance, on finit parfois par en obtenir la guérison complète. Sur 18 cas qui figurent dans notre statistique, nous comptons: 9 guérisons, 4 améliorations, et 5 effets nuls seulement. L'otite et l'otorrhée scrofuleuses nous ont donné 22 résultats favorables contre 10 effets nuls. Ces derniers ont été particulièrement constatés chez des malades affectés d'otite moyenne avec perforation du tympan et nécrose des osselets. Dans ces cas, il est évident que le traitement thermal ne peut donner de bons résultats.

Les manifestations scrofuleuses qui portent sur les membranes muqueuses se trouvent bien des eaux de Barèges. Les ozènes, les fistules lacrymales même, quand elles s'accompagnent de carie de l'unguis, certaines blépharites chroniques, guérissent sous l'influence du traitement thermal, quant à la conjonctivite scrofuleuse, ces eaux sont trop excitantes, et sous leur influence il survient souvent des recrudescences d'une acuité telle qu'il faut cesser la médication et recourir à un traitement énergique. Il est donc préférable de ne pas envoyer ces malades à Barèges et de les diriger sur les eaux chlorurées sodiques ou iodo-bromurées.

C. **Maladies des os.** — L'ostéite, la carie et la nécrose sont, parmi les maladies graves, celles qu'on traite avec le plus de succès à Barèges. On y obtient des guérisons auxquelles on n'arriverait pas par d'autres moyens. Cette sorte de spécialité déjà signalée par Bordeu, dans son *Traité des maladies chroniques*, a été vérifiée depuis par tous les médecins et la tradition conduit à Barèges chaque année une foule de malades appartenant le plus souvent aux classes pauvres des départements circonvoisins et qui en retirent presque tous un certain bénéfice. Nous en trouvons 662 cas dans nos relevés, avec 358 améliorations, 144 guérisons, 171 effets nuls, 6 aggravations et 13 morts, dont 4 ont eu lieu à Barèges même et le reste dans l'année. 26 pour 100 de guérisons (1), 54 pour 100 d'améliorations dans des maladies aussi rebelles, aussi graves, constituent un résultat assez avantageux pour justifier la confiance qu'inspirent les eaux de Barèges, et une proportion de décès n'excédant pas 2 pour cent, n'est pas de nature à l'ébranler. Armieux, sur 70 résultats définitifs, a noté 16 guérisons, 24 améliorations, 24 résultats nuls et 6 décès (2). C'est à peu près le même rapport que celui que nous avons obtenu pour les cas favorables, mais il est bien plus élevé pour les décès. Duplan, en agissant sur de beau-

(1) Nous avons compris dans ce relevé toutes les maladies des os, à l'exception des lésions traumatiques et de celles qui sont sous la dépendance de la syphilis. En dehors de ces deux causes, on peut en effet rapporter tout le reste à la scrofule. Souvent, il est vrai, la maladie a eu pour point de départ un coup ou une chute, mais lorsque de tels accidents déterminent des caries, des nécroses ou des tumeurs blanches, c'est que le sujet était un scrofuleux.

(2) Armieux, *loc. cit.*, p. 505.

coup plus petits nombres, a obtenu 4 guérisons sur 5 cas (1).

Les os qui sont le plus fréquemment envahis sont les côtes ou le sternum ; puis viennent les os des membres inférieurs dans l'ordre suivant : le tibia, le fémur et les os du tarse ; après eux, les os des membres supérieurs, ceux du bassin, et enfin les os de la tête, le maxillaire inférieur en première ligne.

On pensait autrefois que la carie des os spongieux était plus réfractaire à l'action des eaux de Barèges que celle du tissu compacte ; Armieux exprime encore cette opinion pour les extrémités des os longs. Le Bret prétend au contraire que c'est une erreur que la pratique de Barèges contredit tous les jours. Il est de fait que les caries qui guérissent le plus rapidement sont celles du sternum et des côtes. Il suffit quelquefois d'un seul séjour suffisamment prolongé à Barèges, pour en triompher, tandis que les autres exigent que les malades y viennent plusieurs années de suite. L'ostéite suppurée des os de la main et du pied guérit aussi dans la majorité des cas, puisque Le Bret, sur 18 malades, a obtenu 8 guérisons confirmées et 7 améliorations. Lorsque la maladie se montre rebelle, c'est qu'elle s'est propagée aux nombreuses articulations qui séparent ces petits os ; il y a alors des recrudescences, à chaque extension nouvelle, des phénomènes fébriles qui forcent à suspendre le traitement ; mais avec de

(1) *Mémoire sur l'emploi des eaux naturelles de Barèges dans le traitement des maladies des os*, par M Stanislas Duplan, chirurgien en chef de l'hôpital de Barèges.

la persévérance on finit par en triompher, et le malade guérit après l'élimination d'un certain nombre de séquestres et parfois de petits os tout entiers. La carie isolée du calcanéum, celle du sacrum, guérissent également avec une facilité relative. La diaphyse des os longs et notamment celle du tibia et du fémur, lorsqu'elles sont atteintes de carie ou de nécrose, mettent plus de temps à se modifier. Les affections tuberculeuses des os paraissent susceptibles d'être améliorées par l'action des eaux de Barèges, et Armieux dit y avoir traité avec succès des tumeurs à myéloplaxes. Enfin, bien que le rachitisme ne relève pas de la scrofule et que le traitement thermal de Barèges ne paraisse pas lui convenir, nous en avons relevé 11 cas, dont 7 ont obtenu une amélioration légère et dont les 4 autres sont restés dans le même état.

Les eaux de Barèges agissent sur les os malades, par leur administration à l'intérieur et par leur application locale. Elles relèvent et tonifient l'organisme ; elles stimulent la circulation capillaire, favorisent le développement des bourgeons charnus, la détersion du tissu osseux. Cette action ne se produit pas dès les premiers bains. D'habitude ils passent presque inaperçus, le malade constate seulement une augmentation de bien-être et la diminution de ses douleurs ; puis la suppuration se modifie, elle devient plus épaisse, plus abondante, plus louable en un mot ; les chairs sont plus vermeilles ; la peau s'anime et quelquefois cette excitation dépasse le but. Il n'est pas rare de voir, entre le dixième et le quinzième bain, ces phénomènes s'exaspérer au point d'être obligé de suspendre le traitement. Quelquefois il suffit d'en modérer l'énergie et de recourir à des applications émollientes dans l'intervalle des bains.

Lorsque cette sorte de fièvre thermale s'est dissipée, les choses reprennent leur cours; mais l'état des os se modifie avec moins de promptitude ; la détersion du tissu osseux et surtout l'élimination des séquestres est l'œuvre du temps et souvent d'un temps fort long. Lorsque l'os malade s'est débarrassé de ses éléments frappés de mort et s'est couvert de bourgeons charnus, les trajets fistuleux qui donnaient issue à la suppuration se ferment peu à peu, la cicatrice s'étale à la surface de la solution de continuité, en même temps que l'engorgement, que l'induration des tissus profonds, se dissipe. Enfin, lorsque le malade y met de la persévérance et revient demander aux eaux thermales le complément de sa guérison après cicatrisation complète, il obtient un retour plus prompt des parties à l'état normal. L'atrophie des membres, la raideur des articulations se dissipent ; les muscles reprennent leur énergie et leur relief, la peau devient plus mobile sur les parties sous-jacentes et les cicatrices elles-mêmes moins tendues.

Lorsqu'il s'agit de séquestres volumineux, l'élimination est très lente à se faire. Malgré la suractivité imprimée aux fonctions, la séparation ne s'opère que longtemps après le départ des malades, et ils sont souvent obligés de revenir à Barèges deux, trois et même quatre années de suite pour l'obtenir.

C'est également un préjugé dont il ne faut pas tenir compte, que celui d'après lequel une cure thermale ne doit durer que vingt et un jours. Les malades passent souvent deux saisons de suite dans les Pyrénées et il en est qui y séjournent pendant trois mois. Sur 60 cas de carie et de nécrose rapportés par Le Bret dans son rapport de 1867, le nombre des bains pris par chaque malade a été de trente en moyenne, 20 malades seulement ont pris des douches; tous ont bu chaque jour deux à cinq verres d'eau de la source du Tambour. L'usage de la douche n'est pas toujours sans danger. Cette chute d'eau par son choc, par sa chaleur pénétrante, produit souvent une stimulation trop vive dans la partie malade et une excitation générale qui va parfois jusqu'à la fièvre thermale. Chez les sujets un peu irritables et dans les cas graves, on préfère les bains locaux de vingt à quarante minutes. La même circonspection doit présider à l'usage des injections d'eau minérale dans les plaies, ainsi qu'à leur administration à l'intérieur et qu'à l'emploi des bains de piscine, auxquels on n'arrive qu'après avoir passé par des eaux moins actives et en suivant une gradation prudente.

Du reste, les ostéites étendues sont, avec les arthrites suppurées, les maladies dont le traitement thermal demande le plus de prudence. Ce sont également elles qui fournissent le plus de décès. La mort arrive le plus souvent par un excès d'inflammation pouvant aller jusqu'à la gangrène, ainsi que nous en avons cité deux cas d'après Le Bret, plus rarement par septicémie. Il est vrai qu'on envoie souvent à Barèges des malheureux qui ne sont pas en état de supporter les eaux. Nous avons sous les yeux l'observation d'une de ces victimes de la confiance exagérée qu'elles inspirent. C'est celui d'un jeune homme arrivé à Barèges dans l'épuisement le plus complet, couvert de caries en pleine suppuration et dévoré par la fièvre; il prit deux bains, but six verres d'eau et succomba le troisième jour. Hâtons-nous de dire que ces cas sont fort rares. Nous avons du reste déjà fait ressortir la faible mortalité de cette station thermale.

Parmi les affections des os, celle qui entraîne le plus souvent cette terminaison funeste, c'est la carie vertébrale, surtout lorsqu'elle est arrivée à la période de suppuration et qu'elle s'accompagne d'abcès par congestion. Dans ce cas, les effets des eaux de Barèges sont désastreux. Sur 60 observations que nous avons relevées, on compte à peine 2 guérisons et 25 améliorations, pour 12 effets nuls 8 aggravations et 9 décès, dont 4 ont eu lieu à Barèges et la plupart des autres à l'hôpital de Tarbes. Une proportion de 48 insuccès sur 100 et une mortalité de 15 pour 100 me semblent suffire pour proscrire l'envoi de ce genre de malades dans cette station. Cependant la plupart des auteurs ne partagent pas cette opinion. « L'ostéite vertébrale, dit le Bret (1), est

(1) Le Bret, *Rapport de* 1867,

du nombre des maladies sur lesquelles la médication sulfureuse exerce une action incontestablement favorable. » Il en rapporte 12 observations, dans lesquelles il a compté 3 malades guéris, 5 soulagés, 2 aggravations et 2 décès. Mais lorsqu'on y regarde de près, on remarque que sur ces 12 malades, 5 seulement étaient porteurs d'abcès ou de trajets fistuleux; que chez les autres, le mal de Pott n'était accusé que par la saillie des apophyses épineuses et des phénomènes de paralysie du côté des membres inférieurs et des voies urinaires. Aussi, malgré tout le poids que l'opinion de M. Le Bret a pour nous, nous ne conseillerons jamais à des malades atteints d'ostéite vertébrale en pleine suppuration de se rendre à Barèges, tout au plus autoriserons-nous l'emploi du traitement dans les cas où le mal, depuis longtemps arrêté dans sa marche, incline visiblement vers la guérison, où il ne reste plus que des trajets fistuleux entretenus par quelques restes d'ostéite, alors qu'il n'y a plus besoin, en un mot, que de donner de la force aux muscles affaiblis et de combattre les phénomènes de paralysie déterminés par le travail morbide dont les vertèbres ont été le théâtre. Nous ne parlerons évidemment pas ici des arthrites vertébrales causées par le rhumatisme et qui peuvent simuler le mal de Pott.

D. Maladies des articulations. — Nous ne nous occuperons ici que des arthrites de nature scrofuleuse. Celles qui reconnaissent pour cause la diathèse rhumatismale nous intéressent à un moindre degré, et les arthrites traumatiques seront étudiées plus loin.

Les *tumeurs blanches*, pour leur donner le nom sous lequel elles sont le plus ordinairement désignées, ont souvent pour point de départ une violence extérieure; mais la contusion du début n'agit ici, comme dans les cas d'ostéite scrofuleuse, qu'à titre de cause occasionnelle : c'est la constitution du malade qui domine l'étiologie, comme elle domine le traitement.

Les tumeurs blanches constituent, comme les ostéites scrofuleuses, une des spécialités des eaux de Barèges. Quelques médecins font pourtant passer en première ligne les eaux chlorurées sodiques, mais c'est à tort, ainsi que nous le montrerons en parlant des eaux de Bourbonne, à l'occasion desquelles la question sera traitée à fond.

On ne voit guère à Barèges que des tumeurs blanches des membres inférieurs. Sur 934 qui figurent dans nos relevés, l'articulation est indiquée dans 698 cas, et 613 fois la maladie siégeait à la hanche, au genou ou au cou-de-pied; 85 fois seulement à l'épaule, au coude ou au poignet. La différence des membres thoraciques aux membres abdominaux est donc exprimée par le rapport de 12 à 88 p. 100. L'articulation du genou à elle seule entre dans nos relevés pour 296 cas, celle de la hanche vient ensuite avec 248 malades, le cou-de-pied ne figure que pour 69 cas. Les résultats obtenus varient aussi suivant les articulations, et on peut dire d'une manière générale que plus l'articulation est importante, et plus les revers sont nombreux.

1. Coxalgies. — De toutes les arthrites scrofuleuses, celle qui donne le plus d'insuccès est la coxalgie suppurée. Sur 53 cas de cette espèce, nous ne comptons que 2 guérisons et 25 améliorations, pour 9 résultats nuls, 9 aggravations et 8 morts, dont 4 sur les lieux. Ici le nombre des revers dépasse celui des succès même partiels, et la mortalité atteint le chiffre effrayant de 75 p. 100.

On se rend facilement compte de ces déplorables résultats. Lorsque le pus arrive à se faire jour au dehors, ou à soulever la peau, l'articulation est profondément atteinte; les cartilages diarthrodiaux sont détruits, la tête du fémur, les bords de la cavité cotyloïde sont cariés, la luxation est imminente ou a commencé à se produire; les parties molles environnantes sont malades, le pus s'est fait jour entre les interstices musculaires et a formé des clapiers étendus, larges, profonds. L'eau thermale pénétrant dans ces anfractuosités, inondant ces larges surfaces, baignant ces os cariés, y détermine une inflammation redoutable, qui va parfois jusqu'à la gangrène et enlève le malade en quelques jours. Parfois la mort n'est pas aussi prompte, mais l'abondance de la suppuration épuise ce qui restait de forces au sujet, et il succombe dans un véritable état de consomption, lorsque l'infection purulente ne vient pas brusquer le dénouement. Hâtons-nous de dire, toutefois, que les choses ne se passent pas toujours ainsi. Nous avons vu que dans près de la moitié des cas, une amélioration plus ou moins prononcée avait été le résultat du traitement thermal. Le Bret et Pagès signalent de véritables guérisons, même dans les cas où la luxation était déjà effectuée. Cela dépend, on le conçoit, de la constitution du malade, de la vigueur qui lui reste, de la nature et de l'étendue des désordres. Nous avons dit plus haut que les eaux de Barèges donnaient de bons résultats dans les ostéites suppurées et modifiaient avantageusement les trajets fistuleux, on comprend donc qu'avec beaucoup de précautions on puisse réussir même dans des cas graves, mais il est difficile de préciser à l'avance quels sont ceux où ces chances favorables pourront être tentées : c'est une affaire d'expérience et de tact chirurgical. Tout ce qu'il est possible de dire, c'est que dans les coxalgies suppurées, l'emploi des eaux de Barèges est extrêmement chanceux, qu'il demande une circonspection extrême et que, dans le doute, il est toujours prudent de s'abstenir.

Lorsque la suppuration ne s'est pas encore emparée de la jointure, le pronostic est beaucoup moins grave et les résultats du traitement sont plus favorables. Sur 195 coxalgies qui se trouvaient dans ce cas, nous avons relevé 30 guérisons, 90 améliorations, 73 résultats nuls, 2 aggravations et pas de mort. Ici les succès dépassent de beaucoup les revers, mais il est permis de se demander si dans un grand nombre de cas il ne s'agissait pas de simples arthrites rhumatismales ou même de coxalgies spasmodiques qui ne sont au fond que des névralgies. A ce degré de la maladie, lorsqu'il n'existe ni suppuration, ni luxation, qu'on ne constate que de la douleur, de la déformation de la hanche, de la difficulté dans les mouvements et de l'atrophie du membre, le traitement thermal donne de bons résultats, et on est en droit de se demander si on n'a pas guéri une véritable tumeur blanche à son début. Le diagnostic différentiel est souvent assez difficile pour qu'on reste dans le doute, mais les dangers ne sont plus les mêmes et le médecin n'est plus dans la même perplexité.

2. TUMEURS BLANCHES DU GENOU. — C'est la tumeur blanche par excellence, celle qu'on a toujours en vue, lorsqu'on trace des règles générales au sujet de cette maladie. C'est aussi, comme nous l'avons dit, celle qu'on voit le plus souvent à Barèges. Nous en trouvons 296 cas sur nos relevés. Le traitement thermal a produit 59 améliorations légères, 135 améliorations notables, 19 guérisons. Il a été sans résultat favorable dans 68 cas, il en a aggravé 6 et 9 malades ont succombé. Dans ce nombre, trois sont morts dans le cours du traitement thermal. Si l'on songe à la gravité de la maladie, ces résultats pris en masse peuvent être considérés comme satisfaisants. Dix-neuf guérisons avec ou sans ankylose ne sont pas à dédaigner et une proportion de trois morts pour cent ne dépasse pas le chiffre des décès qu'on enregistre dans les hôpitaux. Nous ferons ici la même distinction que pour les coxalgies. Sur ces 236 tumeurs blanches, 36 étaient arrivées à la période de suppuration. Pas une n'a guéri et 7 malades sont morts dans l'année; 18 ont obtenu une amélioration

plus ou moins prononcée; 11 sont partis dans le même état qu'à l'arrivée. Ces tristes résultats n'ont pas lieu de surprendre. Lorsque l'affection est arrivée à cette période, les cartilages articulaires sont détruits, les larges surfaces osseuses de cette grande articulation sont cariées, baignent dans le pus ; le périoste, les ligaments sont altérés ; la constitution a subi une atteinte profonde qui va quelquefois jusqu'au marasme. Les malades sont souvent envoyés à Barèges dans cet état, car Barèges est une ressource ultime, à laquelle on n'a souvent recours qu'à la dernière extrémité. En voyant ce qui résulte du traitement, on serait tenté de le proscrire d'une manière absolue, mais si l'on songe qu'il ne reste plus d'autre espérance, qu'arrivés à cette période, les malades n'ont plus en perspective que la mort ou l'amputation de la cuisse, on hésite à leur enlever cette dernière chance de salut à laquelle ils se rattachent avec avidité. En somme, près de la moitié en retirent de bons effets ; les eaux peuvent entraver la marche de la maladie, relever les forces du sujet et lui permettre de réagir. C'est à Barèges seulement qu'on obtient de pareils résultats, auxquels contribuent l'altitude et l'air vivifiant qu'on respire dans ce pays de montagne.

Les eaux chlorurées sodiques de Bourbonne et de Bourbon-l'Archambault sont, comme nous le verrons plus tard, absolument impuissantes et même inutiles en pareil cas. Lorsqu'on se décide à recourir à la médication sulfureuse dans des états aussi graves, il faut redoubler de prudence et de précautions. Les douches surtout ne doivent être administrées qu'avec la plus grande circonspection. Leurs effets topiques provoquent une révulsion trop forte et parfois réveillent l'inflammation. Les bains eux-mêmes doivent être gradués, en commençant par les sources les plus faibles, en s'empressant de s'arrêter à la moindre menace de retour à l'état aigu, en procédant par petites cures de dix à douze jours, séparés par des intervalles de repos. L'état général doit être surveillé avec attention. Si le malade perd l'appétit, le sommeil, surtout si la fièvre s'allume, il faut suspendre toute médication thermale. Au contraire si les douleurs diminuent, si l'état général s'améliore, si la suppuration devient plus louable, tout en augmentant un peu, on pourra s'enhardir, arriver à des bains plus longs, à des sources plus actives, et alors il n'est pas rare d'obtenir dans l'état local et dans la constitution une amélioration suffisante pour attendre dans un calme relatif une saison prochaine dont le bénéfice sera plus assuré. Comme en pareil cas la guérison ne peut s'obtenir que par une ankylose, il faut tâcher de l'obtenir dans l'extension.

Les tumeurs blanches du genou qui ne sont pas arrivées à la suppuration n'exigent pas autant de précautions. Ici les succès sont à peu près la règle; si dans 257 observations nous n'avons enregistré que 19 guérisons, en revanche nous avons constaté 170 améliorations, dont 124 sont qualifiées de notables.

Ces arthrites étaient, en général, plus récentes que celles dont nous avons parlé d'abord. Dans un grand nombre de cas, elles ne remontaient qu'à un ou deux ans, et ce ne sont pas celles qui ont été les plus rebelles au traitement, ce qui est en opposition avec la prévention que les médecins ont, en général, contre l'application des eaux sulfureuses aux arthrites récentes. Il est facile de dire aussi que la diathèse scrofuleuse n'était pas toujours aussi nettement accusée que dans les arthrites suppurées. Dans la plupart des cas, les os ne semblaient pas encore avoir pris part à la dégénérescence, l'affection, en général indolente, était caractérisée par du gonflement, de la raideur articulaire, l'impossibilité d'étendre ou de fléchir la jointure au delà d'un certain degré, l'atrophie musculaire, la faiblesse des membres et de la difficulté dans la marche. Cependant, même dans ces cas, le traitement exige une certaine durée et une grande persistance. Il doit être conduit avec plus d'énergie. Il faut arriver méthodiquement au summum de la gamme thermale. Les douches de courte durée et rarement à plein jet ne doivent pas dépasser un quart d'heure. Il faut les diriger non sur le genou lui-même, mais sur le rétrécissement qu'on observe au-dessus de la tumeur, à sa jonction avec la cuisse atrophiée. Cette indication, qui est due à Duplan, a une valeur pratique reconnue (1). Lorsque l'amélioration se produit, elle s'annonce d'abord par la diminution de l'épanchement, et par le dégorgement des tissus

(1) *Mémoire sur les effets des eaux de Barèges dans le traitement des tumeurs blanches*, par le Dr Stan. Duplan. *Recueil de mémoires de médecine et de chirurgie.* 1851.

péri-articulaires. Après quoi les saillies osseuses se prononcent de plus en plus; le genou recouvre peu à peu sa forme normale. Les mouvements s'opèrent avec plus de facilité, le membre reprend de la force, la marche devient plus facile. En général, dans ces cas, la guérison s'obtient sans ankylose. Toutefois, il faut toujours compter sur un long séjour à Barèges et il faut y revenir plusieurs années de suite.

3. Tumeurs blanches du cou-de-pied. —Elles succèdent le plus souvent à une entorse, mais, comme nous l'avons dit, cette terminaison ne s'observe que chez les scrofuleux. Elles sont excessivement graves. L'étendue des surfaces articulaires, l'ostéite concomitante des deux malléoles et de l'astragale, l'infiltration des tissus serrés qui l'entourent, en font une maladie redoutable et qui conduit le plus souvent à l'amputation. Nous ne parlons pas de la résection, parce qu'ici comme au genou elle ne donne chez les adultes que de tristes résultats. Sur 69 cas d'arthrite scrofuleuse de cette articulation, nous avons relevé 19 guérisons, 46 améliorations, 18 résultats nuls, 1 aggravation et 2 morts. L'état des parties n'est pas indiqué avec assez de détails pour que nous puissions en tirer des indications bien précieuses. Les limites qui séparent les entorses anciennes de la tumeur blanche, sont assez difficiles à préciser. Lorsque la suppuration a envahi l'article, les dangers sont moins grands sans doute que pour le genou et la hanche; mais ils sont pourtant assez sérieux, pour que les mêmes pré-

cautions doivent être suivies dans le traitement.

Nous ne parlerons pas des articulations du pied. Leurs altérations sont trop intimement liées avec celles des petits os qu'elles unissent, pour qu'on puisse les en séparer et nous nous bornons à renvoyer à ce que nous avons dit de ceux-ci.

4. TUMEURS BLANCHES DU MEMBRE SUPÉRIEUR. — Nous n'avons pu en réunir que 85 cas, avec 9 guérisons, 48 améliorations, 21 résultats nuls, 1 aggravation et 3 morts. L'arthrite scapulo-humérale ne figure dans ce relevé que pour un si petit nombre de cas, qu'on ne peut en tirer des conclusions sérieuses. Ce sont celles du coude, qui se sont le mieux trouvées de la médication thermale.

Nous n'avons pas enregistré, il est vrai, une seule guérison radicale, mais dans 76 cas sur 100 il y a eu amélioration. Le plus souvent les os étaient malades, la jointure criblée de trajets fistuleux. Comme la réaction est ici moins à craindre qu'aux membres inférieurs, la cure thermale a été plus régulièrement conduite. Le dégorgement des tissus et la cicatrisation des trajets fistuleux ont été souvent obtenus. Quant à la reprise des mouvements, il ne faut jamais y compter. On sait que les tumeurs blanches suppurées du coude ne guérissent que par ankylose, et tous les efforts du chirurgien doivent tendre à l'obtenir, dans une attitude qui puisse permettre au membre de continuer à rendre des services, c'est-à-dire dans la flexion. Aussi nous nous demandons si un pareil résultat vaut bien tout ce qu'il coûte de temps, de souffrance et de peine. La résection sous-périostée du coude fait aujourd'hui courir si peu de dangers, elle conserve au malade un membre si mobile dans son articulation nouvelle, qu'il est permis de se poser cette question, surtout lorsqu'on se place en présence du plus grand nombre des intéressés, c'est-à-dire de gens appartenant aux classes laborieuses et pauvres de la société, pour lesquelles toute interruption de travail un peu prolongée est un désastre et qui ont besoin de conserver à leurs bras toute leur force et toute leur agilité.

Les tumeurs blanches du poignet ne sont pas dans le même cas. La résection dans cette jointure ne donne pas d'aussi bons résultats, et c'est chose regrettable, car la médication thermale n'y produit pas de merveilleux effets. Sur 47 cas, nous avons enregistré 2 guérisons, 27 améliorations, 13 effets nuls, 3 aggravations et 2 morts, sans compter les amputations consécutives.

En résumé, les eaux de Barèges, administrées avec prudence, rendent d'incontestables services dans le traitement des tumeurs blanches. Lorsque celles-ci ne sont pas encore parvenues à la période de suppuration, le traitement thermal amène, dans les cas heureux, le dégorgement des parties molles, la résorption des dépôts plastiques infiltrés dans les mailles des tissus et des liquides épanchés dans la cavité articulaire; il rend leur énergie aux muscles qui commençaient à s'atrophier et il relève la constitution tout entière.

Lorsque la période de suppuration est arrivée, les

eaux de Barèges ne produisent plus d'aussi bons résultats. C'est cependant la seule station thermale qui leur convienne, et il est permis d'en espérer encore quelque chose, lorsque le cas n'est pas au-dessus des ressources de la thérapeutique, lorsque toute médication thermale n'est pas formellement contre-indiquée, quand le malade peut supporter le voyage sans danger et qu'il n'est pas atteint de tuberculisation pulmonaire.

Les eaux de Barèges peuvent encore rendre des services aux malades, lorsque la guérison n'a pu s'obtenir qu'au prix d'une opération. Souvent, après l'amputation du membre, l'ostéite se reproduit sur le bout de l'os enseveli au sein du moignon ; parfois une virole osseuse se nécrose, cela arrive notamment au fémur. Alors le moignon volumineux, rouge, douloureux, est criblé de trajets fistuleux qui ne peuvent se cicatriser, et le malade ne peut porter son membre artificiel. Dans ce cas, les eaux de Barèges sont utiles au même titre que dans les ostéites suppurées et dans la nécrose des scrofuleux. On en retire aussi de bons effets à la suite de la résection de l'épaule et du coude, pour hâter la cicatrisation des plaies, le dégorgement des parties et le retour des mouvements. Nous reviendrons plus longuement sur ce sujet à propos de Bourbonne-les-Bains.

IV. — MALADIES SYPHILITIQUES.

Les eaux de Barèges n'exercent aucune action spécifique sur la syphilis ; elles ne sont en rien comparables sous ce rapport au mercure et à l'iodure de potassium. Elles ne peuvent que favoriser l'action de ces médicaments, en plaçant l'économie dans de meilleures conditions, pour triompher du virus qui la mine et quelquefois pour éliminer les médicaments dont on a abusé. Une action aussi indirecte, des propriétés aussi bornées n'expliquent pas les résultats remarquables qu'on obtient à Barèges dans le traitement des affections syphilitiques. Dans aucun groupe de maladies, nous n'avons enregistré un si grand nombre de succès. Nos relevés ont porté sur 1,479 malades, dont 773 ont obtenu une amélioration plus ou moins prononcée; 445 ont guéri; 250 n'ont retiré aucun bénéfice des eaux; 9 ont vu leur situation s'aggraver et 2 ont succombé dans l'année, sans qu'il soit possible de savoir si c'est à la syphilis qu'on doit attribuer leur décès. Notre statistique nous donne 82,84 p. 100 de résultats favorables. Celle du Dr Armieux lui a fourni la même proportion de succès. Sur 862 malades dont il a pu constater l'état au bout d'un an, il a noté 302 guérisons, 409 améliorations, 144 effets nuls et 7 décès. Soit 82,48 p. 100 de résultats favorables. Cet accord complet dans nos calculs en confirme l'exactitude. Toutefois, il ne faudrait pas attribuer le mérite de ces nombreuses guérisons à la seule action de la médication sulfureuse. Depuis longtemps, à Barèges, on a l'habitude d'y joindre un traitement spécifique approprié, d'administrer aux malades, suivant les cas, le mercure, l'iodure de potassium ou les deux médicaments réunis, concurremment avec les douches, les bains et l'eau de Barèges en boisson; de telle façon qu'il est difficile de faire la part de chacun de ces agents, dans les améliorations obtenues ; cependant nous avons pu relever un assez grand nombre de cas, dans lesquels le traitement thermal employé seul a produit d'assez bons effets, pour que son efficacité nous soit démontrée. C'est surtout dans le cours des dix premières années sur lesquelles ont porté nos recherches, que nous avons recueilli des observations de ce genre. A cette époque la syphilis avait une bien autre gravité qu'aujourd'hui. Les exostoses, les cicatrices et les nécroses, les ulcères rongeants se présentaient à chaque instant dans la pratique des hôpitaux, où nombre de malades étaient considérés comme incurables. Cela tenait d'une part à une malignité plus grande de la maladie et de l'autre à l'insuffisance du traitement. Les médecins étaient désarmés en présence des accidents tertiaires. Lorsqu'ils avaient saturé les malades de mercure et que la syphilis résistait, lorsqu'elle avait franchi la période où ce spécifique est tout-puissant, ils n'avaient plus à leur disposition que des médications banales et sans efficacité, telles que les sudorifiques, la tisane de Feltz, le chlorure d'or, etc... C'est alors que les eaux de Barèges constituaient une ressource précieuse, en relevant l'organisme épuisé par la cachexie syphilitique et parfois par la cachexie mercurielle, en permettant de suspendre pour un temps cette médication et d'en éliminer les produits, pour la reprendre plus tard avec de nouvelles chances de succès. On voyait alors affluer à Barèges les redoutables accidents que nous énumérions tout à l'heure, et tous les médecins de cette époque relatent des succès remarquables obtenus par cette médication seule. Si le cadre de ce travail nous permettait de reproduire des observations particulières, nous pourrions citer de nombreux cas de nécrose des os propres du nez et des cornets, de carie des os du crâne, d'ulcération des fosses nasales avec perforation de la voûte palatine, d'ulcères phagédéniques, guéris à la suite d'une couple de saisons consécutives passées à Barèges. Aujourd'hui, ces redoutables conséquences de la syphilis ne s'observent plus qu'à l'état de cas rares, dans les hôpitaux et dans la pratique thermale. Il en est de même de la cachexie mercurielle, dans laquelle les eaux sulfureuses produisaient de si bons effets. Les succès qu'on obtient encore dans des manifestations moins graves et moins rebelles peuvent être en partie attribués à la médication spécifique, qu'on fait intervenir en même temps. Il reste cependant aux eaux sulfureuses leur efficacité incontestable dans les cas où la syphilis est liée à la scrofule ou à l'herpétisme; leur action réparatrice sur les malades lymphatiques, épuisés, victimes de leur insouciance ou de la mauvaise direction imprimée à leur traitement, chez lesquels les spécifiques ont perdu leur action et qu'une cure à Barèges met en état de les supporter encore.

Beaucoup de médecins attribuent aux eaux sulfureuses fortes la propriété de faire reparaître des manifestations extérieures, chez des sujets qui n'ont plus la vérole qu'à l'état latent, et de forcer ainsi l'ennemi à se montrer, de manière à ce qu'on puisse le combattre. Cette opinion. que nous retrouverons accréditée dans la plupart des stations thermales que nous passerons en revue, et notamment à Amélie-les-Bains, à Bourbonne-les-Bains, à Bourbon-l'Archambault, est combattue par presque tous les médecins de Barèges. Les eaux peuvent bien, disent-ils, en raison de leur activité stimulante, raviver des syphilides, des angines encore existantes, mais elles sont impuissantes à faire reparaître ces manifestations, lorsqu'elles ont complètement disparu. Nous avons bien rencontré, dans les rapports qui nous ont passé sous les yeux, quelques faits qui paraissaient plaider en faveur de cette vertu révélatrice; mais en les soumettant à l'analyse, nous avons acquis la conviction que ces accidents de retour n'étaient pas de nature syphilitique; c'est également une erreur de croire qu'une cure thermale dans le cours de laquelle il ne se produit aucune manifestation extérieure est une preuve que la maladie est complètement guérie, et offre des garanties certaines pour l'avenir. Elle peut sans doute rassurer des gens pusillanimes, rendre la confiance à ces nombreux malades que hante le fantôme de la vérole, mais voilà tout.

Syphilides. — Les manifestations syphilitiques qui siègent à la peau sont celles qui guérissent le mieux par les eaux de Barèges. Sur 595 cas, nous avons noté 208 améliorations légères, 116 notables, 199 guérisons : soit 513 ou 88 p. 100 de résultats favorables, contre 80 effets nuls, 1 aggravation et 1 décès. On s'explique facilement les bons effets du traitement mixte thermal et spécifique, dans des affections qui relèvent à la fois de la syphilis et de l'herpétisme. C'est le psoriaris qui cède le plus facilement à leur action. Les eaux de Barèges produisent surtout des effets remarquables dans celui qui siège à la paume de la main, à la plante des pieds et qui est, comme on le sait, caractéristique de l'infection vénérienne. Lorsqu'il est de date ancienne, que l'épiderme a pris une consistance cornée, qu'il s'épaissit et se fendille, il est le plus souvent rebelle aux moyens ordinaires de la thérapeutique, tandis qu'il guérit promptement sous l'influence des bains sulfureux énergiques et des douches.

L'eczéma est plus rare dans la syphilis, et le traitement est susceptible de l'exaspérer comme dans les cas ordinaires. Seulement on a de plus la ressource de la médication spécifique.

Les pustules de la face et du cuir chevelu disparaissent et se reproduisent avec facilité, mais les préparations iodurées jointes au traitement thermal en triomphent souvent. L'ecthyma des jambes est plus rebelle.

Les taches cuivrées, les éphélides sont des manifestations sans gravité dont les eaux sulfureuses ont facilement raison.

Enfin les syphilides anomales, celles qui se rattachent à une forme ulcéreuse et tuberculeuse et qui sont le plus souvent d'origine exotique, se trouvent très bien des eaux de Barèges. On obtient fréquemment, dans ces cas, des guérisons sur lesquelles on n'osait pas compter.

Les ulcères serpigineux, les bubons ulcérés avec décollements étendus demandent plus de circonspection dans le traitement qui les exaspère parfois.

Cependant la guérison ou du moins une amélioration sérieuse est la règle. Sur 39 cas qui figurent dans notre statistique, nous avons enregistré 8 guérisons et 31 améliorations dont 26 notables.

Les manifestations qui se produisent du côté des muqueuses sont moins sûrement améliorées. Sur 530 cas de ce genre, nous comptons 279 améliorations, 127 guérisons, 120 effets nuls et 4 aggravations. Ce sont surtout les angines et les stomatites qui résistent et parfois s'exaspèrent ; les ulcérations de l'anus, les plaques muqueuses sont dans le même cas.

Les accidents tertiaires, ceux qui affectent les os ; les périostoses, les exostoses, les douleurs ostéocopes, la nécrose des os du nez, de la voûte palatine, constituent les accidents les plus graves et les plus rebelles de la syphilis, aussi les résultats favorables produits par les eaux de Barèges sont-ils d'autant plus précieux à enregistrer. Nous en trouvons 355 cas sur nos relevés, avec 180 améliorations, 119 guérisons, 50 effets nuls, 5 aggravations et 1 décès. La statistique du Dr Armieux est, cette fois encore, d'accord avec la nôtre. Sur 131 malades atteints d'accidents tertiaires, il a obtenu 35 guérisons, 65 améliorations et 31 résultats nuls : soit 76 p. 100 de résultats favorables au lieu de 84 p. 100 que nos calculs nous ont donné. De pareils succès sont sans doute dus à l'administration méthodique de l'iodure de potassium qui est véritablement héroïque en pareil cas ; mais il est juste de faire aussi la part du traitement thermal, de son action reconstituante, réparatrice, de l'énergie qu'il imprime à toutes les fonctions et qui vient puissamment en aide à la médication spécifique. Nous en dirons autant des paralysies syphilitiques, dues à des gommes ou à des périostoses intra-crâniennes, à des exostoses développées dans le canal rachidien. Le Dr Armieux dit que les guérisons de ce genre sont fréquentes à Barèges. Nous en trouvons une observation remarquable dans le rapport pour 1866, de M. le Dr Martin, médecin en chef de l'hôpital militaire ; mais dans ce cas comme dans ceux du Dr Armieux, l'iodure de potassium a été administré, concurremment avec le traitement thermal, et il est difficile de faire la part de l'un et de l'autre dans le résultat obtenu.

V. — LÉSIONS TRAUMATIQUES.

Nos relevés ont porté sur 5,311 blessés, dont 1,438 ont subi une amélioration légère, 1,737 une amélioration notable et dont 901 ont guéri. Dans 1,192 cas on n'a obtenu aucun effet des eaux ; l'état de 35 malades s'est aggravé et 8 sont morts, soit à Barèges même, soit à l'hôpital de Tarbes, soit dans leurs foyers, peu de temps après leur retour. Les blessures prises en bloc ont donc fourni 3,076 résultats favorables sur 5,311 cas, soit 76,74 pour 100.

Les chiffres du Dr Armieux se rapprochent encore des nôtres. Sur 3,150 traumatismes, au sujet desquels il a pu obtenir des renseignements au bout d'un an, il a constaté 527 guérisons, 1,826 améliorations, 787 résultats nuls et 10 morts, ce qui donne 74,63 pour 100 de résultats favorables (1). Poussant plus loin son analyse, il est parvenu à savoir ce qu'étaient devenus un certain nombre de ses malades, et il a constaté que les résultats favorables s'étaient définitivement maintenus dans la proportion de 73,28 pour 100 (2). La concordance de ces chiffres, le peu d'écart qui se produit entre eux, quelqu'étendue qu'on donne au champ de l'observation, quelque durée qu'on donne à l'expérience, sont tout à fait dignes de remarque et véritablement probants. On y attachera d'autant plus de confiance, qu'il s'agit dans les deux cas de blessés admis à l'hôpital militaire de Barèges, qui n'ont pu y être envoyés qu'après avoir été soumis à tous les moyens de traitement dont on dispose dans les hôpitaux ordinaires et au bout d'un temps assez long, pour qu'il n'y ait plus rien à espérer des efforts de la nature (3). Dans ces

(1) Armieux, *Études médicales sur Barèges*, 1880, 2e édition.

(2) Armieux, *Résultats consécutifs de la cure thermale de Barèges. Extrait des mémoires de l'Académie des sciences, inscriptions et belles-lettres de Toulouse*, 7e série, tome IX.

(3) *Instruction sur l'emploi des eaux minérales naturelles dans le service des hôpitaux thermaux* (6 mars 1857), art. 1er, § 2.

cas, il n'y a plus à faire la part du traitement spécifique comme dans la syphilis, de l'altitude, de l'air des montagnes, comme chez les scrofuleux arrivés à l'état cachectique; les soldats, dont il s'agit, sont pour la plupart des gens d'une bonne constitution, dont l'état général s'est depuis longtemps rétabli, qui ne demandent aux eaux que la guérison de la partie blessée et le rétablissement de ses fonctions. L'action locale des eaux de Barèges peut donc être appréciée dans ces conditions à l'état d'isolement complet, et le résultat s'exprime par une proportion de succès qui varie de 73 à 76 pour 100.

A. Fractures. — Nos observations ont presque exclusivement porté sur des soldats traités à l'hôpital de Barèges. Or, on n'y envoie pas de fractures simples, ainsi que nous l'avons dit plus haut, et les accidents qui motivent ce traitement exceptionnel sont assez graves pour empêcher le blessé de s'acquitter de ses fonctions de service Quelques-uns sont porteurs de fractures vicieusement consolidées, de cals difformes avec raccourcissement du membre, et les eaux de Barèges sont, en pareil cas, aussi inefficaces que tout autre mode de traitement ; elles peuvent favoriser le dégorgement des tissus ambiants, donner plus de vigueur aux muscles, d'étendue aux mouvements, mais là s'arrête leur action. Dans près de la moitié des cas, l'impuissance du membre est causée par des raideurs articulaires dues à la longue immobilité dans laquelle le membre a été maintenu ou à la proximité de la fracture de l'article. La partie située au-dessous est atrophiée. La marche est impossible, s'il s'agit des membres inférieurs. Dans ces cas, les bains de piscine, les douches jointes au massage, aux mouvements communiqués, produisent les effets les plus remarquables. C'est leur indication la plus positive. Sous leur influence, on voit l'œdème et l'aspect violacé des membres se dissiper promptement; les douleurs rhumatoïdes qui se manifestaient au moindre changement de temps s'atténuent ou ne se font plus sentir, la circulation se rétablit et les engorgements péri-articulaires se résorbent.

Lorsqu'on a affaire à des fractures directes accompagnées de plaie, d'ostéite ou de nécrose, les eaux ont la même efficacité que dans les cas plus graves où ces altérations osseuses sont sous l'influence d'un vice de constitution. Elles modifient les plaies, ravivent les surfaces suppurantes et provoquent l'élimination des séquestres. Ces résultats ne s'obtiennent qu'à la longue, et il n'est pas rare, dans les fractures, de voir donner 50, 60 et même 70 ou 80 bains avant d'atteindre le but.

Enfin, dans quelques observations, il s'agit de véritables pseudarthroses, et alors l'insuccès est la règle. Le Dr Armieux dit pourtant avoir vu des fractures non consolidées entrer dans une voie de restauration rapide sous l'influence du traitement thermal. Nous n'avons pas réuni assez de faits pour infirmer cette opinion, mais dans 7 observations que nous avons recueillies, il y a eu 5 résultats nuls et 2 améliorations seulement.

Nos relevés ont porté sur 805 fractures dont 175 ont subi une amélioration légère, 336 une amélioration notable, 123 ont guéri, 168 n'ont obtenu aucun bénéfice des eaux et 3 ont été aggravées (1).

Les fractures de jambe sont celles qu'on observe le plus souvent à Barèges. Nous en avons compté 350 dont 102 compliquées de plaie, d'ostéite ou de nécrose. Celles-là ont fourni 60 améliorations, 13 guérisons, 27 résultats nuls et 2 aggravations. Les 258 autres ont donné 200 améliorations, 22 guérisons, 34 effets nuls et 1 aggravation.

Plus de la moitié de ces fractures étaient de cause directe et provenaient d'un coup de pied de cheval. On sait combien cet accident est fréquent dans la cavalerie. C'est surtout l'atrophie du membre et la raideur de l'articulation tibio-tarsienne que les eaux combattent efficacement. Lorsque la fracture siège au tiers inférieur, cette raideur va parfois jusqu'à simuler l'ankylose, mais en réalité les surfaces articulaires sont intactes et les moyens que nous avons indiqués plus haut en triomphent sûrement.

Nous avons réuni 36 cas de fracture de la rotule dont 2 ont guéri et dont 29 ont été améliorés, 5 seulement n'ont retiré aucun bénéfice des eaux. Assurément dans aucun cas le traitement n'a favorisé ni le rapprochement, ni la réunion des fragments; mais presque toutes ces fractures étaient de cause

(1) Sur ces 805 fractures, il en est 229 dont le siège n'est pas indiqué et que nous n'avons fait entrer en compte que pour le résultat total.

directe, elles avaient été produites par un coup de pied de cheval. Il y avait eu épanchement de sang, arthrite traumatique ; ces accidents avaient laissé à leur suite une raideur articulaire et des engorgements périphériques considérables. Les eaux de Barèges en triomphant de ces complications ont rendu à l'articulation sa forme et ses fonctions, du moins dans la mesure compatible avec le degré d'écartement des fragments, et la marche est devenue possible.

Les fractures de cuisse sont au nombre de 92 seulement, avec 67 améliorations, 15 guérisons et 10 effets nuls. En général, elles s'accompagnent d'un raccourcissement prononcé, auquel les eaux ne peuvent rien, ou d'une malformation anguleuse du cal qui est également irrémédiable ; mais c'est la raideur du genou, l'ankylose incomplète, comme disent les observations, c'est la débilité musculaire et l'impuissance du membre qu'elles combattent efficacement.

Lorsque les os du pied sont fracturés, c'est presque toujours à la suite d'une chute faite d'un lieu élevé ou par le choc d'un corps pesant ; ce sont de véritables écrasements qui s'accompagnent nécessairement de l'attrition des parties molles. Elles sont, comme les contusions graves, avantageusement modifiées par les eaux de Barèges qui favorisent la résorption des produits épanchés et donnent de la flexibilité aux petites articulations du tarse. Sur 14 observations, nous avons noté 1 guérison, 11 améliorations et 2 effets nuls. Nous avons constaté notamment des améliorations remarquables obtenues chez des canonniers qui avaient eu le pied écrasé par la chute de pièces d'artillerie.

Les fractures de la clavicule sont rarement suivies de gêne assez notable dans les mouvements, pour nécessiter l'envoi à Barèges de militaires qui en sont atteints.

On ne voit également qu'un petit nombre de fractures de l'humérus. Nous n'en avons recueilli que 44 cas, qui ont fourni 2 guérisons, 25 améliorations et 14 effets nuls. Ces résultats assez médiocres s'expliquent par les raisons suivantes. On ne voit guère à Barèges que des fractures de la partie inférieure de l'humérus, dont le cal gêne l'articulation et limite les mouvements ; lorsqu'elle pénètre jusque dans l'article, une ankylose en est le plus souvent la conséquence, et les eaux ne peuvent rien à ces obstacles mécaniques qui entravent les fonctions.

A l'avant-bras, les effets ne sont pas meilleurs. Sur 62 fractures des os, nous avons relevé 5 guérisons et 37 améliorations pour 19 effets nuls et 1 aggravation : c'est-à-dire que le nombre des insuccès s'élève à un tiers. Dans ce cas, c'est à la disposition des deux os qu'ils sont dus et aux obstacles que le cal oppose aux mouvements de pronation et de supination, lorsqu'il n'est pas régulier et que l'espace interosseux est effacé.

Six fractures des os de la main nous ont donné 4 améliorations, 1 guérison, 1 effet nul.

Nous ne nous étendrons pas plus longuement

sur les fractures, parce que nous nous réservons de traiter avec tous les développements qu'ils comportent les points de thérapeutique thermale relatifs à ce sujet, lorsque nous serons arrivé à parler des eaux de Bourbonne, qui sont celles où l'on envoie le plus de blessures de ce genre.

C'est là que nous aborderons les questions relatives à l'influence des eaux minérales sur la solidité du cal et à l'époque à laquelle il convient de diriger les fractures sur les établissements thermaux.

B. Lésions traumatiques des articulations. — Nous comprenons sous ce titre les entorses, les diastasis, les luxations et les ankyloses, les arthrites traumatiques et même les hydarthroses qui ont souvent pour point de départ une contusion et qui dans tous les cas se rattachent plus naturellement à ce groupe qu'à tout autre. Ces différentes maladies nous ont fourni un total de 1,718 observations avec 303 guérisons, 625 améliorations notables et 409 légères, 359 résultats nuls, 20 aggravations et 2 morts, ce qui donne 77, 82 p. 100 de succès.

1. Entorses. — Ce sont elles qui tiennent le premier rang dans cette statistique. Elles y figurent pour le chiffre de 683. Nous les avons divisées en deux catégories, celles qui ne consistent qu'en désordres des parties molles et celles qui sont accompagnées de fractures des malléoles, du péroné ou de luxation du pied. La première catégorie comprenant 541 observations a fourni 355 améliorations.

118 guérisons, 67 effets nuls et 1 amputation. La seconde, sur 142 cas, nous a donné 16 guérisons, 79 améliorations, 44 effets nuls et 3 aggravations dont 2 ont entraîné l'amputation de la jambe.

Cette différence dans les résultats obtenus s'explique sans peine. Chez les malades de la première catégorie, on n'a à combattre que l'engorgement des tissus péri-articulaires et le relâchement des ligaments. Les douleurs sont très faibles, le blessé se tient en repos, le gonflement est peu de chose; mais pour peu qu'il se fatigue, qu'il fasse une longue course, l'articulation se tuméfie, devient douloureuse et il faut plusieurs jours de repos et de position horizontale pour que les choses reviennent à l'état primitif. Cet état d'invalidité se prolonge indéfiniment et résiste aux moyens ordinaires de la thérapeutique; c'est alors que les eaux sulfureuses produisent leurs plus remarquables effets. C'est dans des conditions semblables, que nous avons pu enregistrer 118 guérisons et 355 améliorations sur 541 cas, soit 87,43 p. 100 de succès; tandis que les blessés de la seconde catégorie ne nous en ont offert que 66,90 p. 100 et encore les guérisons ne figurent-elles dans ce chiffre que pour 11,28 p. 100. On peut bien en effet diminuer l'engorgement des parties molles, favoriser la résorption des liquides articulaires et donner de la vigueur au membre; mais on ne peut rien contre les cals vicieux, l'élargissement de la mortaise articulaire et les déplacements partiels qui l'accompagnent. Nous reviendrons du reste avec plus de détails sur ce sujet à l'occasion des eaux chlorurées sodiques et notamment de la station de Bourbonne, sur laquelle les entorses sont dirigées en beaucoup plus grand nombre qu'à Barèges.

Les entorses du genou et du poignet nous ont fourni des résultats analogues. Si nous pouvions tirer une conclusion du petit nombre de cas que nous avons relevés, nous serions disposé à penser que les diastasis du genou cèdent plus volontiers au traitement thermal que ceux du poignet. Les premiers, sur 18 cas, nous ont donné 3 guérisons, 11 améliorations et 4 résultats nuls. Les seconds, 2 guérisons, 15 améliorations et 9 effets nuls sur 26 cas.

2. Luxations. — Les luxations réduites ou non sont envoyées de préférence à Bourbonne, et c'est à propos de cette station, que nous en parlerons avec détail. A Barèges, nous n'en avons relevé que 137 cas, dont le plus grand nombre siégeait à l'épaule et les autres au coude. Les luxations non réduites appartenaient surtout à cette dernière catégorie. Aussi, sur 21 cas, nous n'avons pas relevé une seule guérison, ce qui était facile à prévoir, et les améliorations ont été aux résultats nuls, dans la proportion de 9 pour les premières et de 12 pour les secondes.

Les luxations réduites, au contraire, nous ont donné, sur 116 cas, 16 guérisons et 90 améliorations contre 8 résultats nuls et 2 aggravations ; c'est-à-dire 91.37 pour 100 de succès. Lorsque la réduction a été opérée, il ne reste plus à combattre que la raideur articulaire, la faiblesse des muscles, le relâchement des ligaments, et ces accidents sont, comme nous l'avons vu, très favorablement modifiés par le traitement thermal. Les paralysies du deltoïde, qu'on observe souvent à la suite de la luxation de l'épaule, se dissipent presque toujours sous l'influence des bains et surtout des douches aidées de l'électricité.

3. Ankyloses. — Nous ferons ici la même distinction que pour les luxations. Lorsque l'ankylose est complète, lorsqu'il y a soudure des os, aucun traitement ne peut y remédier, et il est tout à fait inutile d'envoyer les malades aux eaux thermales. Sur 93 cas de ce genre qui figurent dans notre statistique, nous avons relevé 77 résultats nuls et 12 aggravations ; 4 malades seulement ont retiré quelque bénéfice des eaux.

Les ankyloses incomplètes au contraire nous ont fourni, sur 175 cas, 95 améliorations dont 57 notables, 35 guérisons, 41 effets nuls, 2 aggravations et 2 morts qu'il ne faut évidemment attribuer, ni au traitement, ni à la maladie. Pour réduire à leur juste valeur les succès que nous venons de mentionner, il est bon de dire que dans les documents quelque peu anciens, toutes les raideurs articulaires sont désignées sous le nom de fausse ankylose ou d'ankylose incomplète ; de telle sorte qu'on ne peut tirer de ces résultats favorables qu'une conséquence : c'est que les eaux de Barèges sont très efficaces pour rendre aux articulations leur souplesse et leur mobilité, et c'est ce que nous avons déjà démontré plus d'une fois. Nous verrons plus loin qu'à Bourbonne, où on a observé beaucoup plus de lésions traumatiques des articulations, les résultats sont sensiblement les mêmes.

4. Arthrites traumatiques. — Ces lésions sont souvent la conséquence de celles que nous avons précédemment étudiées, de même qu'elles sont souvent le point de départ des tumeurs blanches chez les sujets prédisposés. Il est donc assez difficile d'en limiter le groupe. Comme les détails manquent absolument dans les observations très succinctes que nous avons relevées, nous nous sommes borné à adopter le diagnostic tel qu'il était posé et sans chercher à le contrôler. Nous avons trouvé 407 cas qui portaient cette étiquette et dans lesquels le traitement thermal a fourni 262 améliorations, 73 guérisons et 72 effets nuls. Cela suffit pour accorder aux eaux de Barèges, dans le traitement de ces blessures, une confiance qui s'explique du reste par tout ce que nous avons dit précédemment. Le traitement peut être conduit avec plus d'énergie et exige moins de circonspection que dans les tumeurs blanches. On a moins à craindre de réveiller une inflammation depuis longtemps disparue et dont la cause n'a agi qu'un instant. Aussi les douches et les bains de piscine s'emploient-ils d'une manière soutenue et concurremment avec les frictions, le massage, les mouvements méthodiques imprimés aux articulations, ainsi qu'une gymnastique appropriée.

5. Hydarthroses. — On n'envoie à Barèges qu'un petit nombre d'hydarthroses. Nous n'en avons

relevé que 125 cas sur les registres, tandis que nous en avons trouvé 466 sur ceux de Bourbonne. Aussi nous réservons-nous d'en parler avec plus de détails à l'occasion de cette station. Bornons-nous à enregistrer les résultats obtenus chez les 125 malades dont nous avons eu l'observation sous les yeux. 18 ont guéri, 80 ont vu leur état s'améliorer et 27 sont partis comme ils étaient venus.

C. Blessures diverses. — Nous rangeons dans ce groupe, pour nous conformer à l'usage suivi dans les rapports que nous avons consultés, toutes les blessures autres que les plaies d'armes à feu, et le nombre n'en est pas considérable. Il s'élève à 492, tandis que celui des coups de feu est de 1,690; encore les plaies contuses et les contusions graves suites de chutes ou d'écrasements figurent-elles dans ce relevé pour 367, tandis que les plaies par instruments tranchants ne sont qu'au nombre de 50 et celles par instruments piquants au nombre de 27 seulement.

Cette différence tient à ce qu'aujourd'hui l'arme blanche ne joue plus à la guerre qu'un rôle complètement effacé, et que les blessures qu'elle cause nécessitent très rarement l'usage d'un traitement thermal. Il est bien entendu que lorsqu'on les dirige sur les eaux, la cicatrisation est depuis longtemps accomplie et qu'il ne s'agit que de remédier à des accidents consécutifs dont nous indiquerons bientôt la nature.

Les 50 blessures de la deuxième catégorie ont presque toutes été causées par des coups de sabre et les malades ont été envoyés à Barèges, pour remédier à des sections tendineuses ou musculaires, ayant amené la rétraction des parties et entravé les mouvements, ou à des lésions de nerfs qui ont été suivies de paralysies et parfois de névralgies intolérables. Dans d'autres cas, il s'agissait de brides cicatricielles qu'on espérait assouplir. Comme ces accidents divers sont presque toujours au-dessus des ressources de la thérapeutique, on ne doit pas être étonné de n'avoir obtenu que 6 guérisons sur 50 malades et on se demande même comment il y en a eu 24 autres à pouvoir obtenir de l'amélioration.

Les 27 blessures par instruments piquants étaient des coups de baïonnette, d'épée, de fleuret ou de stylet ayant intéressé des filets nerveux, sans les diviser complètement, et entretenant de violentes douleurs, ayant pénétré au sein d'une articulation et déterminé une arthrite consécutive, ou bien encore ayant atteint une des cavités splanchniques et amené des désordres en rapport avec l'importance des organes qui y étaient contenus. Des lésions aussi diverses ne peuvent pas s'apprécier en bloc et nous n'apprendrons pas grand'chose au lecteur, en lui disant qu'il y a eu 3 guérisons, 13 améliorations et 11 effets nuls à la suite du traitement de Barèges, sur les 27 malades qui s'y sont soumis.

Il n'en est pas de même des plaies contuses et des contusions. Là les chiffres parlent plus haut et les résultats sont meilleurs. Sur 367 malades de cette catégorie, 109 ont guéri, 193 ont obtenu une amélioration notable et 65 seulement n'ont retiré aucun effet du traitement thermal. Il s'agit, dans la plupart des cas, de cavaliers tombés sous leurs chevaux, de soldats ayant fait une chute d'un lieu élevé, ayant été victimes d'un éboulement, ou de gens ayant subi le choc de corps pesants, sans qu'aucune fracture, qu'aucune luxation ait été causée par cette violence, sans qu'aucune lésion viscérale sérieuse en ait été le produit. Tout s'est borné à des épanchements sanguins intra-musculaires, à des contusions profondes. Les articulations ont été froissées comme le squelette, et le blessé est demeuré raide, gêné dans ses mouvements. La marche, les fonctions des membres supérieurs sont entravées et le blessé ne peut plus faire son service. Dans ces cas, les eaux de Barèges sont véritablement fort utiles et il n'est pas nécessaire d'expliquer de nouveau comment elles opèrent pour remédier aux troubles fonctionnels précédemment indiqués.

Les paralysies traumatiques rentrent dans ce groupe de lésions, parce qu'elles sont le plus souvent produites par la section d'un nerf effectuée par un instrument tranchant. Parfois cependant cette lésion est causée par une balle, par un éclat d'obus et devrait rentrer dans le cadre des blessures par armes à feu; mais comme les conséquences sont identiques, que l'incurabilité est la même dans les deux cas, nous n'avons pas cru devoir établir une distinction inutile dans la pratique.

L'incurabilité, avons-nous dit, est la même dans les deux cas; nous ne voulons pas dire par là que la section d'un nerf condamne fatalement à la paralysie toute la région à laquelle il se distribue. Dans les plaies par instruments tranchants en particulier, les extrémités nerveuses divisées se réunissent le plus souvent et l'influx nerveux reprend son cours à travers les cicatrices; mais cette réparation, ce retour des fonctions s'opèrent d'eux-mêmes et dans un temps assez court. Ce ne sont pas ces blessés-là qu'on dirige sur Barèges. Chez ceux qu'on y envoie, le mouvement n'est pas revenu, parce que la paralysie est sous la dépendance d'une cause anatomique, et alors le traitement thermal n'y peut rien. C'est ce qu'on observe presque toujours dans les plaies par armes à feu.

Les bouts des nerfs sont contus, déchirés, enveloppés de parties mortifiées qui doivent se détacher et, pendant qu'elles suppurent, ils se cicatrisent isolément et à distance; dès lors rien ne peut plus rétablir la circulation nerveuse dans des conducteurs aussi complètement interrompus. On parle bien, il est vrai, de cas dans lesquels le mouvement et la sensibilité ont reparu dans des parties animées par un nerf dont une longue portion avait été détruite, mais nous n'avons jamais rien vu de semblable à Barèges.

Les faits de guérison dans les paralysies traumatiques se rapportent surtout à des blessures dans lesquelles les nerfs ont subi une violence, mais n'ont pas été complètement divisés. Tantôt c'est un tiraillement auquel ils ont été soumis, comme cela arrive pour le nerf axillaire dans les luxations de l'épaule; tantôt c'est une compression momentanée, ainsi qu'on le voit dans les fractures, lorsqu'un nerf important est compris dans l'épanchement de lymphe plastique qui va s'organiser pour former le cal; quelquefois enfin, les troncs nerveux ont été contus en même temps que le tissu au milieu duquel ils cheminent, et traversent les mêmes phases de réparation avant de reprendre leurs fonctions. Ce travail est très réellement facilité par le traitement thermal, combiné avec le massage et l'emploi de l'électricité. Ces explications étaient nécessaires pour donner les raisons des résultats auxquels nos recherches nous ont conduit. Sur 58 paralysies traumatiques, nous avons noté 3 guérisons, 28 améliorations et 27 effets nuls.

D. Plaies d'armes à feu.—Nos relevés ont porté sur 2,984 blessés, dont 1,294 provenant de la dernière guerre et 1,690 de celles qui l'ont précédée à partir de 1830 (1).

Les résultats immédiats constatés au départ de Barèges ont été les suivants : 266 guérisons, 1,882 améliorations, 806 effets nuls, 25 aggravations et 2 décès : soit 78 résultats favorables sur 100 et 22 insuccès seulement. Les résultats définitifs sont plus difficiles à constater.

Toutefois, M. Armieux est parvenu à se procurer des renseignements sur 600 blessés qu'il avait traités à Barèges, pendant le cours des trois années

(1) Pour les blessés de la dernière guerre, traités à l'hôpital militaire de Barèges, pendant les années 1871, 1872 et 1873, nous avons emprunté nos renseignements et nos chiffres à l'important travail publié par le Dr Armieux sous ce titre : *Barèges et les blessures de guerre*. Toulouse, 1874.

auxquelles il a borné ses recherches ; et dans ce nombre il a compté 77 guérisons qu'on peut considérer comme définitives, 366 améliorations persistantes, 90 états stationnaires, 63 cas de réforme ou de retraite qu'on doit regarder comme des insuccès et 10 morts ; soit : 74 0/0 de résultats favorables définitivement acquis. Cette proportion paraît extrêmement satisfaisante, si l'on songe au caractère rebelle des lésions sur lesquelles les calculs ont porté. Il est indispensable toutefois de bien s'entendre sur l'importance des cas qu'on observe à Barèges.

Les blessés graves restent sur le champ de bataille ou dans les hôpitaux. Ceux qu'on dirige sur les stations thermales ont traversé la période des accidents primitifs et des accidents secondaires ; ils ont franchi la phase pendant laquelle on succombe ; il ne s'agit plus que de combattre les effets tardifs de blessures auxquelles les malades ont survécu, et c'est là ce qui explique l'insignifiante mortalité que nous venons de signaler.

C'est pour la même raison qu'on ne voit à Barèges qu'un petit nombre de blessures causées par les gros projectiles. Elles sont la plupart du temps mortelles. Ainsi sur 2,984 plaies d'armes à feu, nous n'en avons compté que 293 qui aient été produites par des éclats de bombes ou d'obus, par des boulets ou par des pierres mises en mouvement par les gros projectiles, et M. Armieux n'a rencontré que deux soldats blessés par les mitrailleuses. Ces blessures ont des caractères spéciaux qui nous ont décidé à en faire une catégorie à part. Nous nous occuperons d'abord des plaies faites par les balles en les étudiant dans les différentes régions.

1. Blessures de la tête et du tronc. — Nos relevés en comprennent 159 cas, dont 105 appartiennent à la dernière guerre. Les résultats consécutifs de la cure ont pu être constatés sur 140 d'entre eux et ont donné 25 guérisons, 72 améliorations, 35 résultats nuls, 6 réformes ou retraites et 2 décès.

1° Les plaies du crâne sont les plus rares. Ce sont en général des coups de feu qui ont labouré la boîte crânienne, et laissé à leur suite de la céphalalgie, des troubles de la motilité ou de l'intelligence. De pareils accidents exigent une extrême circonspection dans l'emploi des eaux sulfureuses et en retirent rarement de bons effets.

2° Il en est tout autrement des plaies de la face. On sait qu'elles sont rarement mortelles et que les blessés survivent souvent aux plus graves mutilations. Sur 27 cas de ce genre observés par le Dr Armieux, 20 étaient compliqués de fracture du maxillaire; la plupart se sont bien trouvés de l'usage des eaux, et il rapporte des observations de guérison remarquables.

Sur les 18 observations que nous avons recueillies de notre côté, il y a eu 3 guérisons et 15 améliorations.

3° Le travail du Dr Armieux comprend 10 plaies du cou, dont 2 étaient accompagnées de fractures des apophyses épineuses des vertèbres cervicales, avec commotion de la moelle et paralysie passagère des membres supérieurs. Les 8 autres étaient des plaies des parties molles, en tout semblables à celles des membres dont nous parlerons plus loin. Les effets des eaux ont en général été favorables.

4° Les plaies pénétrantes de poitrine causées par des balles sont mortelles sur le coup ou guérissent sans accidents dans l'immense majorité des cas; il est donc rare d'en observer à Barèges. Celles qu'on y rencontre y ont été amenées par des complications indépendantes de la lésion pulmonaire et de la pénétration. Ce sont des blessures du plexus brachial qui ont causé la paralysie du bras, des fractures de la clavicule, de l'omoplate ou des côtes, entretenant des trajets fistuleux et une suppuration persistante. Dans quelques cas pourtant, la plaie pénétrante a laissé après elle de la dyspnée ou de la gêne des mouvements respiratoires. Ces accidents sont en général amendés par les eaux de Barèges. Quant à la présence du projectile perdu dans les cavités, on a pu s'assurer à Barèges, comme dans la pratique des hôpitaux et des champs de bataille, qu'elle était parfaitement compatible avec le rétablissement complet des fonctions et qu'il n'y avait pas à s'en préoccuper, lorsqu'il ne détermine pas de troubles particuliers.

5° Les plaies de l'abdomen sont plus rares. Le Dr Armieux n'en a observé que quinze dans les trois années qui ont suivi la guerre. Dans ce nombre 9 étaient pénétrantes et 1 seule intéressait l'intestin. Les blessures du bassin au nombre de 49, dont 35 s'accompagnaient de fracture des os et

11 de lésions des organes génitaux urinaires, ont dans le plus grand nombre de cas été améliorées par l'usage des eaux de Barèges.

2. Plaies des membres. — Les blessures des membres causées par les balles figurent sur nos relevés pour 2,558 cas, dont 1,210 provenaient de la dernière guerre et 1,348 des guerres antérieures à 1870. Ces dernières nous ont donné 143 guérisons, 915 améliorations dont 554 notables, 284 effets nuls, 4 aggravations et 2 morts.

Quant aux 1,210 autres, M. Armieux n'a pu connaître les résultats définitifs que pour 513 d'entre elles, et il a constaté que 55 blessés avaient guéri, que 321 avaient conservé l'amélioration obtenue, que 79 étaient restés dans le même état, qu'on en avait réformé ou retraité 57 et qu'il en était mort 1.

Les blessures du membre inférieur sont beaucoup plus nombreuses que celles du membre supérieur, et cela s'explique parce qu'ils présentent beaucoup plus de surface aux projectiles, que leur intégrité est plus nécessaire à l'exercice de leurs fonctions et que par conséquent on est conduit à les diriger plus particulièrement sur les stations thermales.

Nous avons divisé les plaies d'armes à feu des membres en trois catégories : celles qui n'intéressent que les parties molles, celles qui s'accompagnent de fracture des os et enfin les plaies articulaires.

1° *Plaies des parties molles.* — Elles sont de beaucoup les plus nombreuses. Lorsque les balles n'ont fait que traverser la peau, soit qu'elles aient produit des plaies en séton, creusé des sillons ou déterminé de larges pertes de substance, les accidents pour lesquels on a recours au traitement thermal sont des cicatrices vicieuses, profondes, adhérentes ou larges et rayonnées, et, dans les deux cas, produisant de la gêne dans les mouvements ou des douleurs persistantes. L'action des eaux de Barèges consiste alors à condenser, à assouplir les cicatrices, à réduire leur étendue, à déterminer les tiraillements, en rendant le tissu musculaire plus mobile sur les parties sous-jacentes et par suite à rendre les mouvements plus faciles. Ce résultat a été obtenu à un degré plus ou moins marqué dans 81 cas sur 100. Parfois les plaies d'armes à feu qui ont causé de larges pertes de substance laissent après elles des ulcères qui s'éternisent et désespèrent les malades. En général les eaux de Barèges en viennent à bout. Sous leur influence, l'ulcère s'anime, prend une couleur plus vive ; les bourgeons charnus pullulent, la suppuration devient louable et la cicatrisation s'opère, parfois même assez rapidement.

Lorsque les muscles ont été traversés dans leurs masses charnues, le résultat est le plus souvent le même ; quelquefois cependant il en résulte des rétractions, des contractures sur lesquelles le traitement thermal a moins de prise. Si des tendons ont été complètement divisés et se sont rétractés dans leurs gaines, l'action du muscle dont ils dépendent est abolie sans retour. C'est ce qui s'observe souvent à la suite des coups de feu de la main et de l'avant-bras.

Quand les nerfs ont été contus, déchirés, lorsqu'ils ont pris part à l'inflammation des parties voisines, quand ils sont comprimés par une cicatrice, enveloppés dans un cal osseux, il en résulte des douleurs parfois intolérables, la production de véritables névromes, ou bien une paralysie, et les eaux sont presque toujours impuissantes en pareil cas. Nous nous sommes déjà expliqué sur le compte des paralysies traumatiques résultant de la section complète des troncs nerveux.

Il est rare qu'on ait à traiter à Barèges des accidents résultant de la lésion des gros vaisseaux. Lorsque l'hémorrhagie n'a pas fait périr le blessé, lorsqu'on a pratiqué à temps la ligature, la circulation se rétablit par les anastomoses, et la guérison s'opère sans qu'il soit nécessaire d'intervenir. Cependant quelquefois le membre reste froid, tuméfié, douloureux, ne reprend pas de force, et, dans ces cas, les eaux de Barèges peuvent trouver leur application. Nous avons relevé seulement quatre cas de ce genre, deux observés pendant la dernière guerre et deux antérieurement.

Enfin, les plaies des parties molles se compliquent souvent de la présence de corps étrangers qui ont été méconnus ou qu'on n'a pu extraire et qui entretiennent une suppuration interminable. Ce sont des balles ou des fragments de balles, des lambeaux de vêtements, des débris d'objets que le blessé portait sur lui. Les eaux de Barèges sont réellement efficaces pour provoquer l'expulsion des corps étrangers, comme pour favoriser l'expulsion des séquestres ;

mais il vaut mieux, toutes les fois que cela n'est pas absolument impossible, en pratiquer l'extraction avant d'envoyer le blessé aux stations thermales.

2° *Fractures.* — Sur 634 coups de feu avec lésion des os, nos relevés nous ont fourni 32 guérisons, 317 améliorations, 273 effets nuls et 12 aggravations. Ce qui frappe surtout dans ce résultat, c'est le petit nombre des guérisons comparé au chiffre imposant des améliorations obtenues. Cela s'explique par la gravité des désordres que causent les balles quand elles frappent les os. Il en résulte presque toujours des difformités qu'on peut pallier, mais qu'on ne guérit que bien rarement. Les fractures causées par les balles sont toujours compliquées de plaies avec pénétration de l'air dans le foyer ; les extrémités osseuses ont subi une attrition profonde ; elles sont divisées en nombreux fragments, dont quelques-uns adhèrent encore par le périoste et les parties molles, mais sont inévitablement voués à la nécrose, ainsi que les bouts des fragments. Avant que ces séquestres aient eu le temps de s'éliminer, le travail du cal se poursuit, les enveloppe et les emprisonne ; une suppuration abondante baigne toutes ces parties osseuses, les altère, y développe une inflammation de mauvais caractère qui s'étend parfois au canal médullaire et qui entrave l'œuvre de la réparation. Ces cals volumineux, difformes, criblés de trous par lesquels le pus s'échappe, contiennent dans leur centre des fragments d'os qui, ne pouvant sortir par un orifice trop étroit, entretiennent une suppuration interminable et des trajets fistuleux qui ne peuvent se fermer. Les eaux thermales ont sans doute la propriété de modifier ces états pathologiques ; lorsque les séquestres ne sont pas emprisonnés, elles en facilitent l'élimination ; elles modifient ces ostéites à marche lente, mais qui n'ont pas le caractère diathésique des caries scrofuleuses, et, lorsque les os sont guéris, elles hâtent la cicatrisation des trajets fistuleux ; mais cette action qui a ses limites est souvent entravée par les obstacles que nous venons d'énumérer. C'est ainsi que s'expliquent la rareté des guérisons et la fréquence des améliorations. En somme, les eaux sulfureuses sont douées d'une efficacité très réelle dans ces cas graves, en présence desquels les moyens ordinaires de la thérapeutique sont impuissants ; mais lorsqu'il s'agit de séquestres invaginés, de corps étrangers emprisonnés dans le cal, il est beaucoup préférable d'en pratiquer l'extraction par une opération chirurgicale, que de se fier pour leur expulsion aux forces de la nature ou à l'action le plus souvent impuissante des eaux thermales.

La proportion des succès et des revers est à peu près la même dans les différentes régions de l'économie.

Les fractures de l'os iliaque et du sacrum nous ont donné 17 guérisons, 64 améliorations, 9 résultats nuls et 7 réformes. Dans les cas d'insuccès on avait affaire à des ostéites profondes inaccessibles, à des ostéo-myélites, entraînant une suppuration dont on pouvait modifier la nature et diminuer l'abondance, mais qu'on ne parvenait pas à tarir.

Nous avons relevé 152 fractures de cuisse; 96 d'entre elles provenaient de la dernière guerre et les autres étaient également de date récente. On n'en trouve presque aucun cas dans les trente premières années sur lesquelles ont porté nos observations. Cela tient à ce que la chirurgie d'armée a modifié ses principes, elle est devenue beaucoup plus conservatrice. Autrefois, toute fracture de cuisse faite par un coup de feu était considérée comme un cas d'amputation. On a rappelé de cet arrêt rigoureux, et aujourd'hui on n'ampute plus que lorsque des complications viennent s'ajouter à la fracture. On sauve ainsi beaucoup plus d'existences, et les blessés conservent un membre souvent difforme, qui les fait longtemps souffrir et les retient longtemps dans les hôpitaux, mais qui finit par guérir et qui, gênant et inutile dans le principe, reprend avec le temps son usage et ses fonctions. Sur nos 152 fractures du fémur, 9 seulement ont guéri, mais 104 ont été améliorées, ce qui donne en fin de compte 66,76 $^0/_0$ de résultats favorables. Nous comptons, il est vrai, dans cette catégorie, des blessés dont le membre laissait beaucoup à désirer, au point de vue de la forme et des fonctions. Les uns conservaient une ankylose du genou, d'autres un cal volumineux, difforme, une incurvation du membre avec convexité externe et un raccourcissement prononcé. Les 39 insuccès sont représentés par 28 blessés qui n'ont retiré aucun effet des eaux, 10 qui ont été réformés ou retraités et 1 qui a succombé.

Les fractures de jambe sont les plus nombreuses dans notre statistique; nous en comptons 197, dont 13 ont guéri et 136 ont été améliorées; 40 n'ont retiré aucun effet des eaux et 8 ont entraîné la réforme ou la retraite.

Nous avons relevé 28 fractures du bras sur les registres antérieurs à 1870. Elles nous ont fourni 2 guérisons, 14 améliorations, 11 effets nuls et 1 aggravation. Le Dr Armieux en a traité 92 pendant la guerre. Il a pu être renseigné sur les effets consécutifs de 34 d'entre elles, et il y avait eu 3 guérisons, 20 améliorations et 11 états stationnaires. Les cas d'insuccès se rapportent à des pseudarthroses, à des trajets fistuleux entretenus par des séquestres ou des ostéites rebelles; à des raideurs articulaires, lorsque la fracture siégeait près de l'épaule ou du coude.

Les fractures de l'avant-bras, au nombre de 29, nous ont donné 3 guérisons, 13 améliorations, 12 effets nuls et 1 aggravation. Le docteur Armieux en a observé 89, dont 61 portaient sur un seul os et 28 sur les deux. Indépendamment de la fracture, il y a atrophie des muscles de l'avant-bras et gêne dans les mouvements du poignet. Ainsi sur les 89 blessés du docteur Armieux, le tiers a conservé de la gêne dans les mouvements, un quart des paralysies ou des atrophies, un autre quart des ankyloses du coude et du poignet; 7 ont été atteints d'ostéite avec trajets fistuleux, et 2 ont dû subir l'amputation. Il a été renseigné sur l'état définitif de 50 d'entre eux; 30 avaient conservé leur amélioration, 9 étaient dans la même situation qu'avant la cure et 11 avaient été réformés.

Lorsque les balles traversent les os du carpe ou brisent les métacarpiens, les mouvements de la main sont le plus souvent compromis sans ressource. Les tendons compris dans la cicatrice ne peuvent plus remplir leurs fonctions, les doigts restent rétractés ou dans l'extension permanente, et les eaux n'y peuvent pas grand'chose. Cependant, on parvient quelquefois à assouplir les cicatrices, à dégager les tendons et à donner quelque mobilité aux doigts, à l'aide de douches, du massage et d'une gymnastique appropriée.

Les plaies d'armes à feu intéressant les os du pied donnent lieu aux mêmes considérations, mais la précision des mouvements est moins nécessaire dans cette région. La solidité suffit.

3° *Plaies des articulations.* — Les plaies pénétrantes des grandes articulations causées par des coups de feu sont au nombre des blessures les plus graves; autrefois l'amputation était de règle dans tous les cas; mais on en a rappelé, comme pour la fracture du fémur, et aujourd'hui on ne sacrifie plus un membre, uniquement parce qu'une articulation a été ouverte et que les os qui la composent ont été intéressés. Aussi les blessés qui ont échappé à ces lésions figurent-ils maintenant en assez grand nombre sur les registres de l'hôpital militaire de Barèges. Nous en avons relevé 239 cas et si les guérisons n'ont été que de 3,54 %, les améliorations ont atteint la proportion de 74,46 % (1). Nous avons déjà indiqué, à propos des fractures, les raisons qui expliquent cette différence. L'ankylose est presque toujours la conséquence de ces blessures, et quand on a tari la suppuration, fermé les plaies, rendu leur vigueur aux muscles et rétabli les mouvements qui ne sont pas abolis sans retour, on peut se déclarer satisfait.

Les plaies pénétrantes de l'articulation coxo-fémorale produites par les projectiles sont au nombre des cas les plus graves de la chirurgie. La tête du fémur est brisée en éclats, les bords de la cavité cotyloïde sont souvent intéressés, l'articulation est ouverte et l'air y pénètre librement. La profondeur de la blessure, le voisinage du tronc, l'épaisseur des parties molles, les délabrements osseux, tout concourt à faire de ces redoutables lésions le désespoir de la thérapeutique chirurgicale. La désarticulation immédiate de la cuisse est presque toujours suivie de mort. Lorsque M. l'inspecteur général Legouest (2) fit paraître son remarquable mémoire sur ce sujet, on ne connaissait pas encore un seul fait de

(1) Nous n'avons pas fait figurer dans notre relevé les plaies non pénétrantes. Elles n'ont rien de particulier et rentrent dans le cas des blessures des parties molles. Elles ont pourtant cela de spécial que, correspondant aux tendons, aux ligaments, elles sont plus entes à se cicatriser et laissent souvent à leur suite des brides, des adhérences, des rétractions qui compromettent les mouvements de la jointure.

(2) L. Legouest, *Mémoire sur la désarticulation coxo-fémorale au point de vue de la chirurgie d'armée* (*Mémoires de la Société de chirurgie*, t. V, p. 157).

guérison avérée. Depuis cette époque, les Américains ont obtenu deux succès sur neuf opérations. Cela n'a rien de bien encourageant. La résection ne donne pas de meilleurs résultats. Quand M. le professeur Léon Le Fort a publié son travail sur la résection de la hanche (1), il n'a pu citer qu'un seul cas de guérison, celui d'O. Leary. Dans la guerre de sécession, les Américains ont sauvé 6 malades sur 61 résections (2). De pareils résultats ne sont pas encourageants. Aujourd'hui, la règle acceptée chez nous est celle qui a été posée par M. H. Larrey. Elle consiste à réserver la désarticulation pour les cas où la jointure a été atteinte par un gros projectile et où le membre est presque séparé du tronc; à tenter la résection lorsque la balle a brisé le col et fait éclater la tête du fémur; à se borner à l'extraction des esquilles, lorsque la fracture ne pénètre pas dans l'articulation et que le col fémoral est intact; mais alors il ne s'agit plus d'une plaie articulaire, et la blessure rentre dans le cas plus simple d'une fracture du fémur à sa partie supérieure (3).

On comprend d'après ce qui précède que les coups de feu intéressant l'articulation de la hanche ne s'observent pas souvent à Barèges. Dans le cours de nos recherches, nous n'en avons pas trouvé un seul dont

(1) Léon Le Fort, *De la résection de la hanche dans le cas de coxalgie et de plaies d'armes à feu* (*Mémoires de l'Académie de médecine*, t. XXV, p. 445).

(2) Georges A. Otis, *A report on the excision of the femur, for gunshot injury*, circular n° 2, Washington, january 2, 1869.

(3) H. Larrey, *Discussion sur la résection de la hanche* (*Bulletin de l'Académie de médecine*, t. XXVII, p. 37).

le diagnostic fût assez sûrement posé pour que nous puissions en tenir compte. M. Armieux en a relevé 9 cas, dont 4 plaies pénétrantes simples et 5 avec fracture. Les premiers avaient déterminé l'ankylose chez trois malades, de la gêne et de la douleur seulement chez le quatrième. Les 5 fractures avaient laissé à leur suite 2 ankyloses, 2 plaies fistuleuses et 1 paralysie du membre avec atrophie. Il n'a pas indiqué quel avait été le résultat du traitement thermal; mais il est permis de penser que lorsque les blessés ont survécu à ces redoutables lésions, ils peuvent retirer de bons effets des eaux de Barèges, par analogie avec ce qui se passe dans les cas du même genre.

Les plaies pénétrantes du genou par coups de feu sont moins terribles sans doute, mais n'en constituent pas moins de très graves blessures. L'amputation n'est plus de règle formelle, mais elle est encore bien souvent indiquée. M. Armieux en a observé 45 cas dont 26 avec fractures, 2 avaient laissé après elles des cicatrices difformes, 5 de la gêne et de la douleur, 2 des névralgies, 2 de la paralysie avec atrophie du membre, 26 des ankyloses et 8 des plaies fistuleuses. Les résultats consécutifs constatés un an après le départ de Barèges sur 31 de ces blessés ont été les suivants : 25 améliorations définitives, 4 résultats nuls et 2 réformes.

Les plaies de l'articulation tibio-tarsienne ont à peu près les mêmes conséquences. Elles laissent après elles les mêmes douleurs, les mêmes trajets fistuleux et la guérison s'achète le plus souvent au prix d'une ankylose.

Dans les blessures du pied, lorsque les os du tarse ont été brisés et les petites articulations ouvertes, la suppuration est interminable et la difformité le plus souvent à craindre. Toutefois les eaux de Barèges rendent encore là d'importants services. Sur 40 cas qui figurent dans notre relevé, nous avons compté 1 guérison et 20 améliorations.

Les plaies de l'articulation scapulo-humérale relevées par le Dr Armieux sont au nombre de 44, dont 11 avec ankylose, 22 avec gêne, douleur et atrophie du membre, 9 avec plaies fistuleuses et 2 qui avaient nécessité la résection de la tête de l'humérus. Il n'a eu de renseignements ultérieurs que sur 16 de ces blessés : 1 a guéri, 9 ont conservé l'amélioration obtenue, 5 sont restés dans le même état, 1 a été réformé. Les deux résections, dit-il, n'ont pas donné les résultats qu'elles promettaient. Quant aux ankyloses, elles sont moins gênantes à cause de l'extrême mobilité qu'acquiert l'omoplate et qui permet au membre supérieur d'accomplir toutes les fonctions.

Le même auteur a recueilli 38 observations de coups de feu de l'articulation huméro-cubitale dont 24 avec fracture des os. Les résultats ont été ce qu'on devait attendre : 24 ankyloses, 10 plaies fistuleuses, 1 cas de paralysie, 1 autre de rétraction opérée par des brides, et 2 blessés qui avaient subi la résection du coude et qui ne se sont bien trouvés, ni de l'opération, ni de l'usage des eaux. Le

Dr Armieux cite le fait d'un lieutenant d'infanterie qui avait subi, au Mans, la résection de l'épaule droite et du coude gauche et qui ne pouvait se servir ni d'un bras ni de l'autre. Barèges, ajoute-t-il, n'a apporté aucun soulagement à son triste état.

Les plaies pénétrantes de l'articulation radio-carpienne sont lentes à guérir et laissent le plus souvent après elles une ankylose plus ou moins complète et de la gêne dans les mouvements de la main. Dans nos relevés, la première de ces infirmités figure comme terminaison dans la moitié des cas, la seconde dans le quart, et les fistules persistantes pour un huitième.

A la main les conséquences sont à peu près les mêmes. Du reste, qu'il s'agisse de blessures, d'ostéites ou de tumeurs blanches, les lésions qui portent sur le squelette de cette région peuvent s'améliorer à Barèges, mais laissent presque toujours après elles d'irrémédiables difformités.

E. Blessures causées par les gros projectiles. — Lorsqu'un boulet atteint le tronc ou la tête, la mort est immédiate; lorsqu'il frappe un membre, il l'emporte ou y cause de tels désordres, que l'amputation est la seule ressource. Ce n'est que dans les cas rares, où il n'a fait que l'effleurer en passant, que la contusion profonde ou la perte de substance qui en résulte peuvent nécessiter l'envoi du blessé aux eaux thermales. Il n'en est pas de même des éclats de bombes et surtout d'obus. On sait quel usage les Allemands ont fait de ces projectiles dans la dernière guerre, et pourtant, malgré la précision de leur tir, ils nous ont blessé beaucoup moins de monde avec leur artillerie qu'avec leurs fusils. On a également vu à Barèges arriver beaucoup plus de plaies faites par les balles que par les éclats d'obus. Sur les 1,384 blessures relevées par le Dr Armieux, il n'en a compté que 204 de cette espèce. Nous en avions, de notre côté, relevé 93 sur les registres de Barèges, antérieurs à cette période néfaste.

Ces blessures diffèrent essentiellement de celles que font les balles. Elles sont beaucoup plus larges, plus contuses et causent un ébranlement plus considérable. La peau est détruite ou décollée dans une grande étendue, les muscles sont déchirés, les nerfs et les vaisseaux dilacérés. Les fragments de métal sont le plus souvent logés dans les téguments ou dans l'épaisseur des muscles, et comme ils sont anfractueux, on a quelquefois de la peine à les retirer. Ils sont plus volumineux et animés d'une vitesse moindre que les balles, ils ne traversent pas les membres comme celles-ci et s'arrêtent généralement à une petite profondeur. Souvent les os résistent à leur action, et lorsqu'ils sont fracturés, l'attrition du tissu osseux est moindre et les fragments moins nombreux. Les articulations ne sont pas non plus traversées comme les balles ; parfois même elles ne sont pas ouvertes et on n'a affaire qu'à une contusion formidable suivie d'une violente arthrite traumatique. Ces plaies sont toujours très lentes à guérir. Elles présentent dès le début un mauvais caractère, et tous les chirurgiens ont observé pendant la dernière guerre la tendance qu'elles présentaient à se laisser envahir par la pourriture d'hôpital. Il faut être prévenu de cette disposition, lorsqu'on soumet ces plaies au traitement thermal, car il n'est pas rare de voir à Barèges la pourriture d'hôpital reparaître sur des blessures qu'elle avait jadis envahies. Le Bret avait, depuis longtemps déjà, prévenu les chirurgiens de la facilité avec laquelle les eaux sulfureuses développent parfois à la surface des ulcères atoniques, une sorte de diphthérie gangréneuse qui se rapproche considérablement de cette affection; mais on a vu la pourriture elle-même se reproduire sur des blessés de la dernière guerre, et le Dr Armieux a été obligé d'en renvoyer quelques-uns dans leurs foyers. En dehors de cette complication, elles sont toujours suivies d'une longue suppuration. Souvent des lambeaux de peau se mortifient, la guérison se fait péniblement et laisse à sa suite des cicatrices étendues, adhérentes, rayonnées, faciles à déchirer et quelquefois gênant les mouvements. Les eaux de Barèges ont alors leur utilité, et lorsque les os ou les articulations sont intéressés, le traitement thermal peut encore rendre des services au même titre que dans les cas précédemment indiqués. En résumé, sur les 93 cas que nous avons relevés sur les registres de Barèges, nous n'avons pas compté une guérison, mais nous avons relevé 61 améliorations, 25 effets nuls, 4 aggravations et 3 décès; soit 65.59 pour 100 de résultats favorables.

VI. — MALADIES DIVERSES.

Nous avons compris dans ce dernier chapitre toutes les affections qui ne rentrent pas dans les catégories précédentes.

En général, elles n'offrent que peu d'intérêt au point de vue chirurgical et ne sont représentées dans notre relevé que par un petit nombre d'observations. Nous en excepterons pourtant le groupe par lequel nous allons commencer.

A. Ulcères. — Les ulcères sont au nombre des affections qu'on regarde comme faisant partie essentielle de la clientèle de Barèges ; c'est une réputation bien ancienne. « Les eaux de Barèges et celles de « Bonnes, disait Bordeu, en 1746, ont de tout temps « été regardées comme spécifiques pour la guérison « des ulcères de toute espèce, invétérés ou récents, « lorsqu'ils ne sont pas entretenus par une cause « interne. » C'est encore l'opinion généralement acceptée, et nous avons relevé sur les registres de l'hôpital militaire 552 cas d'ulcères atoniques qui ont fourni 241 améliorations, 93 guérisons, 216 résultats nuls et 2 aggravations. Une proportion de succès de 60,50 pour 100 est assurément de nature à justifier la confiance que les eaux de Barèges ont toujours inspirée ; cependant, lorsqu'il s'agit d'affections aussi diverses dans leur nature et dans leur gravité, on ne peut accorder à un pareil résultat une valeur absolue, et il est indispensable de mieux préciser les indications.

Tous les ulcères ne se trouvent pas bien du traitement thermal. Il faut d'abord éliminer les ulcères cancéreux, contre lesquels il est absolument impuissant et qu'il ne peut qu'aggraver. S'il est un fait sur lequel tout le monde est d'accord, c'est que les eaux de Barèges sont, comme les autres, formellement contre-indiquées dans le traitement de toutes les manifestations du cancer. Les ulcères phagédéniques, et en particulier ceux des pays chauds, ne s'en trouvent pas mieux. Le Dr Armieux dit cependant que les eaux de Barèges ont affirmé leur puissance dans le traitement du clou de Biskra, de l'ulcère de Cochinchine, etc... Nous n'avons assurément pas une expérience égale à la sienne; mais nous avons eu l'occasion de voir revenir de Barèges, dans le même état qu'au départ, un certain nombre de soldats atteints de ces redoutables ulcères qu'ils avaient contractés en Cochinchine et qui avaient résisté à tous les traitements.

Nous nous sommes déjà expliqué sur l'action bienfaisante des eaux sulfureuses dans les ulcères scrofuleux et syphilitiques; mais ici, contrairement à l'opinion de Bordeu, c'est autant en modifiant l'état général qu'en agissant sur la plaie, que le traitement thermal a produit ses bons effets. Les ulcères calleux ou atoniques et les ulcères variqueux sont donc les seuls qui, n'étant pas sous l'influence d'une diathèse, ne relèvent que de l'action topique des eaux. Ce sont évidemment ceux qui figurent pour la plus grande part dans la statistique que nous avons exposée.

Sous l'influence des eaux de Barèges, en douches, en bains, en applications, ces ulcères se modifient avantageusement. Les bord sindurés s'affaissent; le fond se relève, se couvre de bourgeons charnus, les tissus voisins se détergent et la cicatrice, gagnant de la circonférence au centre, finit par recouvrir toute la perte de substance. Il est pourtant une espèce d'ulcère calleux qui ne cède pas aussi facilement au traitement thermal, ce sont ces vieux ulcères de la jambe qui en occupent toute la partie antérieure et font parfois la moitié du tour du membre; les bords en sont élevés, sinueux, grisâtres et comme cartilagineux; le fond est grenu, comme chagriné, d'une couleur lie de vin. Il est constitué par le tibia hypertrophié et atteint d'une forme particulière d'ostéite. La santé générale est bonne; le malade vit avec son ulcère, comme avec un exutoire, mais aucun traitement n'en triomphe et les eaux thermales ne les guérissent pas davantage.

Les ulcères variqueux se trouvent bien des eaux de Barèges. Ils s'y cicatrisent en général assez promptement; mais c'est un résultat qu'on peut obtenir partout à l'aide de soins convenables. Il suffit de maintenir les malades dans la position horizontale et la jambe élevée jusqu'à la cicatrisation, de les panser à l'eau froide, en réprimant de temps en temps les bourgeons charnus avec le crayon de nitrate d'argent, et, quand la cicatrisation est obtenue, de faire porter au malade un bas élastique pour empêcher l'affection de se reproduire.

Ces explications étaient nécessaires pour faire

comprendre la nature des services que les eaux de Barèges peuvent rendre dans ce groupe d'affections. Nous devons ajouter de plus que leur emploi exige beaucoup de prudence, qu'il faut commencer par les sources les moins chaudes et les moins minéralisées, si l'on ne veut pas s'exposer à voir ces vieilles plaies envahies par cette sorte de diphthérie gangréneuse signalée par Le Bret et dont nous avons déjà parlé.

Nous rapprocherons des ulcères variqueux les gonflements des jambes dus à la même cause et les engorgements œdémateux de la même région tenant à des causes locales. Sur 27 cas de ce genre que nous trouvons dans nos relevés, 8 ont guéri, 10 ont été améliorés, 7 sont restés dans le même état et 2 se sont aggravés.

B. Phlegmons diffus. — On connaît les désordres que laissent après elles les suppurations étendues du tissu cellulaire sous-cutané. La peau criblée de cicatrices, tendue, adhérente, semble devenue trop étroite pour les enveloppes; le membre est amaigri, la circulation s'y fait mal et les articulations ont perdu de leur souplesse. Les eaux de Barèges produisent alors les meilleurs effets, elles donnent de l'élasticité aux cicatrices, de la mobilité à la peau, de la vigueur aux muscles, de la vitalité à toutes les parties. Sur 34 cas de ce genre, nous avons compté 4 guérisons, 28 améliorations et 2 effets nuls seulement.

Le traitement thermal est également très efficace à la suite des phlegmons profonds de la paume de la main, qu'ils proviennent d'une piqûre ou de l'extension d'un panaris. Lorsque le pus s'est amassé sous l'aponévrose palmaire, il s'y étale, la soulève, se glisse avec les tendons sous le ligament annulaire antérieur du carpe et arrive à l'avant-bras.

Lorsqu'on y donne issue à l'aide d'incisions, qu'on ne peut pas prodiguer dans une région si abondamment pourvue de vaisseaux artériels, lorsqu'on est parvenu à obtenir la guérison toujours lente à se produire, la main est tuméfiée, la région palmaire a conservé son épaisseur, sa forme convexe, les doigts encore gonflés ne peuvent se fermer et les mouvements du poignet sont bornés. Les bains de Barèges et les douches produisent dans ces cas les meilleurs effets et accélèrent très notablement une guérison qu'on aurait sans doute obtenue tôt ou tard, mais qui se serait fait plus longtemps attendre.

Il est encore une autre région où les phlegmons laissent à leur suite des conséquences sérieuses, contre lesquelles les eaux de Barèges ont une réelle efficacité. Ce sont ceux de la région ano-périnéale et en particulier de l'excavation ischio-rectale. Les décollements, les fistules résultant de la fonte du tissu cellulaire qui remplit cette cavité, sont d'une guérison très difficile, et les eaux sulfureuses réussissent à l'accélérer. On en obtient également de bons effets dans les fistules anales compliquées; mais les moyens ordinaires de la chirurgie suffisent.

C. Maladies des organes génito-urinaires. — Les eaux de Barèges ne conviennent pas aux ma-

ladies de cet appareil ; elles sont beaucoup trop excitantes. Et leur usage ne fait le plus souvent qu'aggraver l'état du malade.

1° *Maladies de la vessie et de l'urèthre.* — « Nous recevons beaucoup de cystites chroniques ou autres », dit Armieux. Nous sommes quelque peu surpris de cette assertion, car en cinquante ans nous n'en avons relevé que 39 cas sur les registres de l'hôpital militaire. Dans ce nombre 6 ont guéri, 23 ont été améliorés et 10 n'ont subi aucun changement. Il faut une grande circonspection dans l'administration des eaux, surtout dans leur usage interne, pour ne pas exaspérer les cystites chroniques, et le plus souvent pendant les premiers jours du traitement elles semblent revenir à l'état aigu. En ayant recours aux sources les plus faibles, et en suspendant de temps en temps la médication, on finit par la faire tolérer et parfois par en tirer de bons effets, surtout dans les vieilles cystites purulentes et dans les catarrhes anciens. Toutefois, nous le répétons, il vaut mieux ne pas envoyer ces malades à Barèges.

Les uréthrites sont dans le même cas, elles repassent à l'état aigu au bout de quelques jours de traitement.

Les calculs vésicaux ne se dissolvent pas à Barèges, comme on le croyait autrefois et la gravelle ne s'y améliore pas. Ces maladies du reste ne figurent pas sur les registres de l'hôpital militaire.

2° *Maladies de l'utérus et du vagin.* — Les affections chroniques de la matrice sont souvent liées au vice scrofuleux ou à la diathèse herpétique, à cette dernière surtout. Dans ce cas le traitement thermal sulfureux est indiqué; mais ce ne sont pas les eaux de Barèges qui conviennent. Elles sont trop chaudes et trop fortement minéralisées. Nous indiquerons plus loin les stations sur lesquelles il faut les diriger. Nous en avons pourtant relevé 96 cas dans les rapports des médecins inspecteurs, et ils ont constaté 30 guérisons et 45 améliorations contre 20 effets nuls et 1 aggravation. Pour avoir obtenu 78 succès p. 100 dans ces affections, il faut qu'ils aient eu affaire à des malades bien dociles ou qu'ils aient été disposés à voir les choses sous leur côté le plus agréable.

D. Congélations et brûlures. — La congélation des pieds est un accident assez commun dans le cours de nos guerres européennes, et sans remonter à la campagne de Russie, on a eu l'occasion d'en observer depuis la retraite de Constantine, jusqu'à celle de l'armée de la Loire. Quelques-uns de ces malades ont été envoyés à Barèges, pour combattre les accidents qui persistent souvent après la guérison, qu'elle ait été atteinte au prix de la perte des orteils ou sans cette mutilation. Ce sont des douleurs névralgiques très intenses, un état de refrigération, de sensibilité particulière dans les parties qui ont été congelées et où la circulation et l'innervation ne se sont pas normalement rétablies. Sur 21 cas de ce genre, nous avons compté 3 guérisons, 14 améliorations et 4 résultats nuls. Ces chiffres sont trop faibles pour qu'on puisse en tirer des conclusions, mais ils suffisent cependant pour autoriser l'envoi à Barèges des malades pour lesquels on ne sait plus à quels moyens recourir.

Nous en dirons autant des brûlures causées par la poudre à canon et survenues le plus souvent à la suite d'une explosion de poudrerie. Dans ce cas c'est sur le visage et sur les mains que la flamme a porté, et tout le monde connaît les désordres hideux qui en résultent. Il est inutile de les dépeindre ici ; disons seulement que les eaux de Barèges parviennent quelquefois à assouplir ces larges cicatrices, à rendre quelques mouvements à ces doigts bridés par les adhérences, à ces mains qui ressemblent à celles d'un squelette qu'on aurait recouvertes de parchemin ; sur 5 cas nous avons noté 4 améliorations et 1 guérison.

En résumé, les maladies dans lesquelles les eaux de Barèges sont le plus formellement indiquées sont en premier lieu les maladies des os et des articulations de nature scrofuleuse, et plus particulièrement celles dans lesquelles prédomine la suppuration. Elles sont dans ce cas bien supérieures aux eaux chlorurées sodiques, dont nous parlerons plus loin. En second lieu viennent les plaies d'armes à feu avec fracas des os et des articulations. Dans toutes ces affections, ce sont les cas les plus graves que réclame Barèges.

C'est la suprême ressource lorsque toutes les autres ont échoué.

Nous ne reviendrons pas sur les réserves que nous avons faites à l'occasion des maladies de peau et des affections syphilitiques, ni sur les contre-indications que nous avons indiquées. Nous nous bornerons à rappeler en terminant qu'il y a avantage à ne pas trop attendre pour envoyer les malades aux eaux et que dans la majorité des cas on peut recourir au traitement thermal six mois après la blessure.

AMÉLIE-LES-BAINS

Bien que les eaux de Barèges soient les plus actives de toutes les sources sulfureuses et les plus efficaces dans le traitement des maladies chirurgicales, il en est d'autres cependant qui peuvent rendre des services et que nous ne pouvons par conséquent pas laisser de côté. Nous citerons en première ligne celles d'Amélie-les-Bains.

Cette station a, sur toutes celles des Pyrénées, l'avantage inappréciable d'être ouverte aux malades pendant toute l'année. Tandis que Barèges n'est accessible que pendant quatre mois, Amélie-les-Bains, avec son altitude de 276 mètres seulement, son admirable exposition sur le versant méridional du Canigou, dans la vallée du Vallespir, abritée contre les vents de l'est et du nord, participe de la douceur du climat du Roussillon. Sa température constante et suffisamment élevée en fait un séjour privilégié pendant l'hiver. Les malades atteints d'affections de poitrine y trouvent tout à la fois les avantages du traitement minéral et ceux d'une station d'hiver; ce sont les affections qu'on y envoie de préférence, et les maladies chirurgicales n'y figurent qu'à titre exceptionnel. Si les eaux jouissaient de propriétés aussi actives que celles de Barèges, elles seraient une ressource inappréciable pour les blessés qui pourraient y poursuivre leur cure pendant la mauvaise saison, tout en jouissant de la douceur de son climat. Malheureusement, comme nous le verrons bientôt, elles sont loin d'avoir la même efficacité.

La station d'Amélie-les-Bains se compose de deux établissements particuliers et d'un hôpital militaire, le plus important de tous ceux que possède le département de la guerre dans les stations thermales. Il peut recevoir 100 officiers et 314 soldats. L'année thermale y comprend six saisons divisées en deux périodes, l'une d'été, l'autre d'hiver, suivies chacune d'un mois de fermeture consacré aux travaux de réparation et de nettoyage. La période d'hiver est exclusivement réservée aux malades atteints d'affections des voies respiratoires.

Vingt-deux sources principales alimentent les thermes d'Amélie-les-Bains. Leur température varie de 21° à 64°. L'eau est claire, transparente, traversée par des bulles gazeuses très fines qui remontent à la surface. Elle est fumante et exhale une odeur hépatique assez prononcée. Elle renferme en moyenne 273 milligrammes de matières solides par litre, dans lesquelles le sulfure de sodium figure pour 25 milligrammes. L'hôpital militaire est exclusivement alimenté par la source du Grand Escaladou. C'est la plus chaude et la plus fortement minéralisée. Elle contient 303 milligrammes de substances solides, dont 39 milligrammes de sulfure de sodium.

Sa réaction est acide; elle produit des conferves plutôt jaunes que vertes.

Avec cette température élevée, cette sulfuration faible, les eaux d'Amélie-les-Bains appartiennent à la série des sulfurées douces. Moins directement sédatives que celles de Saint-Sauveur, que les eaux de Luchon, de Cauterets et surtout de Barèges, elles sont plus faciles à manier que ces dernières, n'exigent pas la même prudence, la même circonspection dans leur emploi, et n'exposent pas aux mêmes dangers.

C'est en raison de ces qualités, qu'on y a plus volontiers recours dans les affections internes que dans les maladies chirurgicales. Celles-ci ne figurent guère sur les registres de l'hôpital militaire que pour un quart du chiffre total, tandis qu'à Barèges elles y entrent pour les deux tiers. Sur 22,780 malades qui sont entrés dans les quinze dernières années à l'hôpital d'Amélie-les-Bains, nous n'en avons trouvé que 5,887 dont les affections rentrassent dans le cadre que nous nous sommes tracé et, sur 5,578 à l'égard desquels nous avons pu connaître le résultat du traitement, nous avons constaté 315 guérisons, 3,600 améliorations, 1,696 effets nuls, 155 aggravations et 7 décès (1), soit 70 0/0 de cas favorables. Cette proportion est, comme on le voit, plus faible que celle que nous avons obtenue pour Barèges où les succès ont été de 73, 69 0/0, et cependant on réserve

(1) Nous avons rangé parmi les aggravations les observations dans lesquelles les malades ont dû être évacués sur Perpignan. Le nombre en est très faible.

pour Amélie les malades les plus traitables, tandis qu'on envoie à Barèges les cas les plus graves, les plus invétérés, ceux pour lesquels on a épuisé toutes les ressources.

Cette infériorité des eaux d'Amélie, nous la retrouverons dans les différents groupes que nous allons passer en revue.

A. Maladies cutanées. — Les affections de la peau qu'on dirige sur Amélie-les-Bains appartiennent, comme nous venons de le dire, aux formes les plus curables. Ce sont des psoriasis, des eczémas, des prurigos encore assez récents pour céder facilement à l'action du traitement sulfureux; aussi, sur 963 cas que nous avons relevés en quinze ans, nous avons constaté 134 guérisons et 660 améliorations pour 155 effets nuls, 13 aggravations et 1 décès. Cela fait 82 0/0 de résultats favorables ; mais il faut se rappeler qu'il s'agit de cas choisis, les seuls qu'il faille diriger sur Amélie où les formes graves et les maladies invétérées ne retirent aucun bénéfice.

B. Scrofule. — On n'envoie guère de scrofuleux à Amélie. Les adénites y sont rares, une vingtaine de cas par an tout au plus et, là comme à Barèges, on a remarqué que les adénites suppurées guérissaient plus facilement que les engorgements ganglionnaires indurés, et que, lorsque le traitement thermal réussit dans ce dernier cas, ce n'est qu'après avoir provoqué une inflammation suppurative (1).

(1) *Rapport sur le service de santé pendant l'année thermale* 1872-1873, par M. Lemarchand, médecin principal de 1re classe (*Recueil de mémoires de médecine, de chirurgie et de pharmacie militaires*, 3e série, t. XXX, p. 352).

Les maladies des os sont également en petit nombre et ne donnent pas d'aussi bons résultats. Sur 450 cas, nous avons relevé 19 guérisons, 226 améliorations, 154 effets nuls, 35 aggravations et 6 morts, c'est-à-dire 54 0/0 de résultats favorables, tandis qu'à Barèges on obtient, nous l'avons vu, 71 0/0 de succès, malgré la gravité plus grande des cas. Ces résultats de la statistique sont d'accord avec l'opinion des médecins d'Amélie. « Nos eaux, dit le doc-
« teur Secourgeon, sont impuissantes dans les cas
« un peu sérieux où le tissu osseux proprement dit
« est affecté. Toutes les fois que nous avons eu af-
« faire à des maladies des os proprement dites,
« même à des tumeurs blanches, l'action des eaux
« a été nulle. Ces malades ne doivent donc plus
« être envoyés à Amélie (1). »

Les docteurs Weber et Aulaire rangent les ostéites, les caries, les tumeurs blanches, les coxalgies, les blessures fistuleuses, dans la classe des cas où les résultats du traitement sont *le plus souvent indécis ou nuls, ou plus rarement favorables*. Le dernier de ces médecins a recherché, sur les états des sept années comprises entre 1873 et 1880, quels avaient été les résultats consécutifs des eaux sur les malades atteints d'affections osseuses. Il a trouvé que sur 130 malades dont 72 avaient été notés comme guéris ou améliorés au départ, 9 avaient été réformés, 9 étaient revenus au même point qu'avant la cure,

(1) *Rapport sur le service de santé d'Amélie-les-Bains* en 1858, par M. Secourgeon, médecin principal de 1re classe.

2 avaient vu leur état s'aggraver et 1 avait succombé, ce qui fait déjà 21 malades à déduire des 72 succès et ce qui réduit la proportion de ceux-ci à 39 0/0; mais si on pousse plus loin l'analyse, si on élague de la statistique les cas tout à fait insignifiants et ceux qui auraient obtenu les mêmes résultats par le repos et le traitement ordinaire dans un hôpital quelconque, on arrive à trouver, dit-il, que dans les maladies des os il n'y a en réalité que 15 pour 100 de résultats favorables au lieu de 55 que donne la statistique brute.

C. Maladies des articulations. — Les mêmes observations s'appliquent aux maladies articulaires. Celles qui ne demandent pour guérir qu'une stimulation modérée, aidée du massage et d'une gymnastique bien entendue, trouvent leur guérison à Amélie-les-Bains, dont les eaux douces et peu minéralisées n'excitent pas ces réactions redoutables, dont nous avons parlé à propos de Barèges.

Les hydarthroses, les arthrites rhumatismales, les arthrites sèches s'y trouvent bien. Quant aux tumeurs blanches, nous avons cité l'opinion du docteur Secourgeon, ce n'est pas à Amélie, c'est à Barèges qu'il faut les envoyer (1).

D. Syphilis. — Les cas de syphilis que nous avons relevés sont en trop petit nombre pour que

(1) Sur 69 hydarthroses nous avons compté 3 guérisons, 51 améliorations et 15 effets nuls. Sur 390 tumeurs blanches ou arthrites chroniques, 5 guérisons, 260 améliorations, 100 effets nuls, 24 aggravations et 1 mort. 47 coxalgies ont donné 25 améliorations, 16 effets nuls, 5 aggravations et 1 mort.

nous puissions en tirer une conclusion (1) ; mais l'opinion qui ressort pour nous de la lecture des rapports est la suivante. Les chancres s'aggravent par le traitement thermal. Il en est de même des accidents consécutifs qui se manifestent du côté de la bouche et de l'isthme du gosier. Les syphilides guérissent généralement, mais jamais cela n'arrive par l'action du traitement thermal seul. Il faut toujours l'adjonction du traitement spécifique. Il en est de même des périostoses, des exostoses, des gommes, des caries, des nécroses. Ces accidents graves sont le plus souvent modifiés par le traitement thermal, mais à la condition d'administrer en même temps de l'iodure de potassium, ce qui rend son influence bien problématique.

E. Blessures. — Les lésions traumatiques constituent, à Amélie comme à Barèges, le groupe le plus nombreux. Nous en avons relevé 3,365 cas en quinze ans, avec 120 guérisons, 2,053 améliorations, 1,130 effets nuls, 57 aggravations et 5 morts, c'est-à-dire 64,57 0/0 de succès, tandis que Barèges nous a donné 76 0/0 de bons résultats sur un chiffre de plus de 5,000 malades.

Le traitement d'Amélie ne réussit que médiocrement dans les fractures, au dire du Dr Secourgeon. Il est le plus souvent suivi de guérison dans les entorses, les arthrites traumatiques, les luxations réduites, parce que dans la majorité des cas,

(1) Sur 295 cas de syphilis, on a obtenu 23 guérisons, 217 améliorations 46 résultats nuls et 9 aggravations.

comme le fait observer le docteur Lemarchand, on n'a à combattre que des raideurs articulaires, des engorgements, des douleurs persistantes et beaucoup plus rarement des atrophies et des paralysies. Sur 353 fractures nous avons enregistré 17 guérisons, 229 améliorations, 103 effets nuls et 4 aggravations. Sur 153 entorses, 10 guérisons, 106 améliorations, 25 effets nuls et 2 aggravations. Sur 92 arthrites traumatiques, 2 guérisons, 66 améliorations, 23 effets nuls, 1 aggravation; 52 luxations nous ont donné 39 améliorations et 13 effets nuls; 69 hydarthroses ont fourni 3 guérisons, 51 améliorations, 15 effets nuls. Ces résultats sont ceux qui ont été constatés au départ d'Amélie.

Les coups de feu figurent dans nos relevés pour 2,439 cas qui ont fourni 79 guérisons, 1,446 améliorations, 865 effets nuls, 48 aggravations et 1 mort, soit 62,52 0/0 de bons résultats au lieu de 78 0/0 que nous avons constatés à Barèges.

Sur 39 plaies par armes blanches, nous avons compté 4 guérisons, 21 améliorations, 12 effets nuls et 2 aggravations. Sur 33 contusions, 4 guérisons, 21 améliorations et 8 aggravations; 26 congélations ont donné 9 améliorations et 11 résultats nuls.

En résumé, de l'avis des médecins militaires auxquels nous avons emprunté les éléments de notre statistique, les eaux d'Amélie-les-Bains sont efficaces dans les cicatrices bridées, adhérentes, pour adoucir et relâcher les tissus; elles donnent de bons résultats dans les raideurs articulaires, les engorgements et les amaigrissements des membres, en favorisant la résorption des produits épanchés et en rendant de la vigueur aux muscles ; elles sont beaucoup moins utiles dans les fractures, dans les ostéites et les nécroses qui en sont la conséquence, ainsi que dans les blessures articulaires avec lésions osseuses. Ces cas graves doivent être dirigés sur Barèges.

F. Maladies diverses. — Les eaux d'Amélie ne donnent aucun résultat dans les fistules rectales ; elles réussissent mal dans les affections de la vessie et de l'urèthre, quoiqu'elles soient moins susceptibles que celles de Barèges de provoquer le retour de ces affections à l'état aigu. Dans les phlegmons et les abcès, elles ont fourni, sur 76 cas, 5 guérisons, 46 améliorations, 18 résultats nuls, et 7 aggravations.

Dans le même département, on rencontre des eaux qui se rapprochent de celles d'Amélie-les-Bains, ce sont les eaux des *Graus d'Olette*. Leur température varie de 27° à 78° ; elles renferment 0gr,445 de principes minéraux par litre, dont 0gr,029 de sulfure de sodium ; leur débit est de 1,772,640 litres par jour. Elles sont donc aussi abondantes, aussi chaudes et plus minéralisées que celles d'Amélie ; il est probable qu'elles produiraient les mêmes effets ; mais elles sont jusqu'ici peu connues et peu fréquentées. Cependant le docteur Puig, qui est le propriétaire de ces sources, a publié un grand nombre d'observations de maladies de la peau, de l'utérus, des voies urinaires, d'entorses et de luxations guéries ou au moins considérablement amendées par l'usage de ces eaux qui ont peut-être de l'avenir (1).

(1) *Observations sur l'emploi spécial des eaux thermales sulfureuses et sulfurées alcalines des Graus d'Olette* (Bains-Bonis) *dans le traitement de quelques maladies*, par le Dr Puig, médecin inspecteur, Perpignan, 1863.

GUAGNO ou SAINT-ANTOINE DE GUAGNO

Cette station est située en Corse, à 63 kilomètres d'Ajaccio, dans un vallon arrosé par le Liamone et à une altitude de près de 600 mètres. Elle jouit d'un climat privilégié. L'air y est pur et vif; les chaleurs sont tempérées par la brise du large. Le département de la guerre y possède un hôpital thermal qui peut recevoir 66 malades; 12 cabinets pour les officiers et 20 piscines pour les soldats, une salle de douches constituent l'ensemble des installations balnéatoires dont on dispose dans cet établissement qui n'a ni bains de vapeur, ni salles de pulvérisation.

Les eaux minérales sortent du granit sur deux points différents : la grande source émerge à quelques mètres de l'établissement civil ; son débit est de 83,520 litres par jour, sa température de 53°. La petite source, ou source des Yeux, jaillit à 200 mètres de l'hôpital militaire, à mi-côte du plateau qui domine l'établissement civil. Elle ne fournit guère que douze à quatorze mille litres d'eau par jour et ne dépasse pas 41 degrés. Leur composition est sensiblement la même ; elles renferment 96 centigrammes de matières fixes, dont 24 milligrammes de sulfure de sodium (1). Ce sont donc des eaux hyperthermales, sulfurées sodiques, d'une richesse minérale inférieure à celles de Barèges et de Bagnères-de-Luchon, et à peu près égale à celle d'Amélie-les-Bains. Les eaux de Guagno se rapprochent aussi de ces dernières par leur température élevée et se prêtent aux mêmes indications.

Sur quatorze années, de 1867 à 1881, il y a été traité 871 blessés. Les résultats de la cure, constatés au moment du départ, ont été les suivants : 188 guérisons, 493 améliorations, 187 effets nuls et 3 aggravations. Cette proportion de 78,41 0/0 de succès serait assurément très satisfaisante, si les résultats consécutifs répondaient aux effets primitifs ; mais le docteur Guérin, dans des recherches qui ont porté sur 664 malades, traités de 1872 à 1880, a reconnu qu'au bout d'un an, à l'époque de la constatation définitive qui se fait au premier mars de l'année qui suit le traitement, on ne comptait plus que 21 0/0 de guérisons, 30,4 0/0 d'améliorations et 48 0/0 d'effets nuls : soit 50.4 0/0 de succès.

Ce sont à Guagno, comme dans les stations des Pyrénées, les rhumatismes qui figurent en plus grand nombre et qui donnent les meilleurs résultats. Les *maladies cutanées* viennent ensuite. Sur 134 observations, on a compté au départ 44 guérisons, 72 améliorations et 18 effets nuls. Mais cette proportion de succès qui va à 86 0/0 implique les

(1) C'est par erreur que l'*Annuaire des eaux de la France* lui assigne une sulfuration de 106 milligrammes. La proportion que nous avons indiquée est celle qu'a donnée Poggiale.

mêmes réserves. La récidive a souvent lieu au bout de quelques mois.

Nous en dirons autant de la *Syphilis*, malgré la statistique encourageante de 21 succès sur 35 cas. Les observations particulières rapportées par le Dr Guérin prouvent que les bons effets obtenus à Guagno dans le traitement de cette maladie sont surtout dus au traitement spécifique concomitant. Il est à penser toutefois qu'on doit y obtenir les mêmes résultats que dans les autres stations thermales sulfureuses.

La *Scrofule* est, pour les mêmes raisons, au nombre des maladies qu'on y traite avec avantage. 31 adénites ont fourni 11 guérisons et 12 améliorations. Sur 18 ostéites non suppurées, 12 ont éprouvé une amélioration notable, et le succès a été plus remarquable encore dans 35 ostéites arrivées à la suppuration, puisqu'il y a eu 4 guérisons et 21 améliorations pour 10 effets nuls. Deux abcès par congestion ont été aggravés par le traitement. Sur 6 tumeurs blanches, 4 ont été améliorées et 2 n'ont pas changé. Enfin sur 6 coxalgies, 3 ont ressenti de l'amélioration. Il est inutile de répéter encore que ce sont là des résultats constatés au départ et susceptibles du déchet que nous avons indiqué.

Les *fractures* sont dans le même cas. Sur 70 de celles-ci, 51 ont été améliorées, 8 guéries, 11 n'ont subi aucun changement; 28 entorses ont fourni 13 guérisons et 14 améliorations; 38 arthrites chroniques, 7 guérisons et 16 améliorations; 43 ankyloses ont donné 8 guérisons et 22 améliorations, enfin sur 10 luxations anciennes 2 ont guéri, et 7 ont été favorablement modifiées.

120 *plaies par armes à feu* ont été traitées à Guagno, pendant les quatorze années sur lesquelles ont porté nos relevés : on en a guéri 27 et amélioré 68.

Nous passons sous silence les maladies qui ne sont représentées que par cinq ou six observations chacune ; mais nous nous arrêterons un instant sur un groupe d'affections pour lesquelles les eaux de Guagno jouissent en Corse d'une réputation méritée. Ce sont les maladies des yeux. L'une des sources de la station tire, comme nous l'avons vu, son nom de cette propriété. Nous trouvons 18 maladies oculaires dans notre statistique, et nous voyons que 5 d'entre elles ont guéri, que 11 ont obtenu une amélioration notable et que 2 seulement ont quitté la station sans aucun résultat. C'est surtout, comme on le conçoit, dans les ophthalmies scrofuleuses, dans les blépharites chroniques, que ces eaux produisent de bons résultats.

En somme, les eaux de Guagno répondent à ce qu'on est en droit d'attendre d'elles, eu égard à leur température et à leur sulfuration. Elles peuvent remplacer les sources peu actives des Pyrénées et sont ainsi d'un précieux secours pour les habitants de la Corse, qui n'ont pas besoin, grâce à elles, de venir chercher la guérison sur le continent.

Nous avons commencé par passer en revue les stations qui renferment des hôpitaux militaires, parce que c'est pour celles-là que nous possédons le plus de renseignements et que ce sont en somme celles qui ont le plus d'importance en chirurgie. Nous allons étudier rapidement les autres stations thermales sulfureuses qui peuvent aussi rendre des services dans les maladies que nous avons fait entrer dans notre cadre.

BAGNÈRES-DE-LUCHON

La station de Luchon est la plus fréquentée et la plus importante des Pyrénées. Elle le doit à la variété et au nombre de ses sources, à son admirable situation au centre d'un bassin entouré par les montagnes et préservé par elles, à une altitude de 629 mètres et enfin à la richesse de ses moyens balnéatoires et à l'importance de son établissement.

Les sources sont au nombre de 56, dont 52 sulfurées sodiques et 4 ferrugineuses. Les premières ont une température qui varie de 17° à 66°; elles renferment en moyenne 256 milligrammes de substances fixes, dont 58 milligrammes de sulfure de sodium. Leur variété permet d'administrer aux malades des eaux à tous les degrés d'activité et de température et de proportionner ainsi les effets à toutes les nuances de la maladie. C'est là sans doute le secret de la vogue considérable dont jouissent ces eaux, qui résument les propriétés de toutes les stations thermales sulfurées de la chaîne des Pyrénées.

Tous les médecins qui ont écrit sur les eaux de Luchon s'accordent à les considérer comme s'adressant surtout à l'état diathésique et en particulier aux diathèses herpétique, scrofuleuse, rhumatismale et syphilitique.

Toutes les applications des eaux de cette station tournent autour de ces quatre indications principales. Ce sont, comme on le voit, les mêmes que celles de Barèges; et cela n'a rien de surprenant, puisque ce sont des eaux de même espèce; il y a pourtant des nuances que nous allons faire ressortir.

A. Maladies cutanées. — Ce sont celles qui marchent en première ligne, lorsqu'il s'agit d'apprécier les effets thérapeutiques des eaux de Luchon. Moins excitantes que celles de Barèges, elles conviennent mieux dans les formes humides et en particulier dans l'eczéma. Elles sont moins susceptibles de provoquer le retour à l'état aigu et ces exaspérations de la maladie que nous avons indiquées comme si fréquentes à Barèges, au bout de dix à douze jours de traitement. Bagnères-de-Luchon, par la variété de ses sources et par la richesse de ses installations, offre aussi plus de ressources pour la cure de ces maladies. On peut graduer, suivant les indications, l'activité de la médication. On commence en général par les bains tempérés à sulfuration moyenne. Si l'affection est invétérée, si elle revêt un caractère atonique, on a recours aux piscines, aux douches; on réserve les étuves pour les cas où elle est très généralisée, et enfin on n'est pas réduit à l'usage externe des eaux qu'on peut aussi faire prendre à l'intérieur. Les formes pustuleuse et impétigineuse sont celles qui cèdent le plus facilement au traitement de Bagnères-de-Luchon.

Les affections squameuses, le psoriasis notamment, se trouvent mieux des eaux de Barèges, pour les raisons que nous avons indiquées en parlant de celles-ci. On n'a pas à redouter avec elles ces exaspérations qui forcent à suspendre le traitement, et elles réclament la médication sulfureuse la plus énergique.

Quant aux autres maladies cutanées, au lichen, au prurigo, au pityriasis, à l'ichtyose, nous n'avons pas de renseignements suffisants pour établir la supériorité d'une de ces stations sur l'autre.

B. Scrofule et lymphatisme. — Les eaux de Bagnères-de-Luchon s'adressent de préférence aux manifestations les moins graves de cette diathèse. Les engorgements ganglionnaires atoniques ne s'y résolvent pas mieux que dans les autres stations des Pyrénées. Ils réclament de préférence l'usage des eaux chlorurées sodiques. Les ulcères et les scrofulides sont les maladies qui s'en trouvent le mieux. Les affections scrofuleuses des os et les tumeurs blanches doivent être envoyées de préférence à Barèges. Bien que le Dr Fontan paraisse avoir réussi dans quelques cas de carie et de nécrose, nous ne pensons pas qu'on doive diriger sur Luchon ces manifestations graves et profondes de la scrofule.

Lambron, dans son rapport de 1861 (1), s'est occupé spécialement de la coxalgie. Il distingue les arthropathies de cause externe, véritables arthrites trau-

(1) E. Lambron, 25 *observations d'arthropathie coxo-fémorale (coxalgie, coxarthrose, luxation spontanée,* etc.) *traitées aux eaux de Bagnères-de-Luchon : Rapport médical adressé au ministère de l'agriculture et du commerce* par le Dr Lambron, médecin inspecteur des eaux de Bagnères-de-Luchon, 1861.

matiques, et celles qui sont de nature rhumatismale, des coxalgies scrofuleuses avec altération des os, qu'elles soient ou non arrivées à la période de suppuration; et il déclare que les eaux de Bagnères donnent les meilleurs résultats dans cette dernière forme, surtout chez les jeunes sujets, à la condition de surveiller le traitement avec le plus grand soin, de maintenir le membre dans l'immobilité et de ne chercher à rétablir les mouvements que lorsque l'articulation est guérie.

Son rapport est basé sur 25 observations qu'il a rapportées avec quelques détails : elles prouvent assurément que les affections de la hanche peuvent s'améliorer et même guérir à Bagnères, mais elles ne justifient pas complètement l'optimisme de ses appréciations. En effet sur 25 malades de 6 à 41 ans, 5 avaient vu survenir leur affection à la suite d'une chute, 6 sans cause appréciable; 8 de ces coxalgies étaient de nature rhumatismale et 6 seulement étaient sous l'influence de la diathèse scrofuleuse. Dans ce nombre, 4 seulement s'accompagnaient d'altération des os et de suppuration.

Sur ces 25 malades, les résultats ont été les suivants : 4 guérisons, 15 améliorations, 3 effets nuls, 2 aggravations et 1 décès survenu dans l'année. Les résultats défavorables ont été observés en presque totalité dans les coxalgies scrofuleuses avec suppuration. Elles ont fourni un décès, une aggravation, un résultat nul et une guérison seulement. Elle est, il est vrai, assez remarquable. Il s'agit d'une malade de vingt-cinq ans, chez laquelle la tête du fémur était nécrosée et luxée; une suppuration abondante s'échappait par cinq ouvertures fistuleuses. La maladie remontait à quinze ans, dont onze passés au lit. Après être venue aux eaux, deux ans de suite, après 85 bains et 76 douches en deux années, elle est partie la seconde fois guérie, marchant avec facilité et sans canne, dans son appartement. Ces cas sont tellement rares, que nous avons cru devoir citer celui-là, mais en somme il est unique sur les 25 observations rapportées, et nous continuons à penser que le traitement thermal sulfureux est toujours d'un résultat bien problématique dans la coxalgie suppurée, et que, quand on se décidera à y recourir, il vaut mieux envoyer les malades à Barèges qu'à Luchon.

C. Syphilis. — Ce sont les médecins de Luchon qui ont le mieux approfondi la question du traitement de la syphilis par les eaux thermales sulfureuses. Le Dr Pégot notamment a fait paraître en 1854 un important mémoire sur ce sujet (1). Dans ce travail qui n'est que la reproduction de son rapport officiel de l'année précédente, il arrive aux mêmes conclusions que les autres. Les eaux de Luchon, comme celles de Barèges, remontent la constitution, donnent des forces aux organismes épuisés par la syphilis, aident puissamment l'action du traitement mercuriel, en même temps qu'elles favorisent l'élimination du mercure emmagasiné dans l'économie, en activant toutes les sé-

(1) Pégot, *Essai clinique sur les eaux de Bagnères-de-Luchon, dans le traitement des accidents consécutifs de la syphilis.* Toulouse, 1854, in-8°.

crétions. Il croit aussi, comme beaucoup de ses confrères, à l'action révélatrice, sur laquelle nous nous sommes déjà expliqué. En résumé, les eaux de Luchon, comme toutes les eaux sulfureuses un peu actives, sont utiles dans les formes graves et les accidents tardifs de la syphilis, mais concurremment avec le traitement spécifique.

D. Lésions traumatiques. — Les eaux de Luchon peuvent rendre des services dans les traumatismes, mais elles sont sous ce rapport inférieures à celles de Barèges, de l'aveu même de Fontan, et en réalité on n'y envoie pas de blessés. Cependant, à la suite de la dernière guerre, le comité de Toulouse fonda à Luchon des ambulances thermales qui ont fonctionné en 1871 et 1872, sous la direction du Dr J. Naudin. On y a reçu 826 militaires dont 650 blessés par armes à feu, et les résultats ont été très satisfaisants. Cela n'a rien qui puisse nous surprendre, d'après tout ce que nous avons dit précédemment; cependant, quand on a le choix, il vaut mieux diriger les blessures de guerre sur Barèges que sur Bagnères-de-Luchon.

SAINT-SAUVEUR. — CAUTERETS

Pour en finir avec les eaux sulfurées sodiques des Pyrénées, il nous reste à parler de deux stations qui n'ont pas grande importance au point de vue chirurgical et que nous ne mentionnons que pour n'être pas incomplet.

Ce sont celles de Saint-Sauveur et de Cauterets.

Saint-Sauveur est un petit village situé dans un prolongement de la vallée de Lavedan, entre une montagne à pic et le gave de Gavarnie qui coule à 80 mètres au-dessous de l'établissement. Il est abrité de tous les côtés, et malgré son altitude de 770 mètres, il conserve toute l'année une température douce et agréable. On y trouve deux sources seulement : la source des Bains et la source Hontalade qui est une propriété particulière. La source des bains débite 146 mètres cubes d'eau par jour. Cette eau est à 34°6 et renferme 25 centigrammes de matières fixes, dont 21 milligrammes de sulfure de sodium. Elle est douce, sédative et convient parfaitement aux affections chroniques, compliquées d'éréthisme, qu'on observe si souvent chez les femmes névropathiques.

Les affections de la matrice figurent en première ligne et entrent pour la moitié dans la statistique des états morbides qu'on observe à Saint-Sauveur. Les troubles de la menstruation, l'hystéralgie cataméniale, la leucorrhée causée par le catarrhe utérin de nature scrofuleuse ou herpétique, la métrite chronique même se trouvent très bien de ces eaux. Il en est de même de la pelvi-péritonite chronique. Dans ces derniers cas, la cure thermale demande des précautions particulières, surtout en ce qui concerne l'administration de la douche vaginale.

Les eaux de Saint-Sauveur paraissent avoir réellement une action élective sur l'appareil utérin. Le Dr Caulet, auquel on doit les travaux les plus importants sur ces eaux dont il est l'inspecteur depuis bien des années, a signalé dans un mémoire particulier les phénomènes bizarres dont l'utérus est le siège sous l'influence de ces eaux (1). Nous n'insisterons pas sur ce sujet qui nous écarterait trop sensiblement de notre cadre.

Le catarrhe de la vessie, même lorsqu'il s'accompagne d'un certain degré de paralysie, est heureusement influencé par l'usage interne et externe des eaux de Saint-Sauveur; cependant ce ne sont pas les eaux sulfureuses qui conviennent aux maladies des voies urinaires.

Cauterets, par l'abondance et la richesse de ses sources, par les propriétés spéciales de quelques-unes d'entre elles, la Raillère par exemple, est

(1) Caulet, *De l'action élective des eaux de Saint-Sauveur sur l'appareil génital de la femme. Rapport supplémentaire sur l'exercice* 1876 (collections de l'Académie de médecine).

une des stations les plus intéressantes des Pyrénées. Elle marcherait de pair avec Bagnères-de-Luchon, si son climat variable, et la fraîcheur des soirées qu'explique son altitude de 932 mètres, si sa position au fond d'un vallon encaissé et l'absence de distractions n'en éloignaient pas les malades qu'attirent au contraire la belle situation de Luchon et les ressources de tout genre qu'on y rencontre.

Cauterets possède dix-sept sources sulfureuses répandues sur un large espace et dont quelques-unes sont assez éloignées de la ville. Ces sources, d'une abondance extrême, sont assez différentes dans leur composition et leur thermalité, pour se prêter à toutes les indications. Leur température varie de 24° à 56°. Les plus riches contiennent jusqu'à 30 centigrammes de matières fixes par litre, les plus sulfurées renferment jusqu'à 23 milligrammes de sulfure de sodium. Cette sulfuration est inférieure à celle de Barèges, de Luchon et même d'Amélie; elle suffit toutefois pour faire comprendre leur efficacité dans la plupart des affections internes qui réclament la médication sulfureuse.

Il est plus difficile de se rendre compte de leur variété d'action physiologique et thérapeutique. Les différences de température, de sulfuration et d'alcalinité qu'on remarque entre elles, la plus ou moins grande quantité de silice et de barégine qu'elles contiennent, ne peuvent pas en donner l'explication; c'est l'expérience qui l'a démontrée et les propriétés spéciales des différentes sources sont, à Cauterets, reconnues par tous les médecins.

Ce sont surtout les maladies des voies respiratoires, qu'on traite dans cette station et en particulier celles de la gorge et du larynx. Nous ne nous arrêterons donc pas à étudier l'action de chacune des sources en particulier. Celles qu'on utilise pour le traitement des maladies chirurgicales sont les sources de Peauze nouveau, de César, des Espagnols et de Mahourat.

On n'envoie pas de blessés à Cauterets ; on y voit bien de loin en loin quelques entorses, quelques arthrites chroniques qui se trouvent bien de l'emploi des sources les plus actives; mais leur efficacité dans ces cas est bornée et n'a rien de spécial à cette station.

Les maladies de peau, la syphilis et les affections scrofuleuses s'y observent en plus grand nombre, sans y être cependant aussi communes que dans les autres stations que nous avons déjà passées en revue. Les eaux de Mahourat, de César et de Peauze nouveau sont recommandées dans les syphilis, dans les eczémas chroniques et dans le psoriasis ; celles du Rocher, du petit Saint-Sauveur ou des Œufs dans les formes légères des maladies de peau. C'est aux eaux de César et de Mahourat qu'on adresse les manifestations superficielles de la scrofule, telles que l'otorrhée, l'inflammation chronique des trompes d'Eustache, le coryza ulcéreux, certaines leucorrhées. Quant aux formes graves, au lupus, aux lésions des os, aux tumeurs blanches, ce n'est pas à Cauterets qu'il faut les envoyer.

AIX EN SAVOIE ou AIX-LES-BAINS

Cette station, qui jouit d'une réputation méritée dans le traitement du rhumatisme sous toutes ses formes, reçoit aussi chaque année un certain nombre de maladies de peau et d'affections syphilitiques, quelques scrofuleux et quelques blessés. C'est là ce qui nous met dans l'obligation d'en dire quelques mots.

Son établissement thermal est situé à 258 mètres au-dessus de l'Océan et à 32 mètres au-dessus du lac du Bourget. L'atmosphère y est douce, calme, le climat extrêmement salubre, la vie facile et les sites charmants. Les installations balnéatoires, déjà remarquables, ont été perfectionnées depuis l'annexion, et les constructions qui y ont été ajoutées en 1880 en ont fait un des thermes les plus importants et les plus complets de l'Europe.

Les eaux d'Aix sont remarquables par leur abondance (leur débit est de 6,800,000 litres par jour), par leur température élevée (43° à 45°) et par le perfectionnement de leur aménagement et de leur administration. Elles jaillissent sur une hauteur, à l'est de la ville, en formant deux sources séparées, d'un volume énorme, dont l'une porte le nom d'eau d'*alun* et l'autre est dite eau de *soufre*. Elles sont toutes deux d'une limpidité parfaite, exhalent une odeur hépatique, ont une saveur douceâtre et un peu nauséeuse. Leur composition diffère peu; elles renferment les mêmes éléments, mais en proportion un peu différente. D'après la dernière analyse faite par M. Wilm, la source de soufre renferme 0gr,492 de substances fixes, et celle d'alun 0gr,443; elles sont riches en sulfates, renferment quelques milligrammes de soufre à l'état d'hyposulfite, de l'acide sulfhydrique libre, de la silice, etc...

En résumé, c'est beaucoup moins à la composition de ces eaux qu'à leur thermalité, à la richesse, à la variété des appareils balnéatoires et à l'habileté avec laquelle on s'en sert, qu'Aix-les-Bains doit sa vieille et légitime réputation. C'est surtout à l'extérieur qu'on les emploie. Les bains de piscine, les bains ordinaires, les bains de vapeur, les étuves, les douches sont les moyens variés à l'aide desquels on en utilise les propriétés.

Le rhumatisme sous toutes ses formes, avec toutes ses complications, depuis le rhumatisme articulaire subaigu accompagné de lésions cardiaques, jusqu'à l'inoffensive maladie d'Heberden, forme le fond de la clientèle d'Aix en Savoie, et sa renommée est basée sur les guérisons remarquables qu'on y opère dans cette maladie. Sur 100 malades qu'on envoie à Aix, 58 sont des rhumatisants. Nous en avons relevé 1,036 observations dans les rapports adressés à l'Académie, dans le cours de ces dernières années. Les maladies chirurgicales dont nous nous sommes occupé jusqu'ici n'y figurent que pour 22 pour 100.

Maladies cutanées. — Ce sont les maladies de peau qui marchent en tête et pourtant nous n'en avons trouvé que 145 observations sur 1,818 malades traités. Les dermatoses liées à la scrofule et surtout à l'arthritisme sont celles dont on triomphe le plus facilement à Aix, en modifiant en même temps l'affection principale. Souvent on se borne à améliorer l'affection cutanée, sans chercher à la guérir complètement. L'eczéma et l'impetigo sont les formes dans lesquelles ces eaux réussissent le mieux. Elles les exaspèrent quelquefois au début, comme toutes les eaux sulfureuses, mais les poussées qu'elles déterminent ne sont ni aussi violentes ni aussi dangereuses que celles qu'on observe à Barèges, ce qui s'explique par leur sulfuration plus faible. Les bons effets qu'on en retire sont dus surtout au mode d'administration, à l'action des bains prolongés. C'est du moins ce que pense le Dr Vidal, dont l'opinion fait autorité en ce qui touche les eaux d'Aix : « Depuis quelques années, écrivait-il en 1867, j'insiste « dans le traitement des dermatoses sur l'influence « du bain prolongé tel qu'il se pratique à Loëche, « dans une piscine que j'ai spécialement destinée « aux affections cutanées, et j'arrive à croire que les « résultats remarquables que j'en obtiens chaque « jour auront pour effet d'introduire dans cette « station une pratique qui était très usitée par nos « devanciers et qui a été abandonnée plus tard. Il « existait à Aix, il y a quinze ans encore, une vaste « piscine à ciel ouvert, dite bain royal ou d'Henri IV, « où l'on se baignait pendant des journées entières,

« et où Cabias et ses successeurs traitaient les affec« tions cutanées par le bain prolongé. La mauvaise « installation de cette piscine l'a fait abandonner « avant sa démolition; on n'a eu alors pour traiter « les affections cutanées, à Aix, que l'étuve ou le « bain à domicile, moyens bien insuffisants ou nui« sibles. Aujourd'hui, nous possédons, pour le trai« tement des dermatoses, de vastes piscines, des « baignoires bien installées, les eaux de Marlioz et « de Challes. Cette installation nouvelle et l'emploi « qui en a été fait suffisent pour expliquer les résul« tats satisfaisants que l'on obtient chaque jour (1). »

Syphilis. — Les eaux d'Aix agissent dans la syphilis de la même façon que les autres eaux sulfureuses et sont indiquées dans les mêmes conditions. Les médecins de cette station croient aux propriétés révélatrices de la cure thermale, et dans les statistiques que nous avons consultées, on divise les malades en deux groupes : ceux qui sont soumis à *l'épreuve thermale*, ceux qui sont en *cours de traitement*. Nous ne reviendrons pas sur cette opinion que nous avons déjà discutée. A Aix comme ailleurs, on fait concourir le traitement mercuriel et l'emploi de l'iodure de potassium à haute dose avec la cure thermale. Celle-ci favorise la tolérance de la médication spécifique. « J'ai vu, dit le Dr Blanc, des ma« lades complètement réfractaires à toute médication « dans les villes, tolérer à Aix les médicaments les « plus énergiques à très haute dose. Les étuves, les

(1) *Rapport du Dr Vidal*, médecin inspecteur des eaux d'Aix-les-Bains, 1867.

« douches avec massage et maillot, l'eau de Challes « prise à l'intérieur, sont la base du traitement ther« mal et les malades guérissent rapidement, alors « qu'ils avaient passé de longs mois et même des « années, à obtenir des améliorations passagè« res (1). » Ce traitement doit être conduit avec prudence et lenteur; un séjour de 30 à 40 jours à Aix est indispensable pour obtenir de ces eaux tout l'effet désirable. Par contre, dit le Dr Blanc, 20 ou 25 jours de traitement suffisent aux malades qui prennent les eaux comme *pierre de touche*. Les douches et surtout les étuves sont indiquées dans ce cas.

Maladies scrofuleuses. — Les eaux d'Aix réussissent dans les manifestations peu graves de la scrofule, au même titre que les autres eaux sulfureuses; cependant elles s'adressent plus particulièrement à certaines formes ou plutôt à certains tempéraments. La scrofule torpide, dit le Dr Vidal, que l'on rencontre habituellement dans les hôpitaux et qui est marquée au plus haut degré de l'asthénie et de la dégradation organique, réclame un traitement des plus énergiques, des eaux fortement minéralisées; mais celle qu'on observe chez les enfants des classes aisées, délicats, impressionnables, chez lesquels la susceptibilité nerveuse est le défaut dominant de l'organisme, celle-là n'a pas la misère pour point de départ; l'hérédité est le plus souvent goutteuse

(1) *Rapport sur les eaux thermales d'Aix en Savoie*, pendant l'année 1880, par le docteur L. Blanc, médecin inspecteur. Paris, 1881.

et c'est dans cette forme que les eaux d'Aix conviennent surtout. Les bains de piscine très prolongés, combinés avec la natation et les eaux de Challes à l'intérieur, donnent alors d'excellents résultats.

Les maladies des os et des articulations y sont moins efficacement traitées. On y reçoit bien, tous les ans, quelques tumeurs blanches et même quelques coxalgies, mais ce sont le plus souvent des affections de nature rhumatismale, et c'est cette origine qui explique les succès qu'on obtient à Aix. Les moyens qui réussissent le mieux dans cette forme sont la douche de vapeur locale avec le massage et les mouvements communiqués. Ces derniers moyens doivent être surveillés avec le plus grand soin, surtout quand il s'agit de coxalgies et de tumeurs blanches du genou.

Lésions traumatiques. — On n'en traite guère aux eaux d'Aix; cependant, à la suite de la guerre contre l'Allemagne, cette station a reçu un certain nombre de blessés de l'armée de l'Est en particulier, et en 1872 le docteur Daval a communiqué à la Société de chirurgie un travail sur ce sujet (1). Il avait eu l'occasion de traiter 130 soldats à l'ambulance de l'hôpital et il avait obtenu les résultats les plus avantageux dans les atrophies musculaires, les adhérences, les raideurs articulaires causées par les coups de feu. Dans les fractures même, il

(1) *De l'intervention des eaux minérales d'Aix* (Savoie) *dans la pratique chirurgicale et les blessures de guerre*, par le Dr Daval. Séance du 14 février 1872, 3e série, titre Ier, page 56.

avait eu à s'en louer. L'élimination des séquestres et la réparation du tissu osseux par le périoste lui avaient paru sensiblement accélérées par l'usage de la source d'Alun. Ce sont là des faits assurément fort encourageants, mais qui ne suffisent pas toutefois pour faire préférer cette station à celle de Barèges, dont la réputation est faite depuis tant d'années.

CHALLES ET MARLIOZ

Ces deux petites stations sont très voisines d'Aix dont elles sont pour ainsi dire une dépendance. Nous avons parlé plusieurs fois de l'administration intérieure des eaux de Challes, dans le traitement suivi à Aix dont elles sont les auxiliaires.

L'eau de *Challes* est d'une richesse peu commune. Elle contient par litre 0gr,855 de matières fixes, où le sulfure de sodium figure pour 29 centigrammes, le bromure de sodium pour 1 centigramme et l'iodure de potassium pour 9 milligrammes. Ces sources sont extrêmement riches en principes actifs, mais leur température est de 14 degrés seulement et leur débit très faible. Aussi en fait-on usage surtout en boisson et concurremment avec les eaux d'Aix employées à l'extérieur. Il y a pourtant à Challes un établissement assez complet contenant 22 baignoires, une buvette, une salle d'inhalation, des douches et même un local pour l'hydrothérapie.

Les eaux de Challes, en raison de leur composition et de leur richesse minérale, sont évidemment susceptibles de rendre des services dans la scrofule et en particulier dans les engorgements ganglionnaires, dans la syphilis et les maladies de peau. On parle aussi de succès dans le goître et même dans le cancer, mais les faits sur lesquels cette dernière croyance reposent sont fort anciens et ne sont pas suffisamment probants.

Le cancer ne guérit pas plus aux eaux de Challes qu'ailleurs.

Les eaux de *Marlioz* sont plus froides et beaucoup moins minéralisées que celles de Challes. Leur température est de 9°,8. Elles ne renferment que 42 centigrammes de matières fixes, dont 6 centigrammes de sulfure de sodium et des traces seulement de bromure et d'iodure de potassium. Grâce à la proximité de l'établissement, dont le parc n'est qu'à 1500 mètres d'Aix, elles sont un auxiliaire utile dans le traitement qu'on fait suivre à cette station. On les administre à l'intérieur de la même façon et dans les mêmes conditions que les précédentes.

AX. — SAINT-HONORÉ

Pour en finir avec le groupe des eaux sulfurées sodiques, il nous reste à parler de deux stations de peu d'importance au point de vue chirurgical, ce sont celles d'*Ax* et de *Saint-Honoré.*

La première, située dans le département de l'Ariège, à une altitude de 730 mètres, renferme un grand nombre de sources, dont un petit nombre sont utilisées par la thérapeutique et dont huit seulement ont été analysées. Leur température varie de 70°,5 à 18°. Elles renferment en moyenne 26 centigrammes de matières fixes, parmi lesquelles le sulfure de sodium occupe le premier rang. Grâce à leur température élevée, ces eaux sont surtout employées dans le rhumatisme et dans les maladies cutanées. Alibert les recommande particulièrement dans l'eczéma et dans l'impétigo; elles réussissent quelquefois dans le prurigo, plus rarement dans le lichen. Elles ne sont d'aucune utilité dans les affections parasitaires, dans le favus et la mentagre et sont nuisibles dans le pemphigus. Elles n'ont, en un mot, d'autres propriétés que celles qui sont communes à toutes les eaux sulfureuses faibles.

On peut en dire autant des eaux de *Saint-Honoré.* C'est la seule station thermale sulfureuse du centre de la France. Située dans la Nièvre, au milieu d'un pays riant et pittoresque, elle possède un établissement très bien disposé. Le débit des sources est de 970,000 litres par jour. La température des eaux est de 26 degrés. Elles renferment 67 centigrammes de matières fixes et 7 centilitres d'acide sulfhydrique libre. Elles sont surtout utilisées dans le traitement des maladies de la poitrine et plus particulièrement de la phthisie pulmonaire au début. On les recommande également dans les affections séro-purulentes de la peau et dans les scrofulides bénignes. Elles sont plus nuisibles qu'utiles dans les formes sèches.

BAGNÈRES-DE-BIGORRE, GRÉOULX, ALLEVARD, CAMBO

Le groupe des eaux sulfurées calciques ne renferme que trois stations qui puissent être utilisées dans les affections auxquelles nous avons limité notre cadre; encore ne l'intéressent-elles que par son plus petit côté, puisqu'elles s'adressent exclusivement aux maladies de peau et à quelques manifestations légères de la scrofule.

Ce sont les eaux de *Bagnères-de-Bigorre*, de *Gréoulx*, d'*Allevard* et de *Cambo*.

Bagnères-de-Bigorre est au pied des Pyrénées, à 579 mètres d'altitude, dans un pays accidenté dont le climat est doux et tempéré. Toute la contrée repose sur une nappe d'eau minérale qui émerge par 23 sources débitant 990,171 litres d'eau par jour. Leur température varie de 50° à 28°; elles renferment 2gr,9 de matières fixes dont 1gr,9 de sulfate de chaux.

Ce qui caractérise cette station thermale, dit Le Bret, c'est l'existence de sources fortement sédatives et la combinaison de cette action avec la médication ferrugineuse. Aussi sont-elles surtout employées dans les maladies des femmes, dans les troubles de la menstruation, dans les différentes manifestations de l'hystérie, dans les névralgies, les névropathies liées à un état anémique. On y a recours également dans quelques maladies cutanées et en particulier dans l'acné. On dit que parfois des eczémas et des psoriasis ayant résisté à l'action des eaux sulfurées sodiques les plus énergiques, sont venus guérir à Bagnères-de-Bigorre par l'usage interne et externe de la source Foulon.

Gréoulx. Cette station est située dans les Basses-Alpes à 67 kilomètres de Digne. Elle possède deux sources : la source ancienne ou *Gravier*, d'une température de 38°,7, contient 2gr,62 de matières fixes dont 0gr,050 de sulfure de calcium, 0gr,150 de sulfate de soude, et 0gr,156 de sulfate de chaux; la source nouvelle de 20° à 23° renferme 2gr,210 de matières fixes, dont 0gr,044 de sulfure de calcium, 0gr,218 de sulfate de chaux et 0gr,148 de sulfate de soude.

Il existe à Gréoulx un établissement thermal assez fréquenté, alimenté par une quantité d'eau minérale, qu'on estime à 1,200 litres par minute et qui permet d'entretenir un courant d'eau constant dans la piscine et même dans les baignoires.

On y envoyait autrefois les vieilles plaies, les ulcères, les affections scrofuleuses et les catarrhes utérins et vaginaux ; aujourd'hui on y adresse surtout les rhumatismes, les névralgies et quelques maladies cutanées. Dans une brochure publiée à Marseille en 1859, le docteur J.-B. Jauberet a dressé une liste des maladies auxquelles les eaux de Gréoulx sont applicables. Cette liste comprend le cadre nosologique presque tout entier. En réalité on n'est pas fixé sur la valeur de ces eaux, que leur abondance, leur haute température et leur richesse thermale recommandent pourtant à l'attention des chirurgiens.

Allevard se trouve au fond d'une vallée qui fait partie du Grésivaudan, à dix lieues de Grenoble, à 475 mètres au-dessus du niveau de la mer. Toute la partie des Alpes Dauphines qui l'entoure est ensevelie pendant huit mois sous les neiges et sous les glaces, mais en été la végétation y est admirable. Le climat se ressent de ce voisinage; la chaleur est accablante pendant le jour, mais le soir et le matin, le thermomètre s'abaisse de plusieurs degrés.

Les sources thermales sont au nombre de deux, l'une sulfureuse, l'autre ferrugineuse. La première, la seule qui nous intéresse, a 16°,7 de température et renferme par litre 2gr, 24 de matières fixes comprenant des carbonates, des sulfates et des chlorures. Elle contient aussi de l'acide sulfhydrique libre (21 centilitres 75).

Ses applications thérapeutiques sont celles de toutes les eaux sulfureuses; on y traite surtout les maladies des organes respiratoires. Les rhumatisants, les dartreux et les blessés y affluaient autrefois; aujourd'hui, on n'y envoie guère que des maladies de peau; encore leur emploi dans ces maladies demande-t-il une grande circonspection, car le Dr Niepce assure qu'elles produisent plus facilement que les eaux analogues, et sans qu'il soit nécessaire d'élever la température, ces éruptions cutanées qu'on désigne sous le nom collectif de *poussée*, circonstance qu'il ne faut pas perdre de vue dans le traitement des affections eczémateuses.

Cambo a encore moins d'importance au point de vue chirurgical. Cette station, située à 20 kilomètres de Bayonne, n'est guère fréquentée que par les habitants de cette ville qui y sont attirés par le calme qu'on y trouve et par la beauté des points de vue. On y rencontre deux sources, l'une ferrugineuse, l'autre sulfureuse. Cette dernière a une température de 22°,5 ; elle contient 2gr,05 de matières fixes, et rend quelques services dans les affections humides de la peau et dans les manifestations de la scrofule qui portent sur les muqueuses. C'est en somme une station que nous aurions pu passer sous silence.

En résumé, comme on le voit, les eaux sulfurées calciques n'ont en chirurgie qu'un usage très borné, ne remplissent aucune indication spéciale, et ne produisent aucun effet qu'on ne puisse obtenir à l'aide des eaux sulfurées sodiques, dont les applications sont beaucoup plus étendues.

2° EAUX CHLORURÉES SODIQUES.

Les eaux chlorurées sodiques prennent immédiatement place après les eaux sulfureuses dans la thérapeutique thermale. Leur importance au point de vue chirurgical n'est pas moindre, mais elles s'adressent à un nombre de lésions plus limité et sont moins répandues sur le sol de la France. Elles n'affectent pas de groupement précis, au point de vue géographique. Les principales, comme Bourbonne et Bourbon-l'Archambault, sont situées au centre et à l'est, d'autres, comme Salies de Béarn, Balaruc, émergent dans le Midi. Enfin nous avons aussi compris dans cette étude Hammam-Meskoutine, thermes d'Algérie dont l'hôpital militaire nous a fourni des renseignements intéressants.

Comme leur nom l'indique, les eaux chlorurées sodiques ont le chlorure de sodium pour principe constituant, et sous ce rapport elles se rapprochent de la composition de l'eau de mer; mais au lieu de renfermer 25 grammes de ce sel par litre, elles n'en contiennent pour la plupart que 6,5 et même 4 grammes, sauf cependant la source de Salies de Béarn qui en contient 216 grammes et qui dans ces conditions peut être considérée comme une eau-mère formée sous le sol. Des analyses minutieuses ont fait aussi découvrir, dans les eaux chlorurées sodiques, de l'iode et du brome. A l'époque où ces substances étaient en vogue, on leur a attribué toutes les cures thermo-minérales opérées par les eaux; aujourd'hui qu'on a réduit à leur juste valeur les propriétés médicamenteuses de ces métalloïdes, on a compris que les quantités infinitésimales contenues dans les sources sont impuissantes à produire de pareils effets, et le chlorure de sodium a repris dans le traitement thermal le rang qu'il méritait. L'arsenic y a été aussi dévoilé, mais toujours dans des proportions si minimes, qu'il est inutile de s'arrêter à l'étude de ses effets.

Les eaux chlorurées sodiques sont chaudes pour la plupart; quelques-unes sont hyperthermales, comme Hammam-Meskoutine (91°), Bourbonne (55°), et Bourbon-l'Archambault (52°); d'autres, comme Balaruc, n'ont que 40° à 45° de thermalité. Enfin, on trouve aussi dans ce groupe des sources froides comme celles de Salies de Béarn et de Salins. Dans ces stations, on est obligé de chauffer l'eau pour donner des bains.

Ces températures élevées permettent d'obtenir des effets particuliers qu'on a cherché à produire en chauffant l'eau de mer. Il est possible que par cette pratique on arrive à des résultats satisfaisants; mais l'expérience nous fait défaut à ce sujet. Nous nous bornerons, en conséquence, à comparer les effets produits par les eaux salines thermales à ceux qu'on obtient au bord de la mer, à l'hôpital de Berck. Comme les eaux sulfureuses, les eaux chlorurées sodiques agissent sur les tissus de deux façons, d'abord par la thermalité et ensuite par leur minéralisation.

Quand la température seule, aidée du massage et de la gymnastique, suffit pour la guérison, ces deux groupes d'eaux donnent à peu près les mêmes résultats et sont également utiles dans les suites de fractures, les entorses, les luxations, les ankyloses et les raideurs articulaires; mais il n'en est plus de même quand, à la température, vient se joindre l'action du principe minéralisateur. Nous avons vu en effet que, dans les plaies par armes à feu, dans les ulcères, les suppurations osseuses et articulaires, l'emploi des eaux sulfureuses de Barèges en particulier est souvent suivi d'améliorations notables et parfois de guérisons complètes; tandis que dans ces cas les effets des eaux chlorurées sodiques sont ou nuls ou mauvais. Nous citerons, chemin faisant, les aggravations et les insuccès constatés chaque jour à Bourbonne et à Bourbon-l'Archambault dans les ostéites et dans les plaies en suppuration. Nous pouvons donc dès maintenant différencier, au point de vue thérapeutique, ces deux groupes d'eaux minérales en disant que, tant que la surface cutanée n'est pas intéressée et que les tissus profonds ne sont pas enflammés, en un mot, quand il n'y a pas suppuration ou menace de suppuration, les eaux thermales sulfureuses comme les eaux chlorurées sodiques atteignent le même but par leur température et par l'excitation produite sur la peau par les sels ; mais, dès qu'il y a formation de pus, les eaux salines chaudes sont absolument contre-indiquées, tandis que les eaux sulfureuses peuvent, dans les limites assignées plus haut, apporter un soulagement au malade.

BOURBONNE-LES-BAINS

Dans le groupe des eaux thermales chlorurées sodiques de France, celles de *Bourbonne-les-Bains* tiennent la première place. En thérapeutique chirurgicale, cette station offre un vaste champ ouvert à l'observation, car la présence d'un hôpital militaire y amène chaque année un grand nombre de blessés. Nos recherches s'étendent de 1820 à 1882 et portent sur un total de plus de 15,000 malades, tous atteints de lésions chirurgicales.

Avant de donner les résultats de cette enquête et d'en tirer des conclusions, il est nécessaire d'exposer brièvement les procédés mis en usage à Bourbonne et les qualités spéciales de ces eaux.

La ville est située dans la Haute-Marne, à 255 mètres au-dessus du niveau de la mer. De nombreux forages y ont été pratiqués, au voisinage et dans les puits mêmes près desquels s'élevaient les thermes romains de la petite ville d'Andesina Borvo. Autrefois chacun des établissements avait ses griffons particuliers; mais, depuis 1875, le produit de tous les sondages est dirigé dans des bassins de réfrigération, dans des réservoirs communs, d'où il est distribué dans les deux édifices. Le débit des sept forages qui existent actuellement est en moyenne de

412 mètres cubes, d'après les jaugeages effectués en 1881 par le service des mines. Cette quantité d'eau, quoique considérable, est loin d'égaler celle que fournissent les puits de Bourbon-l'Archambault, mais elle suffit largement au traitement des malades. Le principe actif des eaux de Bourbonne-les-Bains est le chlorure de sodium. D'après l'analyse de M. Pressoir, pharmacien en chef de l'hôpital militaire, ce sel y est contenu dans la proportion de 5gr,800 par litre. Sans atteindre à la riche minéralisation des eaux allemandes de même composition, telles que Soden, Hombourg, Naunhein, Kreusnach, Wiesbaden et des sources françaises comme celles d'Uriage et de Balaruc, elle peut cependant rivaliser avec elles, car elle les dépasse toutes, à l'exception de Wiesbaden, sous le rapport de la thermalité. En prenant la moyenne des températures observées dans les différents forages, on peut dire que la thermalité des eaux de Bourbonne varie de 50° à 65°. Cette température élevée dépasse les besoins de la médication et explique la nécessité des bassins de réfrigération.

Pour les blessés, c'est surtout le traitement externe qui est mis en usage. Il consiste en bains pris dans des piscines à la température de 33° à 35°. La durée des bains est de 20 à 40 minutes. Ils se donnent avec de l'eau minérale pure; qu'on peut mitiger avec de l'eau ordinaire, dans les cas où on s'adresse à un malade particulièrement sensible.

Le bain est suivi d'une douche de 10 à 15 minutes, à une température plus élevée de 1° à 2°. Cette douche affecte la forme nécessitée par la maladie et par la région à laquelle elle est destinée. Dans les suppurations, on fait des injections d'eau minérale dans les trajets fistuleux et on soumet la partie malade à des fomentations faites avec un linge imbibé dans le liquide chaud ou froid, suivant la prescription du médecin. Il existe aussi des appareils pour les douches de vapeur. Enfin les mouvements sont recommandés pendant les bains dans les piscines et le massage est employé dans les affections qui le réclament. On récolte dans les réservoirs des boues, dont on se sert quelquefois pour envelopper un membre ou une articulation, mais cette pratique paraît à peu près abandonnée. Elle a été accusée de produire des érysipèles et ne paraît pas donner de meilleurs résultats que les bains. Cependant on peut les employer dans les affections des os et des articulations, lorsque la douche *loco dolenti* est mal supportée en raison du choc qu'elle exerce sur les parties.

Tel est le traitement thermal dans sa plus grande simplicité, mais il n'exclut pas les autres moyens chirurgicaux. Dans les cas qui les réclament, le médecin traitant fait des incisions, extrait des corps étrangers et au besoin pratique des amputations. Les topiques médicamenteux sont quelquefois appliqués, et l'électricité est d'un grand secours dans certaines lésions. Nous mentionnons le fait, sans entrer dans les discussions qui ont eu lieu à la Société d'hydrologie, au sujet du rôle de ce dernier agent dans la cure thermo-minérale; nous, nous bornons à constater que les deux traitements réunis ont donné d'excellents résultats.

Le traitement interne consiste à boire de l'eau minérale le matin à jeun.

L'eau doit être prise aussi chaude que possible à la température de 40° environ et à la dose moyenne de 200 grammes. M. Cabrol avait institué, sous le nom de *traitement mixte*, une médication qui consistait à faire prendre, avec les eaux de Bourbonne, les eaux transportées d'autres stations, telles que Vittel, Contrexéville, etc. Dans certains cas, cette manière de faire a pu donner de bons résultats, mais nous pensons que les eaux de Bourbonne suffisent dans la majorité des cas et que le traitement mixte doit être la grande exception. Nous ferons les mêmes réflexions sur l'administration de l'huile de foie de morue, du quinquina et du fer donnés dans certaines affections chirurgicales.

Des eaux aussi chaudes, aussi minéralisées que celles de Bourbonne-les-Bains causent au bout de quelques jours des troubles physiologiques, qu'il faut étudier, car ils sont quelquefois suffisants pour contre-indiquer ou forcer à interrompre le traitement. Nous avons cherché s'ils se montraient plus souvent chez les hommes atteints d'une maladie interne, que chez les blessés ; nous sommes arrivé à un résultat négatif; mais nous avons cependant remarqué que chez ces derniers la manifestation était plus souvent localisée à l'endroit même de la lésion.

Un des phénomènes les plus fréquents causés par les eaux de Bourbonne est la réapparition de douleurs disparues depuis longtemps, ou bien encore l'aggravation momentanée, au niveau d'une articulation malade, d'une plaie ou d'une cicatrice, de douleurs qui semblaient calmées. Cette dernière manifestation est celle qu'on observe le plus fréquemment, et d'après les observations de MM. les docteurs Cabrol, Boucher, Bourguillon, elle se montrerait une fois sur cinq. La diarrhée ou la constipation sont aussi deux phénomènes qui se manifestent après quelques jours de l'usage interne des eaux de Bourbonne. On a beaucoup écrit sur cette particularité. Quelques médecins ont prétendu que la température de l'eau était la seule cause de ces accidents si opposés. M. Bougard a porté devant la Société d'hydrologie cette question que nous ne nous permettons pas de trancher. Nos recherches sont d'accord avec l'opinion générale qui attribue la constipation à l'ingestion de l'eau chaude, tandis que l'eau froide produit l'effet inverse. Le symptôme le plus prononcé de l'action des eaux sur l'organisme est la *fièvre thermale*. Celle-ci n'est pas très fréquente ; elle se rencontre une fois sur cinquante malades. Beaucoup de médecins la signalent souvent ; mais nous ne comprenons sous cette dénomination que l'état fébrile vrai, durant deux à trois jours, faisant monter la température jusqu'à 38°,6 et forçant à interrompre le traitement. On peut du reste le reprendre au bout de 36 à 48 heures, car cette fièvre cède facilement sous l'influence du repos et d'un léger purgatif. Elle reconnaît pour cause un traitement trop énergique, et s'observe plus souvent chez les baigneurs civils qui dirigent eux-mêmes leur traitement et croient abréger la durée de la cure par la quantité d'eau ingérée, que chez les militaires qui sont soumis à une discipline sévère. L'usage prolongé des eaux chez des malades qui y reviennent tous les ans donne quelquefois naissance à une fièvre lente plus grave qu'on a appelée la *fièvre thermo-minérale*. Celle-ci est souvent assez tenace pour nécessiter la cessation complète de la médication minérale.

La *poussée* qui se manifeste après pusieurs bains est fréquente à Bourbonne-les-Bains. Elle affecte plusieurs formes, depuis la simple rougeur de la peau jusqu'à l'éruption furonculeuse. Cet exanthème est de tout point semblable à la *gale bédouine* ou *bourbouille*. Il se montre d'abord à la face antérieure des poignets et quelquefois sur les parties internes des cuisses et sur le cou. Il doit être attribué à l'action du chlorure de sodium contenu en si grande quantité dans les eaux dont nous nous occupons. Ce sel agit probablement en s'éliminant par la peau ou bien en activant la circulation cutanée. C'est pendant les grandes chaleurs, que les éruptions sont le plus nombreuses, ce qui a donné lieu à une ingénieuse explication donnée par M. Boucher. Il attribue la poussée à l'irritation de la peau produite par les petits cristaux de chlorure de sodium, formés par l'évaporation de l'eau du bain. Quoi qu'il en soit, cette éruption force rarement à interrompre le traitement. Il faut cependant la surveiller attentivement, car elle peut se montrer dans le voisinage des plaies et rendre celles-ci douloureuses. Dans ces cas, il faut protéger la blessure et les parties environnantes à l'aide d'un bandage protecteur. C'est à tort qu'on a considéré la poussée comme un phénomène critique, nécessaire, car nombre de malades guérissent sans avoir ressenti aucun trouble par le fait du traitement.

On observe encore à Bourbonne des conjonctivites, des gingivites, des sueurs profuses. Les cicatrices se rouvrent quelquefois, et donnent lieu à la sortie de séquestres.

Mais nous parlerons de toutes ces manifestations en nous occupant de chaque maladie en particulier.

Il est cependant bon de rappeler qu'il ne faut envoyer à Bourbonne que les malades dont les organes abdominaux et thoraciques sont sains, car il est facile de comprendre que sous l'influence d'une médication aussi énergique, on peut voir se réveiller des affections chroniques auxquelles on ne songeait plus. Nous avons relevé l'observation d'un militaire atteint de pneumonie chronique, qui au bout de quelques jours de traitement est mort en vingt-quatre heures de cette maladie passée subitement à l'état aigu, et on rencontre des blessés chez lesquels le traitement a amené des hémoptysies et provoqué l'évolution de tubercules.

Les morts sont pourtant très rares aux eaux de Bourbonne-les-Bains, plus rares qu'on ne pourrait le penser, si on réfléchit à la riche minéralisation et à la haute thermalité des sources. Sur un total de 15,000 blessés, nous n'avons enregistré que 36 décès, pendant le séjour à Bourbonne, ce qui fait à peu près une mort sur 420 malades. Dans les six mois qui suivent la cure thermale, nous n'avons relevé que 33 décès. Ces derniers ne peuvent pas être attribués au traitement minéral, pas plus, du reste, que tous ceux qui ont eu lieu à Bourbonne même. Cependant beaucoup de morts ne seraient pas survenues, si des malades n'avaient pas été imprudemment dirigés sur cette station. Les chiffres parlent bien haut à cet égard, et sans vouloir anticiper sur les indications dont nous parlerons plus loin, il nous suffira de dire que sur ces 69 morts arrivées, soit à Bourbonne même, soit un peu plus tard dans d'autres hôpitaux, 13 sont dues à des tumeurs blanches, 18 à des ostéites suppurées, 9 à des coxalgies arrivées à la suppuration et 3 à des abcès par congestion. En ne considérant que ces chiffres bruts, il y a déjà un enseignement à tirer, au sujet des indications qui se rapportent aux affections suppurées. C'est afin de démontrer l'inutilité des eaux dans ces cas et leurs grands avantages dans d'autres, que nous allons passer en revue les principales affections chirurgicales qu'il est d'usage d'envoyer à Bourbonne ; mais auparavant il est encore une question qu'il convient de traiter dans les généralités, c'est la durée du traitement. De l'aveu de tous les chirurgiens, il doit être nécessairement long. Les malades civils ont l'habitude de l'abréger et ne peuvent être pris comme modèles ; c'est dans la pratique des hôpitaux militaires qu'on trouve la preuve évidente de ce que nous venons d'avouer. Ils faisaient autrefois une cure de quarante jours ; l'hôpital ouvrait le 15 mai et fermait le 15 septembre ; ces quatre mois étaient divisés en deux périodes de quarante jours chacune. Ce laps de temps était insuffisant, de l'aveu de tous les médecins et des malades eux-mêmes ; aussi, depuis la décision ministérielle du 25 novembre 1869, il n'y a plus que deux saisons de deux mois chacune et quelquefois même on reporte un malade, en voie d'amélioration, de la première saison sur la seconde. Le 15 mai et le 15 septembre sont deux dates limites. En dehors de cette époque, en effet, le climat de Bourbonne est un peu froid, et le traitement par conséquent plus difficile à suivre. Un malade qui peut choisir son moment fera bien d'arriver à Bourbonne dans le courant d'avril ou, en tous cas, de s'arranger pour avoir fini sa cure au commencement de septembre.

Hubert Jacob, maître en chirurgie à Aurosay près Bourbonne, fit le premier, en 1570, paraître un traité sur les vertus admirables des eaux chaudes de Bourbonne-les-Bains. En 1590 Jean Lebon écrivait : « Les coups, contusions, les vulnères et playes soit « d'espée, baston, pierre ou balle se trouvent bien à « Bourbonne. » Depuis cette époque, ces eaux ont continué à jouir de la même réputation. Louis XV pour cette raison fonda dans cette ville, en 1732, le premier hôpital militaire thermal qui ait existé. Chaque année depuis lors, de nombreux blessés y sont envoyés, et c'est de ce vaste champ d'observation que nous allons essayer de tirer quelqu'enseignement.

I. — RHUMATISME ARTICULAIRE

Cette maladie, quoique n'étant pas complètement du ressort de la chirurgie, y touche cependant par certains points, par exemple dans les cas où le rhumatisme s'est localisé sur une seule articulation; c'est donc principalement l'arthrite rhumatismale que nous viserons.

A Bourbonne, les résultats obtenus sont excellents. 2,763 malades atteints de rhumatisme articulaire ont été dirigés sur cette station pendant un espace de 60 années environ. Sur ces 2,763 malades, 1,297 ont été notablement améliorés, 528 se sont trouvés bien des eaux, sans cependant pouvoir espérer la guérison d'une façon certaine, et 349 sont partis complètement guéris. Voilà pour les succès. Quant aux insuccès, ils sont au nombre de 537, sur lesquels il faut compter 52 aggravations. Si nous considérons maintenant ces chiffres dans leur ensemble, nous trouvons que les quatre cinquièmes des malades sont améliorés et qu'il en guérit 1 sur 7; qu'on peut compter 1 insuccès sur 5 malades et 1 aggravation sur 52 cas. Ces résultats sont fort satisfaisants; mais ne valent pas cependant ceux obtenus dans la même maladie à Bourbon-l'Archambault, où l'aggravation est pour ainsi dire inconnue et où on ne compte que 1 insuccès sur 14 malades. Cette considération nous fera recommander de préférence cette dernière station dont nous nous occuperons plus loin.

De Niemeyer déclare que dans les hôpitaux on

obtient avec des bains chauds d'eau simple, des résultats aussi favorables qu'à Aix-la-Chapelle, Ragatz, Wiesbaden, etc..., et il appuie son opinion sur ce fait, que des eaux thermales de composition chimique très différente jouissent d'une égale réputation pour le traitement du rhumatisme chronique. Nous avons déjà vu en effet qu'à Barèges, et dans les autres stations des Pyrénées, on guérissait beaucoup d'arthrites rhumatismales. Mais sans vouloir rechercher ici quelle est la part qui, dans la cure thermo-minérale, revient à la température et quelle est celle qui revient à l'élément chimique, il nous semble qu'il n'est pas indifférent, en ce qui concerne les eaux chlorurées sodiques, de prendre des bains qui contiennent 5 grammes de sel marin et d'absorber par jour 1 ou 2 verres d'une eau si riche par sa composition. Il ne vient à l'idée de personne de comparer les bains de mer aux bains d'eau douce. Les manifestations pathologiques qui se produisent sous l'effet du traitement, et que nous avons étudiées plus haut, prouvent assez que l'économie est influencée par la médication chlorurée sodique. Ce qui tendrait à le prouver encore, ce sont les résultats obtenus dans deux stations de même nature, mais d'une inégale minéralisation, et il est permis de se demander si les rhumatismes articulaires ne se trouvent pas moins bien à Bourbonne-les-Bains qu'à Bourbon-l'Archambault, justement à cause de la plus faible minéralisation des eaux de cette dernière station. De l'avis de tous les médecins, on est souvent obligé d'interrompre le traitement à Bourbonne à cause de l'exaspération des douleurs ou des craintes de voir la maladie repasser à l'état aigu, tandis qu'à Bourbon-l'Archambault le malade continue sa cure sans interruption et en retire par conséquent un plus grand bénéfice.

Les eaux de Bourbonne agissent localement, mais elles étendent aussi leurs effets sur la constitution, en donnant de la force au malade et en le fortifiant. Aussi faudra-t-il de préférence diriger sur cette station, comme nous l'avons recommandé pour Barèges, les malades anémiques et ne pas la conseiller aux pléthoriques ou aux rhumatisants sujets aux congestions.

Les péricardites et les endocardites doivent être une contre-indication formelle, et il faudra même s'assurer que cette complication du côté des organes de la circulation a complètement disparu chez ceux qui en auraient eu des atteintes. Il n'est pas rare en effet de voir, sous l'influence du traitement, les séreuses du cœur s'enflammer de nouveau et nécessiter la suspension de la cure.

Les douleurs passagères cessent en général promptement, mais elles peuvent s'exaspérer chez les malades qui souffrent continuellement et peuvent les forcer à quitter l'hôpital avant la fin de la saison. Quant à la période de la maladie qui convient le mieux au traitement thermal, il faut que l'arthrite soit passée à l'état chronique, mais on ne doit pas attendre trop longtemps.

Chez des marins atteints d'anciens rhumatismes,

nous avons vu souvent les eaux ne produire aucun effet, et chez les vieillards l'insuccès est la règle ordinaire. C'est donc au bout de cinq ou six mois, qu'il faudra diriger les malades sur Bourbonne. Une arthrite rhumatismale de date récente disparaît bien plus rapidement, et le médecin n'a pas à craindre la généralisation de l'affection ou bien un retour à l'état aigu. Ces cas sont la grande exception, et par une sage médication on empêchera certainement les rechutes. Nous avons observé des arthrites rhumatismales datant de quatre, trois et même de deux mois, qui loin de s'exaspérer ou de s'étendre, ont guéri très rapidement.

Les douches et les bains font la base du traitement. Si l'articulation est un peu douloureuse, il ne faut pas diriger le jet sur elle. On entoure aussi les membres de conferves, ou bien on les soumet à des fomentations avec des compresses imbibées d'eau minérale. Ce dernier mode de traitement semble ne pas avoir donné de bons résultats et n'est pas recommandé par M. Cabrol.

Dans les arthrites très anciennes, ayant amené un amaigrissement considérable des parties atteintes, on pourra employer concurremment le massage et la douche, ainsi que dans les cas où l'articulation est déformée et les mouvements limités.

Ce sont les articulations fémoro-tibiales qui sont le plus souvent prises, ce sont elles aussi qui retirent le plus grand bienfait des eaux. Les articulations scapulo-humérales et tibio-tarsiennes viennent ensuite, et ce sont les radio-carpiennes qui sont les plus rebelles et dont il faut surveiller les mouvements, car elles ont de la tendance à l'ankylose.

On voit souvent des arthrites rhumatismales n'arriver à la guérison que quelques mois après la cure thermale, mais souvent ce résultat n'est pas obtenu après une saison et il faut en conseiller une seconde au malade. Les rhumatismes donnent lieu à des arthrites sèches, plastiques et hydropiques ; de ces trois formes, c'est la forme plastique qui guérit le mieux ; vient ensuite l'arthrite sèche, puis l'arthrite avec épanchement. Enfin, il faut aussi savoir que l'arthrite goutteuse ne se trouve pas bien des eaux de Bourbonne-les-Bains.

II. — MALADIES DES OS

A. Fractures. — Les eaux de Bourbonne jouissent d'une réputation justifiée dans la thérapeutique des fractures. Cependant il convient de ne pas exagérer leur efficacité et d'indiquer les cas qui pourront y être envoyés avec fruit. Les indications sont à peu près les mêmes que pour Barèges. Lorsqu'il s'agit de fractures simples, on peut les envoyer indifféremment dans l'une ou l'autre de ces stations. Quand elles sont compliquées de raideurs prononcées, d'atrophies musculaires, d'engorgements du membre, d'accidents, en un mot, autres que la suppuration des fragments — et ce sont les cas les plus fréquents — les eaux de Bourbonne doivent être préférées.

Lorsqu'il y a plaie, que les fragments atteints d'ostéite ou de nécrose baignent dans le pus, Barèges reprend sa supériorité comme dans toutes les suppurations.

Ceci posé et avant d'en venir aux résultats, nous allons aborder une question que nous avons réservée et à la solution de laquelle les travaux des médecins de Bourbonne ont le plus contribué. Nous voulons parler de l'action dissolvante que les eaux thermaless ont été accusées d'exercer sur les cals de formation récente, lorsque les bains et les douches sont administrés à une époque trop rapprochée de celle de la fracture. L'instruction du conseil des armées du 6 mars 1857 (1) était conforme à cette opinion et prescrivait de ne jamais diriger les fractures sur les stations balnéaires que dix-huit mois après l'accident. Cette crainte n'est pas fondée et ne repose sur aucun fait probant. MM. Cabrol, Cabasse, Reeb et d'autres chirurgiens militaires ont étudié la question avec soin et n'ont jamais pu rencontrer un seul cas de ramollissement du cal, même dans les fractures traitées très peu de temps après l'accident.

Il existe pourtant quelques observations dans la science qui ont pu donner naissance à cette manière de voir. Nous en trouvons une, dans l'ouvrage publié en 1774 par Juvet, médecin du roi. Elle a été reproduite partout, et c'est pour cela que nous ne la citons pas in extenso. Il y est question d'une fracture du fémur, datant de trois mois, paraissant

(1) *Instruction sur l'emploi des eaux minérales naturelles et sur le service des hôpitaux thermaux* (6 mars 1857).

consolidée et dont le cal fut ramolli à tel point par les douches et les bains de Bourbonne, qu'elle se reproduisit, au bout de trois semaines, lorsque le malade commença à marcher. M. Cabasse, qui a fait de nombreuses recherches à ce sujet, n'a rencontré, sur une quantité considérable de malades, qu'un seul fait de ramollissement du cal observé à Barèges.

M. Fano, agrégé de la Faculté de médecine de Paris, en a publié un autre dans l'*Union médicale* du 5 juillet 1859.

Quant à nous, sur les 1,869 fractures qu'il nous a été permis de contrôler à Bourbonne, nous n'en avons pas trouvé un seul. Nos recherches confirment donc les conclusions auxquelles la Société d'hydrologie s'est arrêtée, à la suite des discussions qui y ont eu lieu à ce sujet. Dutrouleau termine, en effet, son rapport de la façon suivante : « La tradition défavorable aux eaux de Bourbonne « dans les fractures récentes doit quelque peu se « modifier et, à part les cas où un reste d'inflam« mation pourrait être aggravé par l'action exci« tante de l'eau et par l'effet mécanique de la dou« che, on peut engager les praticiens à envoyer « leurs malades à la date de quatre à cinq mois à « partir de l'accident. »

Dans sa dernière instruction (6 mars 1862), le conseil de santé des armées, tenant compte des opinions exprimées dans les rapports des médecins militaires attachés aux hôpitaux thermaux, est revenu sur sa décision première, en fixant à six mois au lieu de dix-huit, le temps qui doit s'écouler entre l'accident et le traitement minéral.

Nous avons rencontré dans nos recherches plusieurs observations de fractures dirigées sur Bourbonne au bout de quatre, trois et même deux mois, sans qu'il en soit résulté le moindre inconvénient. M. Reeb, médecin en chef de l'hôpital militaire de cette station, atteint lui-même de fracture, s'est soumis au bout de trois mois à la médication par les bains et les douches et en a retiré un excellent résultat. M. Cabasse, dans un travail fort intéressant (1) sur les traumatismes récents traités par les eaux thermales, cite même des observations, où des fractures comminutives par balles se sont consolidées pendant le traitement thermo-minéral appliqué immédiatement après l'accident. Nous irons même plus loin, et nous conseillerons de ne pas attendre trop longtemps pour soumettre les fractures au traitement par les eaux. L'os est consolidé au bout de deux ou trois mois; la médication thermo-minérale ne peut rien sur lui, nous venons de le démontrer ; seuls les accidents du côté des parties molles et des vaisseaux peuvent être combattus. Le meilleur moyen de triompher, dans ces cas, des raideurs, des atrophies, des troubles circulatoires, est de ne pas attendre que l'âge et le temps soient venus les rendre plus tenaces. Cette opinion est aujourd'hui universellement répandue parmi les mé-

(1) *De l'emploi de la médication thermale et des eaux de Bourbonne en particulier*, par M. Cabasse, médecin major de 1re classe (*Mémoires de médecine et de chirurgie militaires*, 1871, p. 417).

decins des eaux, et la statistique la confirme, en montrant que les guérisons et les améliorations sont beaucoup plus nombreuses chez les malades envoyés à Barèges et à Bourbonne, quelques mois après leurs fractures, que chez ceux qui ont attendu plusieurs années. Nous recommandons donc, quand la saison le permettra, de ne pas s'obstiner à vouloir rendre à un membre fracturé l'intégrité des fonctions par les moyens mis ordinairement en usage ; mais une fois la consolidation terminée, si au bout de quelque temps de frictions, de massage, de gymnastique, les mouvements ne sont pas revenus, de le diriger sur Bourbonne.

Nous avons déjà dit qu'il est inutile d'attendre des eaux le redressement des incurvations, un changement favorable dans les consolidations vicieuses, dans les déformations des membres, dans les saillies des fragments. Ce serait s'exposer à un échec. Malgaigne, dans son *Traité des fractures* (1), l'avait déjà pressenti, quand il dit en parlant des bains, des douches, des cataplasmes, « que ni la théorie, « ni la pratique ne permettent de croire à l'efficacité de semblables moyens pour ramollir le cal ; « non que des cataplasmes ou des bains ne puissent dissiper un reste d'engorgement, mais sans « agir sur le cal lui-même. » La seule modification que l'on puisse espérer, c'est une diminution de volume du membre au niveau du cal, mais cette diminution ne se fait pas aux dépens des os ; elle

(1) Malgaigne, *Traité des fractures*, p. 333.

est le fait du dégorgement des parties molles qui l'entourent, et cela suffit souvent pour faire disparaître les douleurs, l'œdème et la gêne des mouvements.

L'administration de la douche après le bain est de règle dans les fractures. Le jet doit être promené sur tout le membre et non sur le cal lui-même. L'électricité dans les cas d'atrophie est aussi d'un grand secours.

Nos recherches, avons-nous dit, ont porté sur 1,869 fractures. Dans ce nombre, on compte 1,173 améliorations, 249 guérisons, 431 effets nuls et 16 aggravations, ce qui donne une proportion de 76 p. 100 de résultats favorables et de 23 p. 100 d'insuccès.

Nous avons également recherché si certaines fractures ne donnaient pas à Bourbonne de meilleurs résultats que d'autres, et voici quels sont les chiffres que nous avons obtenus : sur un total de 131 fractures de cuisses, 106 étaient simples. Elles ont donné 92 p. 100 de guérisons ou d'améliorations et 7 p. 100 d'effets nuls. Ces chiffres sont concluants, mais quand on applique le même calcul aux fractures du fémur compliquées, on arrive à un résultat opposé : pas un seul cas de guérison complète, 68 p. 100 seulement d'améliorations et 32 p. 100 d'effets nuls. Ces nombres mis à côté de ceux des fractures simples confirment d'une manière bien évidente les conseils que nous avons donnés plus haut. Les fractures des autres régions le prouvent également.

Les fractures de la jambe que nous avons pu

relever sont au nombre de 509 : 383 simples et 126 compliquées.

Pour les premières nous avons enregistré 84 p. 100 de résultats favorables, dont 24 p. 100 de guérisons complètes et 13 p. 100 d'effets nuls.

Pour les secondes : 35 p. 100 de guérisons complètes, 57 p. 100 de résultats favorables et 32 p. 100 d'effets nuls.

Les fractures de la rotule, qui ont tant exercé la sagacité thérapeutique des chirurgiens, nous ont étonné par le nombre considérable d'améliorations que nous avons constaté après un traitement fait à Bourbonne. M. le Dr Camisier dans sa thèse (*Fractures de la rotule*) avait déjà fait ressortir le même fait. Il cite les observations de sept blessés venus à Bourbonne à la suite de fractures de la rotule. Six ont obtenu une amélioration notable et un seul est reparti dans le même état. Nous avons vu qu'à Barèges les résultats étaient à peu près les mêmes, et nous en avons donné l'explication. Nous n'y reviendrons donc pas et nous nous bornerons à exposer les effets obtenus.

Sur 66 observations de fractures de la rotule, il y a eu 6 guérisons complètes, 47 améliorations et 13 insuccès, ce qui porte à 83 p. 100 les résultats favorables.

Enfin nous avons rencontré 28 fractures du pied qui se répartissent de la façon suivante : 5 guérisons, 16 améliorations et 7 effets nuls.

Les fractures du membre supérieur sont moins nombreuses que les autres, à Bourbonne comme à Barèges, et n'y présentent rien de particulier.

Celles que nous avons relevées en plus grand nombre sont les fractures du bras qui nous ont donné 83 p. 100 de résultats favorables et 16 p. 100 de résultats nuls, et les fractures de l'avant-bras qui ont fourni 66 p. 100 de succès et 33 p. 100 d'insuccès. Nous avons dit à Barèges que cette infériorité dans les résultats tenait à la disposition des deux os de l'avant-bras; nous n'y reviendrons pas.

Les fractures de l'épaule et des os de la main sont très peu nombreuses, et quoique les résultats obtenus fussent tous rangés dans la classe des améliorations, nous ne pouvons en tirer des conclusions utiles.

B. Ostéites. — Les ostéites se divisent naturellement en deux classes, au point de vue des résultats obtenus par la médication chlorurée sodique chaude : les ostéites non suppurées, affections relativement peu fréquentes, et les ostéites suppurées dans lesquelles nous ferons rentrer la carie et la nécrose.

Dans certains cas, la syphilis par exemple, un séquestre peut se former sans suppuration; mais ces exceptions sont si rares qu'elles peuvent être négligées.

Les ostéites non suppurées, accompagnées ou non de périostites, sont au nombre de 61 sur un total de 568 affections inflammatoires des os envoyées à Bourbonne (1). S'il était permis de tirer des

(1) Nous avons trouvé dans les observations quelques cas d'exostose, sous la seule dépendance de l'inflammation de l'os et du pé-

conclusions de chiffres aussi petits, les résultats paraîtraient magnifiques, car sur ces 61 malades il y a eu 5 guérisons, 49 améliorations, 6 effets nuls et 1 seule aggravation, ce qui donne 88 p. 100 de succès. On se rend compte de ces bons effets, en songeant qu'on a affaire à une maladie subinflammatoire dont les produits ont besoin d'être résorbés. Les eaux de Bourbonne agissent fort bien dans ce sens, en plongeant le membre dans un milieu chaud et excitant et en agissant sur la circulation locale et générale par les boissons et les bains. Nous sommes d'accord sur ce point avec M. Michel, qui dans son rapport de l'année 1879, fait remarquer que Bourbonne guérit mieux les ostéites non suppurées que celles qui sont en voie de suppuration. Ces dernières donnent en effet des résultats déplorables, et nous sommes étonné de voir quelques médecins conseiller encore les eaux chlorurées sodiques dans leur traitement. Nous avons relevé 507 suppurations osseuses, et le calcul nous donne 47 p. 100 d'effets favorables, dont 5 p. 100 de guérisons et 52 p. 100 d'effets nuls dont 6,5 p. 100 d'aggravations. C'est la première maladie qui nous donne un chiffre plus grand d'insuccès que de succès. Si nous entrons dans le détail, nous trouvons que parmi les 34 aggravations, il y a eu 10 morts à la station thermale même et cela peu de temps après l'arrivée des malades. C'est ce qu'on constate dans une observa-

rioste. C'est en vain qu'on les envoie aux eaux thermales, car elles ne sont pas plus capables de les résorber qu'elles ne peuvent dissoudre un cal.

tion que nous avons sous les yeux et où le blessé, atteint de carie costale, est mort au bout de quinze jours de traitement. Six décès ont été enregistrés dans les hôpitaux où les malades se sont rendus, la saison finie, et enfin, nous voyons que onze fois la lésion osseuse s'est aggravée de telle façon qu'on a été obligé d'amputer le membre. Nous sommes donc en droit d'en conclure que les eaux de Bourbonne ne se bornent pas à être inutiles, mais qu'elles sont quelquefois nuisibles dans ces cas.

Les eaux chlorurées sodiques, par leur analogie avec l'eau de mer, ont été vantées dans la scrofule, et il était permis de croire qu'elles agiraient efficacement sur des maladies comme l'ostéite, en modifiant la constitution et en influençant favorablement l'état de la partie malade ; mais l'expérience a prouvé qu'il n'en était rien. La lésion locale s'aggrave et la constitution s'en ressent. Nos observations ont porté sur des sujets dont l'âge moyen était de 24 à 25 ans et qui par conséquent avaient encore assez de jeunesse pour réagir contre leur diathèse. Nous avons même rencontré, dans les rapports, plusieurs enfants de douze à quatorze ans et il ne nous a pas semblé qu'ils aient retiré des eaux de plus grands bénéfices que leurs aînés. Peut-être étaient-ils envoyés trop tard et ne faut-il pas attendre la suppuration pour attaquer par la médication minérale l'ensemble des manifestations morbides qui y donneront lieu.

Le siège de l'ostéite ne nous paraît pas non plus avoir eu d'influence sur la terminaison de la maladie, car nous avons relevé des caries siégeant aux côtes, au sternum, à l'omoplate, à la clavicule, au membre inférieur et au membre supérieur, presque toujours d'origine spontanée, et nous avons constaté que le résultat était le même pour toutes. Il n'en est plus ainsi lorsqu'on a affaire à des ostéites traumatiques, comme celles qui résultent des coups de feu. Dans ces cas, ainsi que nous le disons plus loin, on obtient 69 0/0 d'effets favorables au lieu de 47 0/0. M. de Finance avait déjà remarqué, en 1867, que « lorsque les caries surviennent sans causes appré« ciables, qu'elles sont des manifestations de la « scrofule, l'action des eaux est très douteuse, sou« vent inefficace, à moins qu'on ne leur adjoigne « une médication spéciale à laquelle il faut alors « attribuer une bonne part des succès obtenus. « Dans les traumatiques, au contraire, ajoute-t-il, « les eaux sont efficaces, soit en favorisant l'expul« sion des parties mortifiées, soit en imprimant « aux tissus malades un degré de vitalité néces« saire à leur guérison, soit en agissant comme « tonique sur l'ensemble de la constitution » (1). Cependant, même dans ces derniers cas, il arrive souvent que la plaie prenne un mauvais aspect et qu'on soit obligé de suspendre tout traitement. On y est aussi parfois réduit par suite de l'excès de stimulation.

Les médecins militaires de Bourbonne sont souvent obligés de pratiquer dans leur hôpital ther-

(1) Mémoire manuscrit.

mal des opérations qui faites plus tôt auraient évité au blessé les fatigues d'un pénible voyage.

En résumé, les eaux de Bourbonne ne conviennent guère dans les ostéites. Barèges leur est bien préférable, lorsque ces maladies sont arrivées à la suppuration.

III. — MALADIES DES ARTICULATIONS

A. Tumeurs blanches. — Ces redoutables affections guérissent bien rarement à Bourbonne. Nous sommes même étonné de voir des médecins y envoyer encore des malades, lorsque cinquante-trois ans d'expérience auraient dû suffire pour les éclairer, lorsque les rapports de la plupart des médecins en chef de l'hôpital de Bourbonne constatent l'inefficacité des eaux de cette station, dans la maladie qui nous occupe. Dès 1839 Corbin avait émis cette opinion ; en 1858, M. Cabrol faisait remarquer que les eaux agissent d'une façon très lente sur ces affections, que le traitement thermo-minéral est souvent inutile et que c'est par l'emploi d'autres moyens qu'on obtient de l'amélioration. En 1864 M. de Finance écrivait que les tumeurs blanches ne guérissent pas à Bourbonne, mais qu'elles s'y exaspèrent souvent. En 1871, M. Gouget se montrait encore plus affirmatif. « Les tumeurs blanches vraies, disait-il, s'en retournent comme elles « sont venues, heureux sont les malades qui n'ont « pas vu leur état s'aggraver. » M. Reeb, dans ses rapports de 1873 et de 1878, les range parmi les maladies pour lesquelles les eaux de Bourbonne sont nuisibles. Il en est de même du docteur Dauvé en 1880 et de M. Mabboux. Ce dernier, dans le travail le plus complet et le plus remarquable qui ait été écrit sur cette importante question (1), reproduit longuement les témoignages que nous venons d'énumérer et arrive à des conclusions semblables à celles que nous avons formulées et que nous allons appuyer sur des chiffres.

Nous avons relevé, sur les registres de l'hôpital militaire de Bourbonne, 414 cas de tumeurs blanches. Dans ce nombre, il y en a 82 que nous n'avons pas pu rattacher à une articulation en particulier ; 241 siégeaient au genou ; 32 à l'articulation tibio-tarsienne ; 29 au coude, 20 au poignet et 8 à l'épaule. Nos chiffres ne nous permettent de rien conclure sur le plus ou moins d'efficacité des eaux de Bourbonne dans la maladie de telle ou telle articulation ; mais nous retrouvons ici ce que nous avons déjà constaté pour les affections osseuses. Les résultats, quoique généralement mauvais, le sont moins dans les tumeurs blanches qui ne sont pas encore en suppuration que dans les autres. C'est ainsi que, dans ces dernières, il n'y a que 7 pour 100 d'améliorations et de guérisons, c'est-à-dire 2 guérisons et 3 améliorations sur 69 malades. Si on songe que ces guérisons, au nombre de deux, ont

(1) *De la médication de Bourbonne-les-Bains dans le traitement des tumeurs blanches*, par M. Mabboux (Charles), médecin major de 1re classe, attaché à l'hopital militaire de Lille. *Etude soumise à l'appréciation du comité de santé des armées le* 21 *avril* 1883.

pu n'être pas complètes, que les 3 améliorations n'ont été probablement que passagères, on trouvera que les heureux effets sont insignifiants et que les insuccès sont la règle. En effet, nous trouvons ici 92 p. 100 de mauvais résultats, dans lesquels les aggravations sont au nombre de 46 p. 100. Sur les 69 cas que nous avons relevés, il a été pratiqué 9 amputations à Bourbonne même et 2 autres quelque temps après la fin de la saison thermale ; 5 autres malades sont morts à l'hôpital de la station et 8 autres quelques mois après le retour au corps. M. Mabboux, dans une statistique qui embrasse les vingt-cinq années comprises entre 1857 et 1882, a relevé 82 cas de tumeurs blanches suppurées dont les résultats ont été les suivants : 5 guérisons par ankylose, 9 améliorations, 25 aggravations dont 5 ont nécessité l'amputation, 9 morts dont 2 après amputation, et 27 résultats inconnus.

Ces chiffres parlent plus haut que tous les raisonnements, et ils confirment d'une manière éclatante l'interdiction formulée, il y a vingt-six ans, par le conseil de santé des armées dans son instruction du 6 mars 1857, où les *tumeurs blanches suppurées* avec *altération des os* sont rangées parmi les affections qui ne doivent pas être soumises à la médication de Bourbonne.

Les tumeurs blanches non suppurées sont dirigées en beaucoup plus grand nombre sur cette station, et si dans ces cas on ne retire pas d'aussi bons effets que ceux que nous avons signalés en parlant de Barèges, on n'a pas du moins à redouter les tristes complications dont nous venons de parler. Sur 255 arthrites fongueuses non suppurées, nous n'avons relevé que 9 guérisons, mais les améliorations sont en plus grand nombre, et nous arrivons par le calcul à 47 p. 100 de résultats favorables contre 53 p. 100 d'insuccès. Plus de la moitié des malades n'ont donc pas eu à se louer du traitement, et cela n'engage pas à recourir aux eaux chlorurées sodiques, même au début de l'affection. Elles ont, en effet, plusieurs fois déterminé la suppuration ; la maladie a souvent pris une marche rapide, et dans deux cas, on a été obligé de pratiquer l'amputation. Dans trois autres, la mort s'est produite, moins de six mois après le départ de Bourbonne, ce qui prouve bien que ces eaux sont loin d'être inoffensives, et qu'elles sont capables de faire évoluer avec rapidité une maladie qui aurait pu rester stationnaire.

Les résultats auxquels M. Mabboux est parvenu sont plus défavorables encore. Sur 68 tumeurs blanches non suppurées, soumises à Bourbonne au traitement thermal, il n'a pas constaté une guérison. Elles lui ont fourni 26 améliorations, 37 effets nuls, 4 aggravations et 1 décès, c'est-à-dire, 61,75 p. 100 d'insuccès. Au bout d'un an, ces mêmes malades ne présentaient plus que 7 améliorations, 20 résultats nuls, 10 aggravations et 3 morts. Sur 28 d'entre eux, il n'avait pu obtenir aucun renseignement. Cette proportion désolante de 82,50 insuccès sur 100 ne le décourage cependant pas d'une manière complète. Il pense qu'on doit encore diriger sur Bourbonne les arthrites franchement fongueuses et celles qui, après avoir eu pour point de départ un rhumatisme, une contusion ou une blennorrhagie, tournent à la synovite fongueuse, sous la condition expresse que le mal aura des allures franchement chroniques, avec absence de douleurs vives spontanées. Il croit qu'on peut y diriger les ostéo-synovites fongueuses à allures torpides, dans lesquelles les épiphyses, tout en étant gonflées et sensibles, ne sont pas le siège de douleurs profondes, pouvant faire craindre une poussée d'ostéite aiguë.

Ces réserves nous semblent, de sa part, une concession faite aux opinions reçues, avec lesquelles il n'a pas voulu rompre d'une manière complète. Nous serons plus affirmatif. Dans notre opinion, il ne faut pas diriger les tumeurs blanches sur la station de Bourbonne, à quelque période qu'elles soient parvenues. Nous verrons plus loin, en traitant de Bourbon-l'Archambault, que dans cette station les résultats sont meilleurs, sans être encore bien satisfaisants.

En résumé, c'est la station de Barèges qui convient aux tumeurs blanches, ainsi que nous l'avons dit précédemment. Les chiffres sont ici d'accord avec l'opinion de tous les médecins qui ont écrit sur cette station, et parmi lesquels nous pouvons citer les docteurs Duplan, Giard, Armieux et Mabboux lui-même. Tout concourt en effet pour lui assurer la supériorité : l'action vivifiante de l'air des montagnes, la variété, la haute thermalité des sources et enfin la nature de leur principe minéralisateur qui s'adresse de préférence aux suppurations de toute nature, ainsi que nous l'avons démontré.

Nous avons recherché si l'âge du sujet avait quelqu'influence sur le résultat du traitement par les eaux de Bourbonne, mais nous n'avons rien trouvé dans nos relevés qui pût nous permettre de formuler une conclusion à cet égard.

Nous avons constaté des aggravations chez des enfants de deux ans, de onze ans, de neuf ans; peut-être, il est vrai, en moins grand nombre que chez les adultes. Du reste nos observations ont surtout porté sur des malades de l'armée, c'est-à-dire sur des sujets de vingt et un à vingt-cinq ans.

M. Bergeron, en 1867, a donné une statistique des effets obtenus à Berck-sur-Mer dans les tumeurs blanches. Il cite 35 enfants atteints d'arthrites fongueuses, dont 4 ont succombé, 13 sont restés dans le même état et 18 sont rentrés à Paris assez améliorés pour qu'on puisse espérer la guérison. Ces résultats, concernant, il est vrai, des enfants, sont relativement bons, puisqu'on arrive à 51 p. 100 de succès, chiffre plus favorable que celui que nous avons obtenu pour les ostéo-arthrites non suppurées, et dans les cas cités par M. Bergeron il y en avait beaucoup en pleine suppuration.

Plusieurs médecins ont remarqué que les eaux de Bourbonne produisaient de meilleurs effets dans les arthrites fongueuses succédant à de violents traumatismes ou à des rhumatismes; nous signalons ce fait sans le garantir et sans pouvoir nous en rendre compte. Quel que soit son point de départ, une tumeur blanche une fois déclarée présente la même résistance au traitement, et si, comme le dit M. Cabrol, c'est à obtenir l'ankylose que doivent se borner les espérances, on peut y arriver dans les hôpitaux sans imposer au malade les fatigues d'un voyage. L'ankylose une fois survenue, les eaux ne paraissent pas produire de meilleurs effets. Nous en avons relevé quelques cas qui sont partis dans le même état qu'à leur arrivée, et nous en concluons qu'à moins d'une guérison très ancienne et très affermie chez un sujet jeune, il est inutile de s'exposer à enflammer de nouveau une articulation devenue indolente ou torpide, ou à rompre une ankylose osseuse obtenue à grand'peine. Nous avons à dessein omis de parler de l'effet des eaux sur la constitution générale, parce que, comme nous l'avons déjà dit, elles aggravent la lésion locale dans de telles proportions que cette dernière devient prépondérante et attire à elle tous les efforts de l'économie.

B. Coxalgies. — Nous avons séparé cette maladie des précédentes, parce que les symptômes spéciaux qu'elle présente, la forme qu'elle affecte, et la marche qu'elle suit, lui ont fait daus les traités classiques donner un nom différent. C'est cependant la même affection au point de vue anatomo-pathologique; mais, sous le rapport de la thérapeutique et des résultats obtenus à Bourbonne, la coxalgie s'écarte de la tumeur blanche. Cette maladie donne en effet de meilleurs résultats aux eaux chlorurées sodiques que les arthrites fongueuses des autres articulations. Nous ferons plus loin la même remarque au point de vue de Bourbon-l'Archambault dont les effets se rapprochent des chiffres que nous allons donner : 219 coxalgies figurent sur les registres de Bourbonne, et dans ce nombre 25 étaient arrivées à la suppuration, 185 ne l'étaient pas encore, et dans 9 cas cette condition n'était pas mentionnée. Nous retrouvons toujours les mêmes faits : les coxalgies suppurées, quoique moins défavorablement influencées que les tumeurs blanches des autres articulations, ne comptent cependant pas un seul cas de guérison. Les améliorations s'élèvent à 28 p. 100, tandis qu'on compte 36 p. 100 d'effets nuls et 36 p. 100 d'aggravations. Sur 25 malades arrivés à la période de suppuration, 3 sont morts à Bourbonne même et 6 quelques mois plus tard. Répétons-le donc avec une nouvelle insistance, il est dangereux d'envoyer aux eaux chlorurées sodiques une coxalgie suppurée. Dans ce cas, il n'y a pas d'opérations à tenter pour sauver la vie du malade en sacrifiant un membre, et la mort arrive plus d'une fois sur trois. Dans les coxalgies non suppurées, les résultats sont meilleurs, ils sont même supérieurs à ceux qu'on obtient dans les tumeurs blanches. Ainsi sur 185 cas nous constatons 58 p. 100 d'améliorations et de guérisons, 41 p. 100 d'insuccès dont 5,5 p. 100 d'aggravations et 1 seul décès, ces chiffres sont plus rassurants. Nous devons faire ici les mêmes réserves que pour Barèges, au sujet du diagnostic et de la nature de la maladie.

Les enfants paraissent retirer un plus grand bénéfice du traitement thermal que les adultes. Mais il est quelquefois nécessaire de les y envoyer pendant deux et même trois saisons et il faut commencer le traitement de très bonne heure. Les eaux agissent alors par leur tonicité sur la constitution générale, et la lésion locale étant peu avancée s'améliore en même temps. Les coxalgies traumatiques donneraient aussi des succès plus nombreux que les affections scrofuleuses de la hanche. Enfin nous ne pouvons omettre d'appeler l'attention sur les sciatiques des scrofuleux et des tuberculeux. Quand elles sont rebelles à tout traitement, elles sont souvent symptomatiques d'une coxalgie. Il faut, dans ces cas, user de la douche avec la plus grande prudence, se borner même à administrer des bains, par un traitement intempestif et irréfléchi amènerait sûrement la suppuration.

Il nous a paru intéressant de rapprocher les effets obtenus à Bourbonne, de ceux enregistrés à l'hôpital maritime de Berck-sur-Mer où sont envoyés beaucoup de jeunes coxalgiques. Les conditions sont analogues, le malade est forcé de changer de milieu et il est plongé dans une eau minérale dont le chlorure de sodium est la base. M. Cazin, chirurgien en chef de cet établissement, a fait en 1876, à la Société de chirurgie (1), une communication dans laquelle il nous donne les résultats de sa pratique. Sur 80 coxalgies, les résultats ont été les

(1) *Bulletin de la Société de chirurgie*, 1876, t. II, n° 5, 5 juin.

suivants : guéris 44, améliorés 6, non guéris 20, décédés 10, c'est-à-dire 55 p. 100 de guérisons. Il y a loin de ces brillants résultats aux chiffres déplorables que nous avons cités plus haut. Il est vrai que tous les blessés soignés à Berck sont des enfants de sept à dix ans. Il faut remarquer aussi que la durée moyenne du traitement est de 555 jours. Enfin nous pensons qu'il faut surtout attribuer la guérison au changement de milieu, à l'air vivifiant dans lequel sont constamment plongés les petits malades pendant deux années, et par-dessus tout au traitement énergique qu'on leur fait suivre et à la chirurgie active que M. Cazin pratique avec tant de hardiesse dans son bel hôpital.

C. Entorses. — Les entorses chroniques sont des affections qu'on a fréquemment l'occasion de traiter à Bourbonne-les-Bains. Nous en avons relevé 1,555 cas soignés à l'hôpital militaire. Ce chiffre considérable s'explique par les dangers auxquels sont exposés les militaires et principalement les cavaliers. Ces 1,555 cas pris en masse ont donné 1,287 guérisons ou améliorations, c'est-à-dire 83 p. 100 de succès.

Les entorses non compliquées sont au nombre de 1,490 qui ont donné 271 guérisons immédiates, 728 grandes améliorations, 253 légères améliorations, 233 effets nuls et 5 aggravations. Ces résultats ne sont pas aussi beaux que ceux de Barèges, puisqu'ils donnent seulement 85 p. 100 de succès, tandis qu'à la station des Pyrénées nous avons trouvé 87 p. 100, mais il faut dire que l'amélioration signalée au départ du malade se change souvent en une guérison complète et qu'on pourrait, comme nous le disions tout à l'heure, obtenir de meilleurs résultats de la cure thermale, en y envoyant les malades dans de meilleures conditions.

A Bourbonne comme à Barèges, ce sont les entorses simples qui se trouvent le mieux du traitement thermal. Il agit encore avec efficacité dans les cas où il y a eu hydropisie de l'articulation tibio-tarsienne, épanchement de sang dans la synoviale articulaire ou dans les gaines des tendons, et que ces épanchements se sont résorbés sans provoquer d'inflammation et sans laisser après eux de reliquats suspects; mais il n'en est plus de même, lorsque le sujet par sa constitution peut donner des craintes de tuberculisation. Il faut alors se méfier de l'arthrite chronique consécutive qui peut dégénérer en tumeur blanche, et il faudra bien examiner le malade avant de le diriger sur les eaux. Les 5 aggravations que nous avons citées plus haut en sont un exemple frappant, elles se sont toutes terminées par la tumeur blanche. Dans un cas, l'amputation a dû être pratiquée deux mois après la saison thermale, et dans un autre le malade est mort à Bourbonne même.

Les entorses compliquées de fracture des malléoles, de distension considérable et de déchirure de la synoviale ne doivent être envoyées à Bourbonne qu'avec la plus grande réserve, car elles n'y sont presque jamais guéries ; il est même très rare qu'on observe une amélioration sensible. Sur 65 malades atteints d'entorse chronique compliquée, 6 seulement ont obtenu la guérison, il y a eu 2 aggravations et près de 30 effets nuls. Il est encore une sorte d'entorse compliquée qui ne doit pas chercher à Bourbonne une guérison qu'elle n'a pas obtenue par les moyens ordinaires : c'est l'entorse avec luxation de l'astragale, avec mobilité anormale de l'articulation tibio-tarsienne et fracture des malléoles. Cette affection ne peut le plus souvent guérir que par l'ankylose, et les eaux sont inefficaces.

Ce que je viens de dire de l'entorse tibio-tarsienne, de beaucoup la plus fréquente, s'adresse aussi à celle du genou, du coude, du poignet, en un mot à toutes les entorses; mais, comme nous l'avons dit plus haut, il ne faut pas attendre trop longtemps pour diriger ces malades sur les sources thermales. Tous les médecins qui ont pratiqué à Bourbonne donnent ce conseil, et nos recherches personnelles nous ont donné la même conviction. La guérison semble diminuer de fréquence avec l'âge de la lésion et les effets nuls sont constants chez les malades porteurs de leur entorse depuis plusieurs années. Quatre, cinq, six ou sept mois après le début de l'accident, on obtient d'excellents résultats, dans les cas justiciables du traitement thermal. Au bout de dix mois, ou d'un an, les guérisons sont plus rares, et c'est à peine si on en rencontre au bout d'un, deux et trois ans. Nous ne saurions trop insister sur ce point, il n'y a pas besoin d'attendre une année pour savoir si l'entorse guérira par les moyens ordinaires. Lorsqu'elle est simple, en quinze jours ou un mois, la guérison est complète; si elle est accompagnée d'arthrite et qu'elle nécessite l'immobilité dans un appareil, au bout de deux ou trois mois, les troubles amenés dans la circulation du membre et dans les mouvements du pied sont dissipés, on sait à quoi s'en tenir sur l'emploi des moyens ordinaires, des bains, du massage et de l'électricité et il ne reste plus qu'à diriger le malade sur Bourbonne; souvent il y trouvera la guérison en une saison. Il est bien entendu que ce sont les entorses simples qui cèdent ainsi, car, dans les cas graves, une saison suffit rarement pour amener la guérison complète.

D. Arthrites traumatiques. — Cette dénomination ne s'applique ordinairement qu'à des arthrites aiguës, mais nous l'avons conservée, quoiqu'ayant affaire à ces maladies passées à l'état chronique, parce que c'est ainsi qu'elles sont désignées, dans les observations que nous avons consultées. Nous parlerons plus loin des arthrites chroniques proprement dites, sans différence de cause, parce que dans les dernières années, les médecins des eaux ont abandonné l'appellation étiologique pour prendre celle qui se tire des symptômes et de l'âge de la maladie. Le nombre des arthrites traumatiques causées soit par des chutes, soit par des coups de pied de cheval, est tellement grand dans les hôpitaux thermaux militaires, que nous avons pensé qu'il serait intéressant de les étudier à part.

Nos observations ont porté sur un total de 729 malades qui ont fourni 518 améliorations, dont quelques-unes se rapprochaient beaucoup de la guérison, 83 guérisons complètes immédiates ou consécutives,

120 effets nuls et 8 aggravations, ce qui donne une proportion de 82 p. 100 de succès, dont 11 p. 100 de guérisons. Ces résultats sont très satisfaisants pour des maladies articulaires toujours plus compliquées et plus difficiles à guérir que celles qui siègent dans la continuité des membres.

Les accidents pour lesquels on adresse les malades à Bourbonne sont, en général, les raideurs articulaires causées par l'immobilité, l'atrophie des parties, le trouble dans les sécrétions de la synoviale et quelquefois aussi la résorption de quelques brides intra-articulaires de nouvelle formation qui empêchent la liberté des mouvements.

Nous nous étendrons un peu plus longuement sur ces considérations, dans d'autres parties de cet ouvrage; disons cependant que l'hydarthrose survenue dans une arthrite traumatique retarde souvent la guérison et est quelquefois longue à disparaître; ce qui tient probablement à ce que le liquide sécrété est mêlé au sang épanché dans la jointure au moment de l'accident. Cette remarque a été consignée nombre de fois, par les médecins de Bourbonne, dans leurs rapports officiels.

Ils recommandent aussi de ne pas trop tarder, avant de diriger les malades sur Bourbonne. Cette recommandation, sur laquelle nous revenons dans presque toutes les maladies chirurgicales, est ici d'une importance toute spéciale, car il s'agit de surfaces articulaires froissées et d'une synoviale contuse dont les produits de sécrétion sont prompts à s'organiser et à produire une ankylose.

Nous avons relevé dans quelques cas l'âge des arthrites traumatiques, et nous avons reconnu que celles qu'on envoyait à Bourbonne au bout de trois mois donnaient plus de guérisons que celles qui étaient vieilles de quatre mois et ce rapport s'accentue davantage, à mesure qu'on s'éloigne du début de l'affection. Nous insistons cependant sur ce fait. Il faut absolument que toute trace d'inflammation ait disparu, car on observe quelquefois, au bout de vingt à trente jours de traitement, de violentes poussées inflammatoires avec tendance à la suppuration, qui forcent complètement à interrompre le traitement au préjudice du malade.

On peut aussi ranger parmi les arthrites traumatiques, celles qui sont consécutives à une opération. C'est ainsi que nous avons lu avec beaucoup d'intérêt l'observation d'un malade atteint de corps étrangers articulaires dans les deux genoux et chez lequel une double arthrite survint à la suite de l'opération. Il lui était resté de la gêne dans les mouvements et il se rendit à Bourbonne, d'où il revint avec une amélioration très marquée. Je signale ce fait en passant à l'attention des chirurgiens.

E. Hydarthroses. — L'hydarthrose n'est à proprement parler qu'un symptôme, et si nous l'avons étudiée à part, c'est que dans un certain nombre de cas l'épanchement constitue toute la maladie. Les chiffres que nous allons citer pourraient faire croire que les eaux de Bourbonne produisent d'excellents résultats dans ces affections.

Il n'en est rien et nous allons en indiquer les raisons. Le mot amélioration n'est pas toujours pris dans la même acception par les médecins de Bourbonne. Pour les uns, il est synonyme de guérison presque complète, pour les autres il ne représente qu'une diminution dans la gravité des symptômes. Or l'hydarthrose est une maladie longue et sujette aux récidives. La guérison ne peut être considérée comme certaine, que lorsque tout le liquide a été resorbé et qu'il n'en reste plus une goutte dans l'articulation. Dans ces conditions même, le malade voit souvent son épanchement se reproduire très peu de temps après avoir quitté la station. L'amélioration dans ce cas n'était que passagère.

Quoi qu'il en soit, les résultats du traitement ont été les suivants : Sur 466 hydarthroses, on a obtenu 208 améliorations notables, 72 légères, 70 guérisons, 106 effets nuls et 10 aggravations, soit : 75 p. 100 de succès et 25 p. 100 d'insuccès.

Les guérisons se sont produites chez des sujets dont l'épanchement était récent et de peu d'abondance, encore n'avons-nous pas su ce qu'ils étaient devenus par la suite, car nous n'avons pu constater que leur état au départ. Quant aux aggravations, elles ont aussi leur importance. Sur les 10 que nous avons signalées, il y a eu un décès à Bourbonne même, un autre quelques mois après, et une amputation pratiquée dans l'hôpital sur lequel le malade a été dirigé, à son retour des eaux.

Les hydarthroses rhumatismales sont celles qui guérissent le mieux à Bourbonne. Tous les médecins l'ont remarqué. M. Bourguillion en 1866, M. Reeb en 1878 et en 1881 l'ont signalé dans leurs rapports. Ce fait concorde avec les bons résultats obtenus dans les rhumatismes et prouvent que ce sont les manifestations articulaires hydropiques causées par cette diathèse qu'on pourra, avec le plus de bénéfice, diriger sur cette station. Quant aux hydarthroses traumatiques, elles sont le plus souvent symptomatiques d'une arthrite et, en parlant de cette affection, nous avons dit qu'elles en retardaient la guérison. Cependant elles donnent encore de meilleurs résultats que les hydarthroses spontanées. Celles-ci, bien qu'elles soient souvent sous la dépendance d'une diathèse justiciable des eaux chlorurées sodiques, résistent le plus souvent au traitement de Bourbonne.

En résumé, l'hydarthrose est une maladie lente à guérir et qui nécessite le retour du patient à la station thermale, plusieurs années de suite. C'est l'opinion des médecins de Bourbonne et notamment de M. Bourguillion et de M. de Finance qui l'ont émise dans leurs rapports de 1866 et de 1868. Ce dernier va même jusqu'à dire que les succès sont toujours plus apparents que réels.

F. Arthrites chroniques. — Nous avons fait un article à part des arthrites chroniques, parce que nous en avons trouvé 388 sur les registres et que nous n'avions aucune indication qui nous permît de les classer dans les catégories précédentes.

Elles nous ont donné 77 p. 100 d'effets favorables dont 12 p. 100 de guérisons, et 13 p. 100 d'effets nuls. Ce groupe doit évidemment représenter quelques arthrites traumatiques, des hydarthroses en voie de passer à l'état de tumeur blanche et des arthrites sèches.

Dans 6 de nos aggravations, la maladie avait subi une poussée inflammatoire et menaçait de suppurer.

L'arthrite chronique ordinaire, qui ne laisse à sa suite que de la raideur articulaire, de l'atrophie des muscles qui entourent l'article, de la gêne dans le jeu des tendons, retire de Bourbonne d'excellents effets. Les douches, l'électricité, le massage, unis aux bains, amènent très souvent la guérison. Il n'en est pas de même de l'arthrite plastique qui laisse à sa suite des altérations dans la synoviale et dans laquelle les cartilages et les ligaments sont aussi quelquefois atteints. Cette arthrite est toujours grave, ce n'est, dans bien des cas, qu'une étape vers la tumeur blanche. Aussi exige-t-elle la plus grande circonspection dans le traitement. Les douches sur l'articulation doivent être proscrites au début et le séjour dans le bain doit être très court.

Il nous reste encore un mot à dire, à propos de l'arthrite sèche ou déformante. Nous pensons avec la grande majorité des médecins qui en ont soigné dans les hôpitaux thermo-minéraux, qu'il faut en général interdire l'usage des eaux aux malades atteints de cette affection. Chacun sait à quelles poussées ces arthrites sont sujettes et les eaux peuvent les ramener à l'état aigu. Nous dirons de même de l'arthrite goutteuse, dont nous avons du reste observé de bien rares exemples à Bourbonne.

G. Arthrites blennorrhagiques. — L'expérience n'est pas encore faite au sujet de la médication minérale, dans une affection qui n'est bien connue que depuis quelques années ; mais les cas qui ont été traités à Bourbonne permettent de penser que cette affection pourra y trouver un traitement approprié.

Ce n'est pas à l'époque des douleurs violentes, qui marquent le début de l'affection et annoncent toujours un certain degré d'acuité dans la lésion, qu'il faudra diriger les malades sur cette station. C'est lorsque l'affection sera passée à la période subaiguë tendant elle-même à la chronicité. Dans l'arthrite blennorrhagique en effet, les lésions sont souvent profondes. Elles laissent à leur suite quelques douleurs, de l'empâtement, du gonflement, et amènent pendant un temps assez long l'impuissance du membre. Nous avons constaté que Bourbonne venait facilement à bout de toutes ces manifestations morbides. Dans ces maladies, il y a bien un peu à craindre que l'arthrite ne repasse à l'état aigu, sous l'influence des eaux, mais la purulence n'est pas à redouter, car ces arthrites suppurent rarement.

Lorsque l'uréthrite n'est pas complètement guérie, il n'y a pas, comme à Barèges, la crainte de la voir s'aggraver. Les vieux écoulements se trouvent bien du traitement et des injections chlorurées sodiques.

Nous avons relevé 15 observations d'arthrite blennorrhagique, 3 ont été complètement guéries, 6 ont été très améliorées, 3 ont subi une légère amélioration ; 2 n'ont eu aucun succès et 1 seule s'est aggravée. Dans ce dernier cas, le rhumatisme n'était pas fixé et il parcourut successivement toutes les grandes articulations. Le malade avait de plus une conjonctivite blennorrhagique double à son entrée. Parmi les améliorations, nous avons aussi compté celle d'un homme dont l'arthrite s'est guérie par ankylose ; mais peut-être la soudure était-elle opérée avant son arrivée à Bourbonne.

Quoi qu'il en soit, ces petits chiffres nous donnent 80 p. 100 de succès. A Bourbon-l'Archambault, où nous avons relevé 7 observations du même genre, les résultats sont les mêmes. Cela fait monter notre total à 22 ; nous sommes donc en droit de conseiller les eaux chlorurées sodiques dans ce genre d'affections.

H. Luxations. — Elles peuvent se diviser en deux classes : les luxations qui ont été réduites et ont laissé à leur suite des désordres dans les membres, et les luxations non réduites qui n'ont fait aucun pas vers la guérison, depuis le moment de l'accident. Ces dernières ne sont pas souvent envoyées à Bourbonne et on en comprend facilement la raison. Quelque puissant que puisse être le traitement à une station thermale, il ne fera jamais rentrer dans la cavité qui doit la contenir une tête d'os qui en est sortie depuis des années.

Nous avons trouvé 87 cas de ce genre sur les registrés, et les résultats obtenus sont décisifs au point de vue de l'inefficacité des eaux. Ces 87 cas n'ont pas donné de guérison, ont fourni 15 améliorations et 72 effets nuls. Ces chiffres suffisent pour tracer une ligne de conduite au médecin. Ce qui peut expliquer la quantité de luxations non réduites envoyées à Bourbonne, c'est l'inefficacité de tous les traitements antérieurs. On considère les eaux dans ces cas, comme un moyen empirique. On se dit que dans l'hypothèse où aucune amélioration ne se produirait, il ne surviendra pas d'aggravation et on veut laisser un espoir au malade qui n'a pas encore essayé du traitement thermo-minéral. Enfin, on cite quelques améliorations, puisque nous en avons relevé 15. Dans ce cas, la luxation persiste toujours ; mais les mouvements, que permet la tête dans la nouvelle cavité qu'elle s'est formée, deviennent plus étendus et plus faciles sous l'influence de la médication. Les membres reprennent de la force et les tissus sont rendus plus souples. Dans un des rapports que nous avons eus sous les yeux on explique ces améliorations en admettant qu'il s'agissait alors de luxations incomplètes. Il est certain que ce sont celles qui peuvent être traitées avec le plus de succès.

Les luxations réduites retirent des eaux un bénéfice notable. Nous en avons enregistré 374 qui ont donné 49 guérisons, 174 grandes améliorations, 61 légères, 86 effets nuls et 4 aggravations, ce qui donne 75 p. 100 d'effets favorables dont 13 p. 100 de guérisons et 23 p. 100 d'effets nuls. Les 4 aggravations ont consisté dans une augmentation des douleurs et dans des menaces d'arthrite chez des malades probablement d'une mauvaise constitution.

Les accidents contre lesquels on a à lutter dans les luxations réduites sont de deux ordres : ou bien ils sont sous la dépendance d'une arthrite et alors nous renvoyons à ce que nous avons dit au chapitre de l'arthrite traumatique, ou bien ils sont la conséquence d'une lésion nerveuse. Les douleurs qui persistent dans ce dernier cas sont très souvent amendées et même guéries par le traitement de Bourbonne. Quant aux paralysies dues au froissement et à la contusion d'un nerf, nous en parlerons dans une autre partie de ce travail.

Plusieurs saisons seront souvent nécessaires dans les luxations anciennes qui gênent les mouvements du malade depuis de longues années; aussi donnons-nous une fois encore le conseil d'envoyer à Bourbonne le plus tôt possible, c'est-à-dire aussitôt que toute trace de phlogose aura disparu.

Les luxations à répétition se trouvent très bien du traitement thermal de Bourbonne. M. Cabrol a attiré l'attention sur ce point en 1865. M. Reeb a fait la même remarque en 1878 et en a cité un exemple remarquable.

Il s'agit, dans cette observation, d'une luxation des cartilages semi-lunaires gauches, que le malade produisait à volonté en portant la jambe dans la flexion complète, dans l'action de mettre une bottine par exemple. Les eaux améliorèrent l'état de ce genou d'une manière si notable que l'année suivante, lorsque le malade vint faire une seconde saison, et se présenta de nouveau à l'observation du Dr Reeb, il n'avait pas vu, une seule fois depuis son départ des eaux, sa luxation se reproduire et il ne lui restait plus qu'un peu de gêne dans les mouvements.

I. Ankyloses. — Les ankyloses sont au nombre des affections chirurgicales, dans lesquelles les eaux de Bourbonne réussissent le mieux. Nous avons déjà dit à propos de Barèges, qu'il n'y avait rien à attendre du traitement thermal dans les ankyloses complètes avec soudure des os. Ce n'est pas avec des bains et des douches, ni par l'administration des eaux à l'intérieur, qu'on rompra l'adhérence intime d'un fémur et d'un tibia, quand on sait que, dans les cas où la chirurgie le permet, il est nécessaire d'employer pour cela des moyens violents et des machines puissantes. Aussi, les résultats obtenus défendent-ils d'envoyer à Bourbonne les blessés atteints de ce genre de lésion.

Sur 526 ankyloses que nous avons relevées dans nos recherches, 214 étaient dans ce cas. Sur ces 214 malades, il y a eu 201 effets nuls et 13 améliorations légères. Ce qui revient à dire que tous sont partis dans le même état qu'à leur arrivée. Si quelques médecins ont trouvé 13 fois une amélioration légère, c'est qu'ils y ont mis de la bonne volonté, ou que le mieux qui s'est produit a porté sur les muscles atrophiés réduits à l'impuissance et non sur les mouvements de l'articulation qui étaient abolis sans retour.

En résumé, pour les ankyloses complètes avec

soudure osseuse, il n'y a rien à attendre des eaux de Bourbonne.

Dans les ankyloses incomplètes, il n'en est plus ainsi. Toutes les fois que la gêne dans les mouvements est occasionnée, soit par un épaississement de la synoviale, soit par de la raideur dans les ligaments, lorsque ce sont les tendons et les muscles qui empêchent la flexion ou l'extension par leur rigidité, on peut envoyer avec confiance les malades à Bourbonne, ils reviendront quelquefois guéris, le plus souvent améliorés. Il faut encore, cependant, que la lésion chirurgicale ne soit pas très ancienne et, de plus, il faut que les tissus ne soient pas complètement sclérosés ; car les eaux chlorurées sodiques peuvent bien donner une vitalité nouvelle à des éléments en souffrance, mais elles sont impuissantes à rendre la vie à ceux qui sont frappés de dégénérescence. Nous avons relevé 302 ankyloses incomplètes, qui ont donné 19 guérisons, 176 améliorations, 104 effets nuls et 3 aggravations. Ces chiffres ne sont pas très encourageants, puisqu'ils ne constituent que 66 p. 100 de succès. Il est vrai que, dans un certain nombre de cas, la raideur articulaire se compliquait d'arthrite ou de fracture dont le cal opposait un obstacle irrésistible aux mouvements.

IV. — MALADIES DES PARTIES MOLLES

Nous allons étudier sous ce titre les lésions des parties molles, quelles que soient leur cause et leur origine.

A. Adénites. — La composition des eaux de Bourbonne, ses analogies avec l'eau de mer devaient, au premier abord, faire croire que cette station était souveraine contre toutes les manifestations de la scrofule, et particulièrement contre les adénites qui sont, en quelque sorte, l'étiquette de cette constitution morbide. Mais les résultats obtenus dans cette maladie sont bien loin de ceux qu'on pouvait espérer. Nous avons eu sous les yeux 357 malades atteints de cette affection, et l'analyse scrupuleuse des effets obtenus nous force à émettre un avis qui n'est pas généralement répandu.

Cependant les opinions des médecins des eaux diffèrent sur ce sujet. Les uns disent qu'il est inutile d'envoyer les adénites à Bourbonne, que les améliorations signalées portent plutôt sur la santé générale que sur l'ensemble des symptômes locaux, qu'il faut toujours faire plusieurs saisons pour n'obtenir qu'un léger changement dans l'état des parties ; d'autres, au contraire, vantent l'efficacité des eaux et les recommandent. Mais pour mieux apprécier la question, nous allons la diviser et étudier les adénites non suppurées et les adénites suppurées.

Les adénites non suppurées que nous avons examinées sont au nombre de 231. Elles nous ont donné : 29 guérisons, 142 améliorations, 54 effets nuls et 6 aggravations dont 1 mort. Ce qui nous donne 69 p. 100 de bons effets, dont 11,5 p. 100 de guérisons et 30 p. 100 de mauvais effets, dont 2,9 p. 100 d'aggravations. Ces résultats ne sont pas merveilleux ; il y a très peu de guérisons, et encore faut-il attribuer à la médication thermo-minérale seule les succès constatés ? Je ne le pense pas ; car la plupart du temps on joint au traitement l'administration de l'huile de foie de morue, les frictions iodurées et au besoin des révulsifs tels que la cautérisation ponctuée.

Le plus souvent, on voit l'engorgement péri-glandulaire céder, le ganglion se limiter et la maladie en rester là.

Quelquefois, cependant, sous l'influence des eaux, la suppuration se produit et le ganglion suppure. On a l'habitude, en effet, de diriger sur les parties malades le jet de la douche, et la révulsion peut être à un moment trop énergique et déterminer la formation du pus.

Quelques médecins pensent même que c'est là le moyen de guérison et que c'est une issue favorable.

Nous ne partageons pas leur opinion, nous sommes même d'un avis opposé et nous croyons que les adénites suppurées se trouvent plus mal du traitement à Bourbonne que celles qui sont simplement indurées. Cette opinion est fondée sur les observations que nous avons parcourues et sur les chiffres que nous allons donner tout à l'heure et qui sont inférieurs, au point de vue de l'amélioration, à ceux que nous avons donnés plus haut.

M. de Finance, en 1867, dit que les eaux chlorurées sodiques sont surtout bonnes dans les adénites ulcérées, qu'elles font cicatriser les plaies en donnant de la vitalité aux tissus. M. Boucher, en 1879, expose que lorsque les glandes sont suppurées, la production du pus augmente d'abord beaucoup ; puis les parties décollées se cicatrisent, même lorsque la peau est amincie. Enfin M. Reeb est d'accord avec M. Mabboux, qui en 1880 s'exprime ainsi à ce sujet : « Une longue observation à Barè« ges a démontré l'efficacité des eaux contre les « simples hypertrophies. A Bourbonne les résultats « immédiats de la médication semblent indiquer « une action de même nature. » Les résultats immédiats ne sont pas aussi brillants que M. Mabboux veut bien le dire ; car d'après nos relevés, sur 110 cas d'adénite suppurée, il n'y a eu que 17 guérisons, tandis que nous trouvons 6 aggravations, dont 2 morts à Bourbonne même et une autre quelques mois après le départ du malade. Les bons résultats pris en masse donnent 59 p. 100 et les effets nuls et aggravations arrivent au nombre de 40 p. 100. Si on rapproche ces chiffres de ceux cités plus haut, on verra qu'ils sont de beaucoup inférieurs au point de vue des résultats favorables obtenus.

Ces différences suffisent pour prouver que les eaux de Bourbonne donnent dans les adénites des résultats médiocres ; mais qu'elles sont cependant plus efficaces dans les hypertrophies ganglionnaires simples sans suppuration que dans les adénites suppurées. Les eaux de Bourbon-l'Archambault conviennent mieux dans les adénites non suppurées ; comme nous le verrons plus loin, elles nous ont donné 72 p. 100 d'effets favorables et 18 p. 100 seulement d'effets nuls. Les eaux de Barèges, au contraire, donnent de bons résultats dans les suppurations ganglionnaires, puisque nous avons montré que dans cette station il n'y avait dans ces cas que 21 p. 100 d'insuccès, au lieu de 40 p. 100 qu'on trouve à Bourbonne.

Pendant le traitement, l'écoulement du pus cesse quelquefois, mais il reparaît cinq à six mois après. Souvent aussi il augmente au début de la médication pour diminuer plus tard. Les bains, les douches, les injections dans les trajets fistuleux, l'eau prise en boisson sont les moyens thérapeutiques auxquels on joint souvent les médicaments ordinairement employés. Il faudra toujours surveiller l'état des parties et défendre de diriger le jet de la douche sur la plaie, car on a observé des cas d'érysipèle, à la suite de ces manœuvres intempestives.

Il nous a paru curieux de rapprocher les résultats obtenus aux eaux chlorurées sodiques chaudes, de ceux enregistrés au bord de la mer. En 1867, M. Bergeron, dans un rapport sur les enfants envoyés à Berck-sur-Mer, s'est occupé des effets du traitement marin sur les adénites : 118 engorgements ganglionnaires ont été envoyés en quatre ans dans cet hôpital, et 85 malades ont guéri complètement, ce qui donne 72 p. 100 de guérisons, c'est-à-dire beaucoup plus qu'à Bourbon-l'Archambault ou à Bourbonne. Il est vrai de dire que ce traitement sur le bord de la Manche est suivi par des enfants qui ne dépassent pas douze ans et qui par conséquent sont susceptibles d'en ressentir les heureuses conséquences. Il a paru à M. Bergeron, que sous l'influence de l'air marin, les indurations simples, quelqu'anciennes et volumineuses qu'elles fussent, guérissaient et que les ganglions cervicaux et sous-maxillaires transformés en noyaux tuberculeux disparaissaient, sans laisser d'autre trace qu'une induration mobile et indolente.

B. Abcès par congestion. — Abcès froids. — Nous avons réuni ces deux affections sous le même titre, parce qu'elles ont beaucoup d'analogie et nous les avons placées à la suite des adénites, parce qu'elles sont souvent sous la dépendance d'une même diathèse. Les abcès par congestion sont composés de deux lésions : le point osseux qui leur donne naissance et qui peut tendre à la guérison et la poche purulente qui est tapissée d'une membrane à granulations tuberculeuses et qui souvent devient à elle seule toute la maladie, parce qu'elle sécrète constamment du pus qui la fait augmenter de volume. Aujourd'hui on se borne à ouvrir cette poche, à la vider, à la curer et à y faire des injections antiseptiques. Le traitement réussit souvent et on a obtenu ainsi des guérisons complètes, la lésion osseuse ayant guéri d'elle-même. Les eaux de Bourbonne sont dirigées contre la manifestation osseuse, aussi bien que contre l'abcès qui en est né; mais elles n'ont pas plus d'effet favorable sur l'une que sur l'autre.

Nous avons relevé 33 abcès par congestion qui n'ont pas donné de guérison et n'ont produit que

5 fois une amélioration passagère. Sur les 28 autres malades, 14 sont partis dans le même état, 11 ont vu leur situation s'aggraver et 3 sont morts à Bourbonne même. Ces chiffres nous donnent 16 p. 100 d'effets favorables et 84 p. 100 d'insuccès ou d'aggravations. Ces résultats sont, comme on le voit, plus mauvais que ceux que nous avons signalés en parlant de Barèges. Il ne faut donc pas diriger sur Bourbonne les abcès par congestion. En général, ce sont ceux dont le pus est encore contenu dans la poche, qu'on envoie aux eaux chlorurées sodiques. Nous avons même trouvé dans le rapport de M. Boucher, en 1879, deux malades envoyés, l'un pour rhumatisme, l'autre pour ostéite du tibia, qui, sous l'influence du traitement thermo-minéral, ont vu deux abcès par congestion se produire. Il faut aussi se défier, comme pour les coxalgies, des sciatiques très douloureuses, et quand elles sont symptomatiques d'un mal de Pott, d'un abcès ossifluent, il faut bien savoir que loin d'être soulagées par les eaux, les douleurs sont augmentées. Celles-ci sont en effet sous la dépendance de l'abcès qui agit sur le nerf par compression et sub-inflammation de voisinage. L'abcès se développe avec le régime minéral et les douleurs augmentent. Les médecins ont en effet remarqué que sous l'influence des bains et des douches, le volume de la poche s'accroissait dans des proportions de plus en plus sensibles. C'est peut-être pour cela que le règlement sur les eaux minérales défend la station de Bourbonne dans les abcès par congestion non ouverts. Nous sommes

d'avis qu'il ne faut les y envoyer ni avant, ni après. Les ressources de la chirurgie moderne nous donnent aujourd'hui dans les hôpitaux des résultats beaucoup meilleurs.

Les abcès froids ne nous occuperont pas bien longtemps; ils donnent cependant des résultats relativement bons. Nous en avons rencontré 87, et sur ce total, il y a eu 52 améliorations, 12 guérisons, 20 effets nuls et 3 aggravations; ce qui porte à 73 p. 100 le nombre des succès. Malgré cela, nous trouvons inutile de les envoyer à Bourbonne. A l'hôpital thermal, on leur fait suivre le traitement chirurgical par l'ouverture et l'injection iodée, et il est difficile de savoir quelle est la part qui revient aux eaux dans la guérison; tout au plus agissent-elles sur la constitution générale. Depuis quelques années, leur traitement est devenu bien simple, et très souvent avec l'opération que nous avons indiquée plus haut pour les poches d'abcès par congestion, leur guérison est obtenue en quelques jours.

Il est donc coûteux et inutile de conseiller un voyage et un séjour de plus d'un mois à l'hôpital thermal, à un malade atteint d'une suppuration sur laquelle les eaux chlorurées sodiques n'ont qu'un effet médiocre, tandis que les eaux sulfureuses, nous le répétons, donnent de meilleurs résultats.

C. Ulcères. — Cette maladie chirurgicale qui épuise souvent la patience des chirurgiens est tributaire des eaux de Bourbonne comme de celles de Barèges. Mais quoique les résultats fournis par les chiffres soient fort satisfaisants, nous croyons cependant que les eaux sulfureuses sont plus efficaces que les eaux chlorurées sodiques ou du moins qu'elles n'agissent pas de la même façon. Barèges opère localement sur l'ulcération, Bourbonne améliore plutôt la constitution générale et prend une voie détournée, toujours plus longue, pour arriver au même but. C'est surtout par les moyens généraux, par les bains, les douches, l'eau prise en boisson qu'on traite les ulcères à Bourbonne, et souvent on est obligé de garantir la plaie contre le contact de l'eau thermale, parce qu'elle lui fait prendre un mauvais caractère. On agit alors avec les moyens habituels sur l'ulcère, on le cautérise, on le panse avec des poudres astringentes, en un mot, on a recours au traitement ordinaire et les eaux ne sont destinées qu'à agir sur l'état diathésique et affaibli du malade. On voit par là, que ce sont surtout les ulcères scrofuleux, atoniques, qui retireront du traitement le plus grand bénéfice, et ce sont eux qui fournissent le plus grand nombre d'améliorations et de guérisons.

189 malades atteints d'ulcères ont été relevés, et ils ont fourni 114 améliorations dont 53 bien légères et 34 guérisons. Ces chiffres donnent 78 p. 100 de succès. Un pareil résultat est satisfaisant sans doute, mais nous avons expliqué comment il fallait comprendre l'intervention des eaux chlorurées sodiques et la part qui leur revenait dans les effets. Elles peuvent être nuisibles, car nous avons observé 3 aggravations. Deux d'entre elles se sont terminées par la mort. L'un de ces décès a eu lieu à Bourbonne

même et l'autre quelques semaines plus tard. Enfin, nous avons vu 41 malades partir dans le même état qu'à l'arrivée. Ce sont les ulcères variqueux qui donnent ces tristes chiffres. Nous avons déjà fait cette remarque pour Barèges et nous pouvons la répéter ici : la médication thermale active la circulation périphérique et congestionne les veines. Si ces dernières sont variqueuses, elles se distendent outre mesure et donnent lieu à de nouvelles ulcérations. Il faudra donc ne jamais diriger sur les eaux salines chaudes les ulcères variqueux qu'on guérit si facilement sans elles. La marche de la cicatrisation est souvent lente et, comme dit M. Cabrol, « ils paraissent souvent avoir acquis les conditions propres à leur guérison, sans que celle-ci « soit complète ; il faut alors suspendre les eaux, et « le repos suffira pour déterminer les résultats favorables. » Très souvent même, les malades partent sans être guéris au bout de 50 jours de traitement.

Lorsque nous traiterons de la syphilis et des ulcères qu'elle détermine, nous prouverons, par quelques chiffres, qu'ils ne se trouvent pas bien des eaux de Bourbonne.

Les ulcères scorbutiques sont souvent améliorés par le traitement thermo-minéral, comme la maladie qui en est la cause ; mais on a remarqué qu'ils se laissaient facilement envahir par la pourriture d'hôpital.

Le scorbut et la pourriture d'hôpital sont deux maladies filles de la misère et des privations. On comprend qu'elles doivent souvent se compliquer en temps de guerre, et c'est toujours à la suite de nos campagnes qu'on les a observées à Bourbonne.

En 1856 et 1857, l'hôpital militaire a reçu de nombreux blessés atteints de ces ulcères taillés à pic, s'enfonçant dans les tissus, sous la peau et produisant des décollements très étendus. Ces malades arrivaient aux eaux dans un état d'amélioration ou tout au moins stationnaire, mais les ulcères s'aggravaient tous sous l'influence du traitement thermo-minéral. M. Cabrol cite un officier dont la plaie, à son arrivée, était de la grandeur d'une pièce d'un franc; au bout de quelques jours, sous l'effet des eaux, elle avait acquis 12 centimètres de diamètre. Il faut bien le savoir, les accidents de pourriture d'hôpital peuvent se développer dès les premiers bains.

D. Cicatrices adhérentes. — Les cicatrices adhérentes sont une des désignations qu'on rencontre le plus souvent sur les registres de Bourbonne, et si on s'en rapportait aux chiffres, les résultats du traitement thermal pourraient être considérés comme très satisfaisants. Nous avons pu rassembler 200 observations de ce genre et, à la fin de la saison ou quelques mois après, il y avait 131 améliorations, 39 guérisons, 29 effets nuls et 1 aggravation, ce qui donne 85 p. 100 de succès et 15 p. 100 d'insuccès. Mais ces résultats demandent à être interprétés. Il est fort difficile, en effet, quand il s'agit d'une bride cicatricielle, limitant la flexion ou l'extension d'un membre, d'apprécier à un centimètre près le résultat obtenu, on s'en rapporte d'habitude au dire du malade. C'est là une base infidèle, et c'est avant le départ qu'il importe de déterminer jusqu'à quel point le traitement thermo-minéral pourra lui être utile.

Les cicatrices douloureuses qui déterminent, par ce fait, de la gêne dans les mouvements, sont en général soulagées par les eaux thermales. Cependant, il n'y a rien à en attendre, quand les douleurs sont provoquées par les tiraillements de la cicatrice sur un nerf qu'elle englobe. Quant à la gêne qu'elles occasionnent par leur inextensibilité dans les contractions musculaires et dans les mouvements, le résultat dépend surtout de l'étendue de la lésion.

Quand elles succèdent à des pertes de substance considérables, comme dans les plaies par éclats d'obus par exemple ; quand la peau, les aponévroses, les muscles sont soudés aux os et compris dans une même cicatrice, les eaux échouent à coup sûr : de même, lorsqu'elles sont irrégulièrement adhérentes et qu'elles s'accompagnent de rétractions musculaires et tendineuses. Quand les cicatrices sont trop anciennes, que le tissu inodulaire s'est rétracté, qu'il forme bride, et qu'il met obstacle à la flexion ou à l'extension, le traitement thermal est également impuissant.

Quand la cicatrice est étendue en surface, mais pas en profondeur, qu'elle a cependant contracté des adhérences intimes avec les aponévroses et qu'elle gêne les contractions musculaires, l'amélioration est plus douteuse, mais cependant on l'obtient le plus souvent. Bien que beaucoup de médecins soient d'une opinion contraire, nous pensons que dans ce cas les adhérences cèdent et acquièrent de l'élasticité.

Enfin quand on a affaire à des tissus mous, à des adhérences moins intimes, le succès est presque assuré. Sous l'action de la douche et des bains, la peau se mobilise sur les tissus, les muscles jouent plus librement sur le tissu cellulaire qui les entoure, les brides mêmes peuvent se rompre et alors on obtient une guérison complète. Dans ce cas, il y a un écueil à éviter, c'est la réapparition de la plaie, la déchirure à la surface du tissu cicatriciel. Lorsqu'on redoute cet accident, il faut prendre la précaution de protéger la cicatrice avec un bandage ou une plaque de caoutchouc vulcanisé, pour l'empêcher de macérer dans l'eau thermale et avoir soin de ne diriger sur elle qu'une douche très légère.

Il ne faut envoyer à Bourbonne que des cicatrices un peu âgées, pour lesquelles on aura perdu tout espoir d'extensibilité à l'aide des moyens ordinaires. Celles qui succèdent à des adénites scrofuleuses, à la région du cou par exemple, cèdent plus facilement sous l'influence des eaux. Nous ne pouvons pas donner notre opinion sur les cicatrices de brûlure, parce que nous n'en avons pas observé, mais nous pensons qu'elles ne retireraient pas un grand bénéfice de Bourbonne.

Les observations précédentes s'appliquent surtout aux adhérences qui résultent des blessures de guerre.

E. Blessures par instruments tranchants. — Ces plaies étaient autrefois beaucoup plus fréquentes qu'elles ne le sont aujourd'hui. C'est surtout dans les premières années de nos relevés, c'est-à-dire de 1820 à 1840, que nous en avons rencontré. A mesure que les armes à feu se perfectionnent, le combat à l'arme blanche devient plus rare et les plaies par balles et obus augmentent en grande quantité, tandis que les plaies par coups de sabre et par coups de baïonnette disparaissent presque complètement.

Ces dernières sont, du reste, des blessures par *instruments piquants*, et nous n'en avons relevé qu'un très petit nombre, 23, qui ont donné 5 guérisons, 12 améliorations et seulement 6 insuccès. Ce sont de bons résultats et qui se comprennent facilement; car si la plaie est pénétrante, elle cause le plus souvent la mort, et si elle ne l'est pas, les lésions ne laissent que des traces insignifiantes.

Les plaies par instruments tranchants sont au nombre de 191, elles ont donné 95 p. 100 d'améliorations, dont 11 p. 100 de guérisons et seulement 5 p. 100 d'effets nuls. Nous n'avons jamais constaté, sur ces 191 malades, un seul cas d'aggravation. On obtient donc presque toujours des succès.

Pour nous conformer aux désignations adoptées dans les rapports que nous avons compulsés, nous avons traité en bloc des plaies par armes blanches. Nous allons passer maintenant en revue les manifestations pathologiques diverses qui peuvent en être la conséquence.

F. Rétractions musculaires et tendineuses. — Ces accidents succèdent quelquefois à un phlegmon, à un rhumatisme, ou sont produits par le froid, mais nous avons eu surtout en vue, dans ce qui va suivre, les rétractions causées par un traumatisme, que ce soit une section musculaire, une dilacération, un arrachement, ou toute autre lésion, qui ait amené un raccourcissement dans les fibres musculaires et une gêne dans les mouvements des parties. C'est surtout sur les membres inférieurs, que les observations ont porté, à cause de la fréquence des chutes de cheval et surtout en raison de l'infirmité beaucoup plus appréciable que laisse après elle une blessure du membre inférieur. Cependant, nous avons relevé un certain nombre de lésions du bras et de l'avant-bras, notamment des rétractions musculaires, causées par l'opération de la saignée. On ne pratique guère aujourd'hui la phlébotomie, mais à l'époque où elle était faite journellement, les accidents de ce genre n'étaient pas rares. En général, il se formait un abcès, et c'est la suppuration qui amenait la rétraction des muscles. Un cas curieux, que nous notons en passant à cause de sa rareté, s'est présenté à notre observation. C'est la section de la rotule par un coup de sabre. Le malade, qui avait les mouvements du membre très limités et douloureux, est parti presque guéri. Nous avons aussi enregistré quelques raideurs musculaires simples sans rétraction. Dans ces cas, il n'y a ni flexion, ni extension permanente, mais les mouvements actifs sont tellement douloureux, que le malade les évite ou les opère à l'aide du membre resté sain. Les eaux améliorent beaucoup ce genre d'affections.

Sur 223 blessés, dont nous avons lu l'histoire, 149 ont été améliorés, 34 complètement guéris, 39 n'ont retiré aucun bénéfice du traitement, 1 seul a vu une aggravation dans son état. Quand les succès se comptent par 82 p. 100, on peut conseiller l'usage des eaux, sans se compromettre ; c'est ce que nous faisons pour ce genre de lésions, dont la guérison peut être, à la vérité, obtenue quelquefois, dans les hôpitaux, mais au prix de longs mois de traitement. A Bourbonne, on peut, au bout d'une saison, obtenir une amélioration très notable ; et si la guérison n'est pas complète, après la seconde, on a du moins les plus grandes chances de l'obtenir plus tard.

Dans les rétractions, le traitement consiste en bains et en douches, auxquels on joint quelquefois l'électricité et toujours le massage, ainsi que les mouvements communiqués. A l'aide de l'extension et de la contre-extension faite dans le bain, on obtient des résultats presque immédiats, et nous avons observé des cas où, dans une seule séance, on avait gagné deux, trois et même quatre centimètres.

Les *rétractions tendineuses* ne donnent pas d'aussi beaux résultats. Malgré les succès notés dans les rapports et qui montent à 68 p. 100, nous devons dire que ces affections ne sont pas souvent améliorées d'une façon notable à Bourbonne. Les cas qu'il nous a été permis de noter sont en grand nombre des rétractions portant sur les doigts. Ils sont au nombre de 114, sur lesquels on n'a obtenu que 25 guérisons dont quelques-unes n'ont pas persisté. On sait, en effet, combien il est difficile et souvent même impossible d'étendre les phalanges fixées dans la flexion, ramassées dans la paume de la main et retenues dans cette situation par des tendons devenus trop courts et faisant saillie sous la peau à la moindre traction. Dans les cas simples et de date récente, on obtient certainement à Bourbonne une amélioration; mais elle est lente à venir, elle nécessite plusieurs saisons, et ce n'est qu'avec de la persévérance qu'on arrive au but. Aussi beaucoup de médecins militaires, MM. Reeb, Michel, Dauvé entre autres, mettent-ils les rétractions tendineuses dans les maladies où le traitement thermo-minéral paraît inutile. Tout en nous rangeant à leur opinion, nous ne serons pas aussi exclusif; nous croyons qu'il faut surtout s'y prendre à temps et choisir les cas où les désordres ne sont pas trop considérables. Souvent aussi les rétractions tendineuses sont causées par une immobilité prolongée ou par inflammation de voisinage. Dans ces circonstances, le traitement thermo-minéral pourra être efficace, en faisant toutefois les réserves que nous avons posées plus haut. Il réussira moins souvent encore, s'il y a eu suppuration dans les gaines. Mais il est une manifestation pathologique, qu'il ne faut jamais adresser à Bourbonne, c'est la synovite fongueuse simple ou tuberculeuse. Tous les cas que nous avons relevés se sont mal trouvés des eaux chlorurées sodiques.

G. Atrophies. — Parmi les nombreuses causes qui peuvent amener l'atrophie des membres, nous parlerons en premier lieu de celles qui résultent d'un traumatisme. Elles sont au nombre de 74, qui ont donné 2 guérisons, 45 améliorations et 27 insuccès, ce qui fait 68 p. 100 de bons effets. Quand on songe à la gravité de ces lésions, les résultats qui précèdent sont assez satisfaisants pour encourager les praticiens à diriger leurs malades sur les eaux chlorurées sodiques. Nous croyons que l'électricité aide beaucoup le traitement. A l'hôpital militaire de Bourbonne cette pratique est courante. Il y a un médecin spécialement chargé de ce service, et presque chaque jour le blessé atteint d'atrophie est électrisé soit dans le bain, soit avant ou après l'immersion dans l'eau minérale. Cette médication unie aux douches chaudes, vigoureusement projetées sur les parties, amène une suractivité circulatoire et fonctionnelle dans les muscles qui ne tardent pas à augmenter de volume et à reprendre de la force. C'est ce que nous avons vu souvent se passer dans les maladies où l'atrophie n'était qu'un symptôme accessoire, dans les hydarthroses, dans les arthrites par exemple : 69 autres cas d'atrophie, non classés d'après leur étiologie, mais survenus à la suite de contusions ou de phlegmons, ont donné 69 p. 100 de bons effets. Il faut aussi compter dans ces résultats les cas où les troubles trophiques sont survenus à la suite d'une immobilité prolongée, comme cela se passe dans les fractures. Nous n'avons pas pu recueillir des chiffres en assez grand nombre, pour tirer un enseignement de la pratique de Bourbonne dans ces cas simples, mais nous pouvons cependant dire que ce sont eux qui sont le plus heureusement modifiés.

Les atrophies rangées dans les registres, sous le nom d'atrophie rhumatismale, se trouvent aussi très bien de la médication thermo-minérale. Nous avons dit plus haut combien les arthrites sous la dépendance de cette diathèse étaient souvent guéries à Bourbonne. Il en est de même des atrophies reconnaissant la même cause. Nous en avons relevé 30 qui ont donné 2 guérisons, 23 améliorations et seulement 5 effets nuls : ce qui donne 83 p. 100 de succès et 16 p. 100 d'insuccès.

H. Paralysies traumatiques. — Cette lésion de la sensibilité et du mouvement est la compagne habituelle de l'atrophie que nous venons d'étudier. Elle peut être produite par tant de causes différentes qu'il est difficile de poser des indications.

Il est cependant une distinction qu'il faut faire tout d'abord. La paralysie traumatique est centrale ou périphérique. Dans le premier cas, elle succède presque toujours à une fracture du crâne. Lorsque ces blessures graves ne sont pas immédiatement mortelles, le malade recouvre peu à peu, et par les seules forces de la nature, la somme de mouvement et de sensibilité à laquelle il a encore droit de prétendre, et les eaux de Bourbonne ne peuvent pas lui faire grand bien. Il n'en est plus de même dans les paralysies partielles ou périphériques.

Ici un seul nerf ou un seul département nerveux est intéressé. La cause peut varier : c'est une contusion violente, qui aplatit le nerf et détruit ses éléments anatomiques, c'est une arme blanche ou une balle qui rompt la continuité des fils conducteurs, c'est une suppuration qui donne une névrite et altère la vitalité des tissus.

Nous avons déjà dit, à propos de Barèges, que lorsqu'un nerf a été sectionné, il était inutile de chercher aux eaux la guérison de la paralysie. A Bourbonne, les effets du traitement ne seront pas meilleurs. Si le nerf n'a été que froissé et qu'il n'y ait pas eu d'inflammation à la suite de la blessure, on peut admettre le malade à Bourbonne : dans la majorité des cas, la paralysie disparaîtra, ou du moins l'amélioration sera considérable. Ces cas se présentent souvent dans les luxations de l'épaule. Le nerf circonflexe peut être déchiré au moment de l'accident ou tout au moins contus et comprimé par la tête de l'humérus. Il peut même être tiraillé et élongé dans les efforts de réduction. Aussi la paralysie du deltoïde est-elle très fréquente. L'électricité parvient souvent à triompher de ces accidents ; mais si on veut avoir une amélioration prompte, il faut s'adresser à la médication thermale. Dans les établissements, on allie la cure par les eaux au traitement par l'électricité, et souvent des malades considérés comme incurables à l'arrivée s'en retournent presque guéris, même dans les cas où l'atrophie du membre commençait à inspirer des craintes sérieuses. Enfin, il existe aussi des blessés qui sont atteints de paralysie par compression. C'est un cal osseux qui a amené autour de lui un engorgement, une induration des parties ; le nerf est englobé, comprimé et la paralysie est presque complète. Nous avons signalé à Barèges l'inefficacité des eaux pour la guérison de ces malades, nous n'y reviendrons pas à propos de Bourbonne. De même, dans les cas de compression nerveuse par des ganglions hypertrophiés, la médication thermale est impuissante.

Les paralysies traumatiques dont nous avons pu constater les symptômes sont, à de rares exceptions près, des paralysies partielles. Elles sont au nombre de 160, dont 106 améliorations, 4 guérisons complètes, 47 effets nuls et 3 aggravations. Il faut de plus compter un décès, à Bourbonne, chez un malade atteint de paraplégie traumatique, qui a succombé à une pneumonie. Sans vouloir rendre les eaux responsables de ce décès, nous appelons l'attention des médecins sur ce fait. Car non seulement un homme atteint d'une maladie aussi grave a une moins grande force de résistance, mais encore les manœuvres nécessaires pour le mettre dans un bain sont plus longues, plus délicates et l'exposent à un refroidissement.

On voit, d'après les chiffres cités, qu'il y a 69 p. 100 d'améliorations ou de guérisons. Ces résultats sont dignes d'attention surtout dans une maladie aussi peu justiciable des moyens thérapeutiques ordinaires.

I. Suites de phlegmons. — Nous comprenons sous ce titre les accidents que laissent après leur guérison les phlegmons diffus et les vastes abcès. On comprend aisément que, lorsqu'une suppuration considérable a complètement disséqué la peau, en la séparant de l'aponévrose superficielle, lorsqu'elle a pénétré dans les interstices des muscles et qu'il a fallu de grandes incisions et un long traitement pour sauver les jours du malade, il reste dans le membre des troubles, qui tiennent à la fois des différentes lésions que nous venons déjà d'étudier. Ce sont des cicatrices adhérentes, de l'atrophie, un certain degré de parésie et de rétraction musculaire, des indurations du tissu cellulaire. Toutefois ces conséquences ultimes d'une maladie disparue empruntent à leur cause un caractère de bénignité tout particulier et c'est ce qui explique les beaux résultats qu'on obtient alors à Bourbonne.

Nous avons trouvé en effet une moyenne de 86 p. 100 de succès et pour ainsi dire pas d'aggravations. Sous l'influence des bains et des douches, les tissus reprennent leur laxité normale. La peau qui était soudée à l'aponévrose recommence à jouer sur les parties profondes ; les muscles ne sont plus bridés, ils fonctionnent et l'atrophie disparaît.

J. Suites de contusions. — Les contusions laissent à leur suite des désordres analogues à ceux qui succèdent aux phlegmons diffus et obtiennent les mêmes résultats du traitement thermal. La proportion des succès est la même. Sur 162 blessures de ce genre, nous avons enregistré 35 guérisons, 105 améliorations, 21 effets nuls et 1 seule aggravation ; ce qui nous donne comme pour les phlegmons

86 p. 100 de bons effets. Lorsque c'est une extravasation sanguine qui a bridé et emporté les tissus, la médication est la même et les résultats heureux se ressemblent.

K. Ruptures des tendons. — Il est une affection, qu'on ne dirige pas d'habitude sur les eaux thermales et qui pourtant retire d'incontestables bénéfices du traitement de Bourbonne : ce sont les ruptures tendineuses. Nous raisonnons, il est vrai, sur de bien petits chiffres, mais ils sont instructifs dans leur modestie.

Quand il s'agit de tendons volumineux, comme celui du biceps, comme le tendon d'Achille et le tendon rotulien, il y a toujours épanchement sanguin dans les gaines et dans les tissus. De plus, quand la suture n'a pas été faite, ce qui a eu lieu dans tous les cas que nous avons relevés, poor obtenir la réparation des fibres tendineuses, il a fallu garder, pendant un temps assez long, le membre dans l'immobilité complète. Enfin, la guérison obtenue, il y a très souvent un grand allongement du tendon, par suite de l'interposition entre les deux bouts séparés d'un tissu cicatriciel de réunion. Toutes ces nécessités pathologiques et thérapeutiques amènent forcément de la gêne dans les mouvements, et quand il s'agit du membre inférieur, une claudication souvent très prononcée. Les eaux thermo-minérales, en faisant résorber les caillots ou les adhérences qui se sont formés dans les gaines, en donnant de la force au muscle et de la solidité au tendon par les échanges de nutrition qu'elles favorisent, remettent souvent les choses dans l'état où elles se trouvaient avant l'accident.

Tous les cas que nous avons relevés portent sur le membre inférieur, ils sont au nombre de 10 et se décomposent de la façon suivante : 5 ruptures du tendon rotulien, 3 du tendon d'Achille et 2 du plantaire grèle. Ces 10 cas ont donné 1 seul effet nul, 4 guérisons, 4 grandes améliorations et 1 amélioration légère.

L'effet nul se rapporte à la rupture du tendon rotulien. Quand on a 9 résultats heureux sur 10, on peut se déclarer satisfait. Aussi recommandons-nous Bourbonne dans ce genre de lésions. Il faudra, bien entendu, attendre que le tendon de nouvelle formation, que le tissu cicatriciel soient bien organisés; et dans ce cas, en admettant même que nous soyons tombé sur une série heureuse, la médication thermale ne causera aucun préjudice au malade.

L. Troubles de la circulation. — Lésions des vaisseaux. — C'est surtout en activant la circulation capillaire et collatérale, que les eaux thermales agissent. Aussi sont-elles indiquées et contre-indiquées à différentes périodes de la même maladie.

La *phlébite*, à son début, quand il y a formation dans les veines, de caillots qui ne sont pas encore organisés, ne doit jamais être traitée à Bourbonne. Alors même qu'il n'y a pas une inflammation très vive dans les vaisseaux, on peut voir et sentir facilement les nodosités qui s'y sont formées. Ce sont des caillots qui, mobilisés par le mouvement et le traitement thermal, pourraient déterminer une embolie mortelle. Dans ces cas, le malade doit garder l'immobilité la plus complète; mais, quand les caillots sont devenus fibreux, qu'ils ont fait corps avec la paroi des vaisseaux, la veine est transformée en un cordon dur dont la lumière est bouchée. La guérison obtenue, il faut remédier aux troubles qu'elle a pu causer. Il y a souvent de l'œdème des membres, de la gêne dans la circulation profonde et superficielle, et quand il s'agit du membre inférieur, ces troubles amènent de la difficulté dans la marche. Dans ces cas, Bourbonne facilitera la circulation collatérale, en favorisant le cours du sang dans les vaisseaux, en agissant par le choc à l'aide de la douche et par l'excitation nerveuse à l'aide de sa température et de sa minéralisation.

Sur 8 malades qui ont été envoyés pour cette affection, 2 seulement sont partis dans le même état.

Dans les cas de *ligature d'artère*, où la circulation de compensation ne s'établit pas facilement, les eaux agissent de la même façon et sont par conséquent indiquées. Elles sont au contraire nuisibles dans le traitement des varices.

M. Suites des opérations. — Nous avons parlé, à propos de Barèges, de la façon dont les eaux pouvaient combattre les ostéites qui se produisent à l'extrémité des moignons. Bourbonne reçoit aussi des blessés de ce genre. Nous en avons relevé 24 sur les registres. La plupart d'entre eux avaient subi une amputation, quelques-uns une résection. Les amputés se sont assez bien trouvés de l'emploi des eaux chlorurées sodiques, mais nous croyons que dans les cas dont nous avons parlé plus haut, il vaut mieux les envoyer à Barèges. Nous pensons aussi qu'il y aurait lieu d'étudier sur un plus grand nombre de malades les résultats qu'on pourrait retirer de la médication soit sulfureuse soit saline, dans les résections pratiquées avec succès et complètement cicatrisées. Nous pensons, en nous appuyant sur quelques observations, que le traitement thermo-minéral donnerait de la force aux muscles, faciliterait l'établissement des surfaces articulaires et l'obtention des mouvements. Nous avons vu, en effet, des malades arriver à Bourbonne avec un bras complètement atrophié et ressemblant à un membre de polichinelle. Après une saison, tous les mouvements n'étaient pas possibles, mais beaucoup d'entre eux étaient revenus et l'atrophie avait presque disparu.

Les eaux thermales nous ont paru améliorer d'une manière sensible les *névralgies des amputés*. M. Boucher croit que si la cicatrice est jeune, elle peut être vascularisée, rendue plus lâche et qu'elle tiraillera moins douloureusement le névrôme. Celui-ci pourra même se résorber quelquefois. Nous ne partageons pas cette espérance, car on sait combien sont douloureuses et tenaces les névralgies des moignons.

V. — COUPS DE FEU

Depuis qu'on fait usage des eaux de Bourbonne, elles ont été employées contre les blessures produites par les armes à feu. Elles ont même acquis une réputation qui égale celle des sources de Barèges, et quelques médecins dans leurs rapports les placent avant celles-ci. Ils basent leur jugement sur ce fait que des malades ont été guéris à Bourbonne, après avoir fait plusieurs saisons inutiles à la station des Pyrénées. Il ne serait pas difficile de trouver à Barèges des exemples semblables. M. Cabrol disait dans son rapport de 1859, que les blessés par armes à feu étaient plutôt guéris par les moyens hydrothérapiques que par la spécificité des eaux; qu'on pouvait les envoyer indifféremment dans tous les hôpitaux thermaux militaires; et pourtant en 1865, il recommande Bourbonne de préférence à Barèges pour les raisons que je viens de donner. Quoi qu'il en soit, nous allons examiner les résultats obtenus à Bourbonne.

Sur 1,818 blessures de ce genre, on a obtenu 222 guérisons complètes, 1,069 améliorations, 512 effets nuls et 15 aggravations, ce qui donne 71,2 p. 100 de résultats favorables et 28,8 p. 100 d'insuccès.

Nous parlerons des coups de feu en bloc et sans distinction des lésions particulières, parce que c'est ainsi que nous les avons relevés sur les registres des hôpitaux. Quand on envoie les blessés à Bourbonne, les plaies sont en général depuis longtemps cicatrisées; cependant quelques malades arrivent avec des fistules situées au voisinage d'un os, c'est le plus souvent un séquestre qui entretient des suppurations interminables. Il faut plusieurs saisons pour obtenir son élimination; mais ordinairement les chirurgiens n'attendent pas le résultat du traitement et en pratiquent l'extraction. Il est donc inutile de diriger sur les eaux les malades porteurs de séquestres. Ces affections chirurgicales sont justiciables d'une opération sanglante qui guérit le malade sans lui imposer les frais d'un voyage et la fatigue d'un déplacement. Il en est de même pour les corps étrangers. Lorsqu'une balle est entrée dans les tissus, qu'elle y a pris droit de domicile et s'y est enkystée, il faut l'y laisser. Elle ne fait pas souffrir le malade et il est inutile de chercher à provoquer sa sortie par un traitement thermal.

Bourbonne est surtout efficace contre les suites des coups de feu. La médication qu'on y suit triomphe des raideurs articulaires, des névralgies, des troubles trophiques, des cicatrices douloureuses. Contre l'atrophie des membres, elle ne peut rien, comme nous l'avons vu, si un gros tronc nerveux a été coupé complètement ; mais quand il n'a été que lésé, elle donne d'excellents résultats. Nous avons toujours présent à la mémoire l'exemple d'un lieutenant blessé à Bapaume d'un coup de feu à la cuisse, qui avait intéressé le nerf sciatique. Il arriva à Bourbonne sur un brancard, et à la fin de la deuxième saison, il était un des plus intrépides danseurs du salon. Il serait facile de multiplier ces exemples, mais à propos de Barèges, nous avons cité des cures aussi heureuses et il est inutile d'y revenir.

Nous avons relevé plusieurs observations de balles ayant traversé la poitrine de part en part et donnant lieu à de la gêne de la respiration. Les malades de cette espèce se sont bien trouvés du traitement à Bourbonne.

Dans les plaies par armes à feu, comme dans les fractures, nous croyons qu'il est utile de ne pas attendre trop longtemps avant de songer à diriger les malades sur les eaux. La guérison est beaucoup plus fréquente chez les soldats blessés récemment que chez ceux dont la lésion remonte à plusieurs années. C'est ce qui ressort de notre observation et ce que prouve le tableau suivant, dressé par M. Cabrol en 1856 :

	NOMBRE	GUÉRISONS	AMÉLIORÉS	SANS EFFET
Un an et plus.	32	3	17	12
11 mois.	1	»	1	»
10 —	12	4	7	1
9 —	13	2	10	1
8 —	31	8	12	11
7 —	23	4	11	8
6 —	31	8	16	7
5 —	5	»	4	1
4 —	4	1	1	2
3 —	12	3	7	2
2 —	3	»	2	1
TOTAUX.	167	33	88	46

L'âge influe également sur les chances de succès. Ainsi les officiers blessés par les armes à feu donnent une moyenne de guérisons inférieure à celle des soldats, ce qui ne peut s'expliquer que par l'effet de l'âge sur la constitution et sur l'efficacité du traitement.

Nous avons cherché à nous rendre compte des résultats obtenus suivant les cas, où les os n'étaient pas intéressés, où ils étaient atteints, et enfin dans les blessures des articulations. Ce sont ces dernières lésions qui sont considérées d'habitude comme les plus dangereuses et qui à Bourbonne ont obtenu le plus de succès.

Notre examen a porté sur 137 malades et nous avons obtenu 83 p. 100 d'améliorations et de guérisons et 16 p. 100 seulement d'effets nuls. Cela tient à ce que les plaies sont guéries, quand les malades sont soumis au traitement et qu'il ne reste plus que de la raideur articulaire et de l'atrophie, deux manifestations morbides parfaitement améliorées par le traitement thermo-minéral. Ce sont les blessures sans lésion des os, qui viennent ensuite et nous trouvons 74 p. 100 d'améliorations, dont 14,2 p. 100 de guérisons et 25 p. 100 d'effets nuls.

En dernier lieu, viennent les lésions osseuses souvent accompagnées de suppuration, symptôme sur lequel les eaux de Bourbonne ont malheureusement peu de prise. Nous n'avons plus dans ces cas que 69,5 p. 100 d'améliorations ou de guérisons et le chiffre des effets nuls monte à 30,4 p. 100.

Le traitement des plaies d'armes à feu ressemble à celui de toutes les maladies chirurgicales. Il se compose de douches et de bains, auxquels on joint l'administration intérieure des eaux. Dans certains cas, on pratique des injections d'eau minérale dans les trajets fistuleux et on fait agir les courants électriques sur les membres atrophiés.

VI. — SYPHILIS. — MALADIES DES ORGANES GÉNITO-URINAIRES.

A. Syphilis. — Nous ne nous étendrons pas longuement sur le traitement de cette affection par les eaux thermales. La question a été exposée complètement à propos de Barèges, qui jouit à juste titre d'une réputation supérieure à celle de Bourbonne dans la guérison des manifestations syphilitiques. Nous n'avons réuni que 253 observations, tandis qu'à Barèges, dans le même laps de temps, il a été traité plus de 1,500 malades. Toutefois, comme la composition chimique de ces sources est complètement différente, il est nécessaire de connaître l'avis des médecins de Bourbonne pour se former une opinion.

Les résultats pris en masse et sans tenir compte de la différence des manifestations ont fourni 73 p. 100 d'améliorations et de guérisons au lieu de 82 p. 100 que nous avons signalés à Barèges. Les insuccès sont, bien entendu, dans les mêmes proportions et nous en avons trouvé 26 p. 100. On voit que les eaux de Bourbonne sont médiocrement efficaces et qu'on devra s'adresser de préférence à celles des Pyrénées. Nous avons rencontré, dans la longue série d'années dont nous avons lu les rapports, des opinions médicales bien diverses. Elles ont changé au fur et à mesure des progrès faits par l'étude des maladies vénériennes. Ce n'est guère qu'en 1826, que nous voyons apparaître le mot de syphilis dans les comptes rendus. A cette époque, on commencait à envoyer des malades de cette espèce à Bourbonne; mais trois ans plus tard, en 1829, nous voyons le mercure supporter seul la responsabilité des accidents et les malades deviennent plus nombreux, parce que les eaux sont alors administrées non plus contre la maladie, mais contre son spécifique. Puis on revient sur cette opinion et on administre concurremment le traitement thermal et le traitement mercuriel auquel vient se joindre plus tard l'iodure de potassium. Les eaux ne sont plus alors prescrites que pour révéler une diathèse latente. Cette opinion, que nous avons déjà mentionnée en parlant de Barèges, compte à Bourbonne des défenseurs et des adversaires. Parmi les médecins qui ont cru à cette vertu révélatrice nous citerons le Dr Cabrol. Il écrivait en 1858, qu'un traitement par les eaux chlorurées sodiques donnait une forte présomption en faveur de la guérison complète d'accidents syphilitiques antérieurs, sans donner cependant une sécurité absolue. Dans un mémoire publié en 1860 dans la *Gazette d'hydrologie* de Strasbourg, M. Cabasse a aussi appelé l'attention de ses collègues sur les propriétés des eaux salines comme curatives de la syphilis latente. En 1867, M. de Finance exprime l'avis que les eaux de Bourbonne peuvent souvent en déceler l'origine. En 1874, M. Doin dit avoir vu 6 affections syphilitiques révélées par Bourbonne, mais le doute commence déjà à entrer dans son esprit et il se demande, ayant eu affaire à des accidents primitifs développés au bout de 30 jours de traitement, si ce n'est pas pendant le trajet que le malade a contracté son affection vénérienne et si, dans ces cas, il n'y a pas eu simplement une longue incubation. Depuis, l'opinion des médecins semble s'être faite et on n'admet plus qu'une chose, c'est que l'action stimulante des eaux thermales salines favorise la sortie des éruptions et exerce sur l'économie, mais à un moindre degré que Barèges, une action tonique et reconstituante. Elles combattent de plus la tendance à l'anémie et, de cette façon, elles sont utiles parce qu'elles secondent la médication spécifique. Mais il est indispensable d'établir une distinction entre les accidents récents et les accidents anciens. Ces derniers seuls devraient être adressés aux eaux.

Les chancres deviennent blafards et prennent un mauvais aspect sous l'influence de l'immersion dans l'eau saline. Il en est de même des ulcères syphilitiques qui ne marchent pas facilement vers la cicatrisation. Nous en avons relevé 47 qui n'ont fourni que 29 améliorations ou guérisons, 17 insuccès et 1 aggravation, ce qui donne 38 p. 100 de mauvais résultats. On pourra donc diriger sur Bourbonne les malades atteints de manifestations cutanées, d'accidents tertiaires, sans plaie ; mais toutes les fois qu'il y aura une solution de continuité dans les tissus, il faudra absolument défendre les eaux chlorurées sodiques.

Dans tous les cas Barèges convient mieux au traitement de tous les accidents syphilitiques.

B. Cystites. — Les cystites sont les maladies des organes génito-urinaires qu'on rencontre le plus à

Bourbonne. Nous en avons enregistré 58. On est étonné de trouver un aussi grand nombre d'affections de la vessie dans une station qui ne jouit pas, dans la cure de ces maladies, d'une réputation analogue à celle de Contrexéville et de Vittel. Mais ce sont presque toujours des incurables, atteints d'une cystite chronique ayant résisté à tous les traitements et qui sont envoyés là en désespoir de cause. Les résultats sont du reste loin d'être satisfaisants.

Sur 58 malades nous n'avons pu trouver que 3 guérisons; mais 17 fois les eaux ont été infructueuses et 1 fois elles ont aggravé l'état du patient. Il est donc inutile d'envoyer aux eaux de Bourbonne les malades atteints de cystite.

Nous avons aussi rencontré quelques cas d'incontinence d'urine, mais ce sont des malades probablement envoyés par mégarde à Bourbonne, car ces sources ne peuvent rien contre cette affection.

C. Maladies des testicules. — 12 malades ont été envoyés à Bourbonne pour des affections de la glande séminale, 11 pour orchites, 1 pour testicule tuberculeux et 7 inscrits sous la vague dénomination de sarcocèle. Nous ne pouvons tirer de ces derniers cas aucune conclusion, car nous ne savons pas si c'était un cancer, une hématocèle ou une orchite qui avait amené le changement de volume de la glande.

Pour les orchites au nombre de 11, les effets des eaux ont été bons. Nous avons contaté 3 guérisons, 7 améliorations, 1 seul insuccès et pas d'aggravations. C'était en général des orchites blennorrhagiques anciennes, rebelles à tous les traitements, présentant cette induration particulière de la glande qui décèle une certaine subinflammation, devant amener plus tard l'atrophie et la stérilité. Il y avait aussi quelques orchites traumatiques avec hémato-cèle testiculaire. On comprend aisément l'heureuse influence des eaux sur ces infiltrations sanguines et plastiques qui bouchent peu à peu la lumière des conduits séminifères. Quand l'affection n'est pas trop ancienne, la thermalité des eaux chlorurées sodiques, leurs propriétés résolutives amènent peu à peu la résorption des éléments plastiques.

Il en est de même pour le testicule tuberculeux, on a remarqué l'influence bienfaisante des eaux salées sur cette maladie qui réclame souvent une opération. A Bourbonne nous n'en avons relevé qu'un cas, il a été très amélioré, mais nous nous proposons d'étudier plus longuement cette question en traitant des eaux de Salies de Béarn, qui semblent jouir de propriétés particulières dans cette maladie.

Il est inutile d'ajouter que le cancer du testicule, comme tous les autres cancers, n'est pas plus justiciable des eaux chlorurées sodiques que des eaux sulfureuses, des eaux sulfatées, etc...

A Bourbonne on ne traite pas les maladies de l'utérus. Nous avons, du reste, vu que celles-ci devaient être adressées en général aux eaux des Pyrénées.

VII. — MALADIES DE PEAU.

Les affections cutanées fournissent une quantité assez notable de malades à Bourbonne. Cependant nous avons pu constater que leur nombre suivait une marche décroissante et qu'on en traite aujourd'hui beaucoup moins qu'en 1820 et en 1830. C'est le résultat de l'expérience acquise depuis un demi-siècle. En effet Bourbonne, comme nous allons l'expliquer, ne donne pas dans les maladies de peau les succès qu'on lui attribue.

L'instruction ministérielle du 6 mars 1857 porte cette station comme efficace dans les dermatoses. C'est sans doute là ce qui provoque l'envoi d'un certain nombre de malades qui se trouveraient mieux de l'emploi des eaux de Barèges. Cette même instruction, dans le chapitre des indications spéciales, dit, il est vrai, que les eaux des Pyrénées doivent être préférées, mais cette restriction ne nous paraît pas suffire et nous n'hésitons pas à déclarer que la station de Bourbonne ne convient pas aux maladies de peau. Il ne faut pas se fier aux chiffres qui sont plutôt en faveur des eaux chlorurées sodiques que contre elles; mais nous expliquerons plus loin pourquoi.

Nous avons noté 733 maladies cutanées soignées à Bourbonne. Elles nous ont donné 607 guérisons ou améliorations, 123 résultats nuls ou aggravations et 3 morts. Ce qui donne 83 p. 100 de résultats favorables et 17 p. 100 d'insuccès.

Ces chiffres, ainsi que nous l'avons fait pressentir, sont un peu en désaccord avec l'opinion émise en commençant, mais nous allons en donner les raisons. Il s'agit de s'entendre sur la valeur du mot amélioration. On se contente souvent, pour se prononcer, de la disparition momentanée d'une éruption qui ne tarde pas à reparaître aussitôt que le malade cesse les bains. Dans les rapports des médecins de Bourbonne, on rencontre presque à chaque page les indications suivantes *paraît guéri* ou bien *guérison complète au moins en apparence*. Dans les observations, on trouve encore assez souvent cette note : « serait plus avantageusement soigné aux eaux de Barèges, » et cela quelquefois de la part de médecins qui ont exercé dans les deux localités. Enfin, ce qui prouve encore qu'on ne peut pas se prononcer en faveur des eaux de Bourbonne, c'est que presque toujours les militaires malades, outre les bains chlorurés sodiques, prennent des bains sulfureux et il est difficile de dire auquel de ces deux agents l'amélioration doit être imputée.

Nous croyons donc que les eaux sulfureuses sont plus utiles pour les affections de la peau que les eaux de Bourbonne, et parmi celles qui s'adaptent le mieux à cette dernière station, il faut placer en première ligne les affections cutanées qui sont sous la dépendance de la diathèse scrofuleuse.

VIII. — MALADIES DIVERSES.

Nous comprenons sous ce titre toutes les maladies dont le petit nombre ne nous permet pas de tirer des conclusions thérapeutiques.

41 cas de *scorbut* ont été adressés à Bourbonne. Il faut expliquer ce nombre assez considérable de scorbutiques par l'entrée dans cet hôpital des malades

et blessés de la guerre de 1870. M. Le Bret, qui fait autorité en matière d'eaux thermales, a, pendant son séjour comme médecin inspecteur à Balaruc, vanté les eaux chlorurées sodiques chaudes dans le traitement de cette maladie. A Bourbonne nous avons relevé 17 guérisons, 17 améliorations, 5 insuccès et 2 aggravations dont 1 mort sur un total de 41 scorbutiques. Le malade a succombé au typhus, mais c'était pendant la guerre. En considérant ces chiffres dans leur ensemble, on arrive à trouver 84 p. 100 de succès, ce qui permet de conseiller Bourbonne dans ces cas.

Nous avons parlé plus haut des ulcères. Ceux qui se rencontrent chez les scorbutiques se trouvent relativement mieux du traitement thermal.

Nous avons aussi rencontré, dans nos recherches, 12 cas de congélation qui n'ont pas retiré un grand bénéfice des eaux. Il s'agissait vraisemblablement encore de malades égarés pendant la guerre.

On envoie également quelques maladies des yeux à Bourbonne comme dans les autres stations minérales. Toutes, du reste, possèdent une source qui a la propriété de rendre la vue aux aveugles. Nous ne croyons, bien entendu, pas à leur spécificité dans les cas d'*amaurose*; mais dans les *ophthalmies*, il est certain qu'un filet d'eau tiède légèrement minéralisée, tombant pendant quelques minutes sur l'œil, peut produire de bons effets.

De même dans les vieilles *otorrhées*, une douche auriculaire pratiquée régulièrement peut amener des améliorations; mais, quand il s'agit de surdité, il est inutile d'envoyer aux eaux les malheureux atteints de cette infirmité, si ce n'est dans les cas où un catarrhe de la trompe sous la dépendance d'un état constitutionnel produit une diminution du sens de l'ouïe et, dans ces cas, ce sont encore les eaux sulfureuses qui sont indiquées.

Les névralgies intercostales, les crampes des écrivains, les gibbosités vont parfois aussi chercher à Bourbonne une guérison qu'elles n'ont pas trouvée ailleurs.

Nous avons relevé 5 cas d'ozène et 1 cas d'éléphantiasis. Nous ne pouvons pas nous prononcer sur le résultat de cures faites dans des maladies représentées par des chiffres aussi faibles, pas plus que dans les cas de goître, que les traces d'iode et de brome contenues dans les eaux de Bourbonne attirent quelquefois à cette station.

BOURBON-L'ARCHAMBAULT

Au centre de la France, dans le département de l'Allier, c'est-à-dire sur un point bien éloigné des thermes de Bourbonne-les-Bains, émerge une source chaude, qui, par ses propriétés, par sa composition, peut être considérée comme sa sœur cadette.

La ville, jadis puissante, dont elle fait aujourd'hui toute la fortune, doit, comme elle, son nom de Bourbon-l'Archambault aux ducs de Bourbon qui y établirent la capitale de leurs États.

La présence du chlorure de sodium dans les eaux et leur haute thermalité rangent immédiatement cette station après celle de Bourbonne-les-Bains. Toutefois ce sel n'est contenu dans la source que dans la proportion de 2 grammes 240 par litre; la température n'est en moyenne que de 52° centigrades et c'est ce qui les place au second rang des eaux chlorurées sodiques.

Le débit de la source de Bourbon-l'Archambault est considérable. Elle sort par trois ouvertures et fournit 2,400 mètres cubes de liquide par vingt-quatre heures. Cette grande quantité d'eau jointe à sa température et à sa richesse minérale aurait fait de Bourbon-l'Archambault une des premières stations de France, si le peu de distractions que la ville présente et son éloignement n'en écartaient pas les malades.

Jadis fréquentée par Racine, Boileau, Mme de Sévigné, Mme de Montespan, cette station s'est vue distancée par ses puînées et ne reçoit plus aujourd'hui que les malades sérieux, qui viennent comme à Barèges pour s'y soigner et pour rapporter la guérison. Cet abandon n'est pas définitif et Bourbon-l'Archambault pourra reprendre de l'importance, lorsqu'on aura construit l'établissement nouveau qui renferme de grandes piscines et tous les moyens hydrothérapiques désirables et quand on aura terminé la voie ferrée destinée à le réunir à Moulins.

Les établissements balnéaires sont au nombre de trois : l'établissement thermal, l'hôpital civil, et l'hôpital militaire. Ils s'adressent aux malades des différentes catégories ; mais ils sont tous alimentés par la même source, qui sort près de l'établissement thermal et se répand dans plusieurs bassins de réfrigération destinés à permettre de graduer la température des bains et des douches.

Le traitement demande environ quarante jours et comme le climat de la localité permet aux malades d'y séjourner quatre mois, le département de la guerre a partagé l'année thermale en trois saisons :

La première va du 15 mai au 24 juin ;

La deuxième du 24 juin au 4 août ;

La troisième du 4 août au 24 septembre.

Les maladies qui sont traitées avec le plus de succès à Bourbon-l'Archambault sont les paralysies de nature diverse et plus particulièrement celles qui sont survenues à la suite d'une attaque d'apoplexie, les rhumatismes articulaires et les affections chirurgicales. Ces dernières seules doivent nous intéresser; mais, avant d'aborder l'étude des indications, il est nécessaire de retracer rapidement le mode d'administration des eaux qui sont appelées à les remplir.

Les bains et les douches forment le fond du traitement des affections chirurgicales.

Les bains se prennent dans les piscines, sortes de baignoires cimentées et creusées dans le sol où le blessé peut être facilement déposé par ses porteurs. C'est dans les baignoires que se donnent les douches qui affectent des formes différentes suivant le but que l'on se propose. Une disposition spéciale des piscines permet d'administrer aux blessés une douche particulière qu'on appelle la douche sous-marine. Un tuyau recourbé amène dans le liquide du bain un jet d'eau minérale d'une température particulière. Ce courant, dirigé sur l'endroit malade, le genou par exemple, agit pendant toute la durée du bain et donne quelquefois de bons résultats. La douche écossaise est aussi dans certains cas largement employée. Il en est de même des révulsifs qui sont représentés la plupart du temps par les cornets. Ces cornets ne sont que des ventouses, dans lesquelles le vide est fait au moyen de la bouche. On la fait suivre au besoin de scarifications et ce traitement topique joint à la médication thermale donne souvent de bons résultats. De plus le massage est pratiqué, dans cette station, sur une grande échelle et correspond bien au traitement des maladies articulaires qu'on y envoie. Il est fait par des personnes dont c'est la profession et qui le pratiquent à froid ou bien à chaud pendant le séjour du malade au bain. On voit par cet exposé des moyens mis en œuvre, que les affections chirurgicales sont énergiquement attaquées par les médecins de Bourbon-l'Archambault, ce qui explique les bons résultats qu'on retire de ces eaux.

Le traitement interne n'est qu'un adjuvant du traitement externe; mais on y a recours dans presque tous les cas. Dans son bain, le malade prend de deux à quatre verres d'eau de la source chaude.

Deux autres sources froides émergent, à quelques kilomètres de Bourbon-l'Archambault et sont toniques et gazeuses. Elles portent le nom de Saint-Bardoux et de la Trollière. Elles sont amenées chaque jour en ville pour la consommation des malades.

Enfin Bourbon possède encore une quatrième source froide, ferrugineuse et agréable au goût. Elle sert, comme les précédentes, d'eau de table, c'est la source de Jonas qui coule dans la ville même.

Le traitement rigoureusement suivi avec des eaux aussi actives et aussi chaudes peut amener des effets physiologiques qu'il faut connaître. Leur principale action s'exerce sur les fonctions de la peau. Pendant le bain et même quelque temps après en être sortis, les malades ont des sueurs quelquefois profuses et qui dirigées par les avis du médecin concourent à l'action thérapeutique. Quant à leur influence sur les voies digestives, elles jouissent aux yeux du vulgaire de propriétés qui n'ont pas été contrôlées par les médecins. Cependant après 10 ou 15 jours de traitement externe et interne, la source principale, la source bourbonienne chlorurée sodique détermine une légère constipation. Est-elle due à l'effet purgatif des eaux ou celles-ci n'agissent-elles que par les sudations répétées en ralentissant les fonctions de l'intestin? Nous ne nous permettrons pas de trancher la question; nous nous bornons à signaler le fait. De même et, d'accord avec MM. Vuillemin, Jacob, Grellois, et la plupart des médecins principaux chargés de l'hôpital militaire, nous conservons des doutes sur l'action purgative de la *source de Jonas*.

On voit par ce court exposé, que les effets physiologiques sont bornés et peuvent souvent passer inaperçus. Les manifestations morbides produites par ces eaux sont aussi très rares. La prétendue fièvre thermale qui, dans l'esprit du public, force les malades à interrompre leur traitement, n'existe pas davantage. Il arrive quelquefois, qu'après quelques bains et quelques douches, le malade voit se déclarer une éruption papuleuse, mais ce sont des cas exceptionnels. Ces éruptions sont quelquefois produites par la chaleur assez forte à laquelle les malades sont exposés dans ce pays. Si elles étaient dues à l'usage des eaux, au lieu d'être la rare exception, elles seraient la règle et cela n'est pas. Il se peut aussi que chez les femmes nerveuses, la première action des douches donne lieu à un petit mouvement fébrile, mais l'eau minérale n'y est pour rien et le même effet serait certainement produit par une douche ordinaire. Cependant ces eaux, qui, pour certains malades, sont incapables de produire de mauvais effets, sont assez puissantes pour déterminer chez d'autres des accidents, qui quelquefois les forcent à interrompre le traitement. Ce sont les malades d'une constitution faible, usés par une longue maladie, qui sont sujets à ces manifestations. Aussi faut-il y regarder à deux fois avant de les envoyer à une station thermale.

Un blessé qu'on dirige sur les eaux doit être transportable, par conséquent encore vigoureux et ne souffrir que d'une lésion locale. Il faut, avant de l'adresser à Bourbon-l'Archambault, examiner avec soin les organes suspects et en particulier les poumons. S'il a le moindre signe de tuberculose, il faut s'abstenir, car les eaux ne feraient que favoriser la marche de la phthisie. Quelques exemples suffiront pour démontrer l'influence funeste que peut avoir le traitement bourbonien sur les poumons des gens anémiés par une longue maladie antérieure.

Nous avons relevé plusieurs observations d'hémoptysies survenues dans le cours de la cure thermale, chez des gens qui n'en avaient jamais été atteints antérieurement et qui n'ont jamais présenté, depuis, des signes de phthisie pulmonaire. Le traitement fut interrompu, les hémoptysies cessèrent. Il n'en eut certainement pas été de même, si le sujet eût eu la moindre prédisposition tuberculeuse. Les exemples de ce genre sont trop fréquents pour qu'on y insiste. Dans un autre cas, c'est un abcès par congestion qui s'ouvre dans les bronches, ou une péricardite qui passe à l'état aigu ou bien un rhumatisme, fixé à une articulation, qui se généralise. Cependant la mort arrive rarement par le traitement, c'est à peine si nous en avons trouvé un exemple et le malade était hydropique.

Ces eaux peuvent donc produire des accidents qui ne sont que l'exagération de ce qui doit se passer en petit sur la partie malade, quand on obtient un effet salutaire. Il faut pourtant savoir que la lésion locale ne s'améliore pas, quand les eaux produisent des manifestations morbides sur l'état général et que presque tous les blessés qui ont subi l'influence du traitement thermal, influence se manifestant par de la fièvre et des éruptions, sont partis sans amélioration de leur maladie chirurgicale. D'autres ont été évacués sans prendre un bain, parce que le mauvais état de leur cœur ou de leurs poumons n'en permettait pas l'administration, ou parce que leur blessure n'était pas de celles que Bourbon-l'Archambault améliore.

A. Rhumatismes. — Les affections rhumatismales sont celles qui sont envoyées en plus grand nombre à Bourbon-l'Archambault, comme à Bourbonne.

Ces maladies sont du reste celles qui donnent les meilleurs résultats, soit qu'elles se fixent dans les muscles, dans les viscères, ou même qu'elles affectent la forme particulière qu'on désigne sous le nom de *Rhumatismes noueux*. Nous ne parlerons bien entendu que des arthrites rhumatismales.

Il ne faut diriger sur Bourbon-l'Archambault que celles qui sont passées à l'état chronique. Les meilleurs effets s'obtiennent dans les cas où le début de la maladie remonte à six, neuf ou douze mois.

M. Jacob, médecin major de 1re classe, chargé du service de l'hôpital militaire de Bourbon pendant ces dernières années, a établi ce fait que nous avons pu contrôler nous-même. Envoyés plus tôt, les malades peuvent, sous l'influence du traitement, être atteints d'un rhumatisme général, mais, à mesure que la lésion prend de l'âge, la guérison devient plus difficile.

Après huit ou dix ans, la cure non seulement ne se fait pas, mais des accidents locaux dépendant du peu de vitalité des tissus peuvent survenir sous l'influence des douches. C'est au bout de six ou huit mois, que les effets obtenus sont les plus remarquables.

C'est à des malades lymphatiques et scrofuleux que s'adressent particulièrement les sources chlorurées sodiques de l'Allier et, dans ces cas, elles sont supérieures à celles de Bourbonne-les-Bains. Cela tient probablement aux manœuvres (massages, sudations, douches) qui sont peut-être mieux pratiquées à Bourbon-l'Archambault, et de plus, ainsi que nous l'avons dit, le degré de minéralisation de cette dernière source est moindre et ne force jamais à interrompre le traitement comme cela se passe dans la station de la Haute-Marne.

Une saison de quarante jours suffit souvent, mais pas toujours. Quand la guérison n'a pas été complète après un premier traitement, il ne faut pas que le malade hésite à revenir l'année suivante. Il faut même se méfier des guérisons apparentes.

Elles ne se maintiennent pas toujours, et il arrive quelquefois qu'au bout d'un an, la récidive survient; alors le bénéfice du premier séjour est perdu.

Nous allons maintenant étudier les maladies qui sont sous la dépendance de la diathèse scrofuleuse et tuberculeuse comme les adénites, les abcès froids, les ulcères, les tumeurs blanches et les coxalgies. Nous nous servirons de ces dernières pour passer aux affections articulaires, puis nous traiterons des maladies des os, des fractures, des ostéites, des coups de feu, et enfin nous finirons par l'étude abrégée de maladies que nous avons déjà rencontrées à Bourbonne.

B. Maladies des ganglions lymphatiques. — Les eaux de Bourbon-l'Archambault sont réputées pour la guérison des adénites ; mais cette réputation est usurpée. Elles n'exercent aucune action spécifique sur les indurations ganglionnaires. Quoique M. le Dr Regnault ait soutenu le contraire, la plupart des malades reviennent de cette station sans aucun résultat.

Les adénites se rencontrent le plus souvent chez les scrofuleux ; mais on les trouve aussi chez des malades d'une robuste constitution, chez des hommes sanguins qui n'ont aucun antécédent morbide. Il nous a été donné d'en voir de nombreux exemples sur des soldats et des marins vigoureux, chez lesquels rien ne pouvait expliquer l'apparition de la tumeur ganglionnaire. Eh bien! chez ces derniers, le traitement thermal agit encore moins bien que chez les scrofuleux.

Ce sont les adénites cervicales qu'on observe en plus grand nombre à Bourbon-l'Archambault. Elles occupent les régions mastoïdiennes ou le pourtour de la mâchoire inférieure, en formant une sorte de chapelet. A l'aisselle elles sont plus rares ainsi qu'aux plis de l'aîne.

Lorsque la tuméfaction ganglionnaire est simple, qu'elle n'affecte aucune tendance à la suppuration, on obtient des résultats beaucoup meilleurs que dans les adénites suppurées. Sur 85 malades atteints d'induration simple, 14 seulement ont obtenu une guérison complète, 15 n'ont retiré aucun effet salutaire des eaux et 56 ont été améliorés. Ce qui donne 72 p. 100 d'effets favorables et 18 p. 100 d'insuccès. Ces résultats sont loin de justifier la réputation dont jouit Bourbon dans la cure de ces affections, surtout si on remarque que les malades rangés parmi les améliorés ont quitté la station en conservant leur tumeur et que la plus petite diminution de volume est enregistrée comme une amélioration. Dans le nombre des malades sur lesquels les eaux n'ont exercé aucune action, il en est plusieurs qui ont vu leur tumeur augmenter, et enfin il en est un, chez lequel le traitement a déterminé la suppuration.

Pour les adénites suppurées, la non-efficacité des eaux apparaît encore d'une façon plus manifeste. Nous avons relevé 55 malades de ce genre ; 35 ont été améliorés et 20 sont restés sans résultat ou ont vu leur suppuration augmenter. Ces chiffres donnent 63 p. 100 de succès et 36 p. 100 d'effets nuls. De plus il faut noter qu'il n'y a pas eu de guérison immédiate.

Nous ne pouvons nous rendre compte des raisons pour lesquelles on envoie à Bourbon-l'Archambault tant de malades atteints d'adénites. Il s'est évidemment établi à cet égard une tradition que rien ne justifie et contre laquelle il importe de réagir. De 1858 à 1878, le nombre de ces malades a augmenté peu à peu et il reste stationnaire depuis cette époque. C'est qu'on commence à revenir sur une opinion préconçue.

En réalité, les eaux de Bourbon-l'Archambault ne donnent pas de bons résultats dans les adénites. On les traite non seulement par les eaux minérales de la source chlorurée sodique et de la source ferrugineuse de Jonas, mais par tous les moyens usités dans ces maladies. Dans ces conditions, il est difficile de faire la part de ce qui revient à l'eau minérale ou de ce qui appartient au traitement ordinaire. Une seule raison peut justifier l'envoi des adénites simples à Bourbon-l'Archambault, c'est qu'on se trouve désarmé en face de ces maladies rebelles, qu'on hésite, avant d'y porter le bistouri et que malgré le petit nombre de guérisons qu'on obtient dans cette station, c'est encore celle où on réussit le plus souvent.

C. Ulcères. — Les ulcères qu'on observe à Bourbon-l'Archambault sont presque tous sous la dépendance de la diathèse scrofuleuse et se rangent assez immédiatement après les adénites. Nous avons exprimé, à propos de Bourbonne, notre manière de voir sur l'efficacité des eaux chlorurées sodiques dans le traitement des plaies et notre étonnement de trouver dans cette station un nombre de succès aussi considérable, quand nous voyons à bord de nos vaisseaux le mauvais aspect que prennent les plaies des extrémités, lorsqu'elles sont en contact continuel avec l'eau de mer.

Les résultats de Bourbon-l'Archambault sont beaucoup moins satisfaisants et se rapprochent plus de la vérité. Ce n'est plus 78 p. 100 d'effets favorables, comme à Bourbonne, que nous y rencontrons, mais seulement 63 p. 100. Les médecins civils qui exercent dans cette station sont frappés des succès que certains malades obtiennent; mais cela tient d'abord au petit nombre de maladies chirurgicales que la pratique leur donne l'occasion de voir, et ensuite à l'effort reconstituant des eaux, sous l'influence desquelles l'économie reprend la force nécessaire, pour conduire à la cicatrisation une lésion qui précédemment n'en prenait pas la route. Cependant nous pensons que, dans ces cas, les eaux de Barèges sont plutôt indiquées.

D. Abcès froid et mal de Pott. — On n'envoie guère d'abcès froid à Bourbon-l'Archambault. Nous n'en avons relevé que 9 qui ont donné 2 guérisons, 1 grande et 2 légères améliorations; 2 insuccès et 2 aggravations. Nous ne reviendrons pas sur ce que nous avons déjà dit à propos de Bourbonne et nous y renvoyons le lecteur.

Il ne faut pas adresser ces malades aux eaux salines à moins que ce ne soit pour améliorer leur constitution. Dans ce cas le blessé n'est plus qu'un malade. Son abcès a été ouvert et on ne doit le mettre en route, que lorsqu'il n'a plus qu'une petite plaie facile à panser et qui ne l'empêche pas de faire de l'exercice.

Nous en dirons autant du mal de Pott. Certains chirurgiens conseillent d'envoyer les jeunes malades aux eaux chlorurées sodiques. Cette pratique n'est pas sans danger. Les bains, souvent trop excitants, sont incompatibles avec l'immobilité que la plupart des malades sont obligés de garder. Il est inutile de les envoyer aux eaux pour ne pas les prendre, de leur imposer les fatigues du voyage et le séjour dans une petite ville encombrée, lorsqu'il serait si simple de les transporter à la campagne ou sur le bord de la mer.

E. Maladies des articulations.

1° TUMEURS BLANCHES. — Les tumeurs blanches se rangent tout naturellement à côté des affections qui précèdent. Qu'elles siègent au genou, au coude ou au cou-de-pied, elles sont justiciables du même traitement. Quoique la coxalgie soit absolument de même nature que les précédentes, nous la traiterons séparément comme nous l'avons fait à Bourbonne.

Les tumeurs blanches du genou sont celles qu'on rencontre le plus fréquemment à Bourbon-l'Archambault, comme dans les autres stations thermales. Elles donnent, au point de vue du traitement, les mêmes résultats que celles des autres articulations, et nous les prendrons comme type.

Il résulte de nos recherches que les tumeurs blanches ne doivent être qu'exceptionnellement envoyées à Bourbon-l'Archambault. Sur 54 cas que nous avons relevés sur les registres pendant une vingtaine d'années, nous avons compté 3 guérisons, 23 améliorations, 24 effets nuls et 4 aggravations. Ainsi d'un côté, 26 effets favorables et de l'autre 28 effets nuls ou préjudiciables. Ces chiffres suffisent pour justifier l'opinion que nous avons émise plus haut. Cependant, nous ne trouvons pas autant d'aggravations qu'à Bourbonne-les-Bains. Les cas de mort ou d'amputation y sont beaucoup plus rares. Cela tient probablement à la moins forte minéralisation des eaux, et semblerait donner l'avantage à la première station sur la seconde. Il est encore un fait digne de remarque, c'est que le cinquième des malades a éprouvé des symptômes de fièvre thermo-minérale, ce qui prouve que loin d'être nécessaires à la guérison et d'être la preuve d'un effet salutaire, ces manifestations morbides coïncident le plus souvent au contraire avec l'inefficacité du traitement.

2° Coxalgies. — L'étude des coxalgies conduit à peu près aux mêmes conclusions. Cependant les chiffres parlent un peu plus en leur faveur. Sur 32 cas, nous trouvons 1 guérison, 17 améliorations, 10 effets nuls et 4 aggravations. Pourquoi les eaux de Bourbon-l'Archambault semblent-elles donner de meilleurs résultats dans une affection analogue à celle que nous venons d'étudier? Est-ce parce que l'articulation est moins susceptible? la synoviale moins tortueuse? les surfaces osseuses plus franches? Est-ce parce que l'épaisse couche de tissus qui environne et garantit la cavité cotyloïde préserve cette dernière contre l'action directe du bain et ne lui apporte que ses effets mitigés? Ce sont des questions que nous ne saurions résoudre. Nous nous bornerons cependant à constater qu'il faut suivre les mêmes règles dans les coxalgies et dans les tumeurs blanches.

3° Arthrites traumatiques. — Une des affections qui donnent les meilleurs résultats par le traitement des eaux chlorurées sodiques de l'Allier est sans contredit l'arthrite traumatique, qu'elle soit causée par une chute ou par un coup. Quant à celles qui succèdent à un coup de feu, nous en parlerons plus tard.

Il ne faut, comme nous l'avons déjà dit plusieurs fois, envoyer les malades aux eaux que lorsque toute menace d'inflammation est conjurée. Si on ne suit pas cette règle, on s'expose à voir l'articulation suppurer sous l'influence de la poussée des eaux. L'épanchement sanguin ou séreux qui résulte ordinairement de la contusion articulaire doit aussi être pris en considération. Lorsqu'il n'est pas complètement résorbé, le traitement est toujours beaucoup plus long et ne donne pas toujours d'excellents résultats. Il est vrai que, dans une arthrite traumatique, l'épanchement articulaire appartient à la période aiguë. C'est le moment de ponctionner l'articulation ou de laisser le liquide se résorber seul au moyen de l'immobilité; il ne faut jamais confier cette tâche aux sources thermo-minérales. Ces dernières ne sont vraiment utiles que lorsqu'il n'y a plus d'épanchement et que, soit par le fait du traitement, soit par le fait de la contusion elle-même, il reste ce qu'on appelle à tort un peu d'ankylose. Le rétablissement des mouvements, qu'on n'obtient qu'à grand'peine dans les hôpitaux, arrive d'une façon rapide et même étonnante aux thermes de Bourbon-l'Archambault, qui du reste partagent cette propriété avec Bourbonne-les-Bains et beaucoup d'autres sources chaudes. Les bains prolongés joints aux douches et aidés par le massage rendent promptement la vie à l'articulation. Dans la plupart des cas qui nous ont passé sous les yeux, lorsque la guérison n'a pas été obtenue, il y a presque toujours eu de l'amélioration. Si le malade ne ressent aucun bienfait du traitement minéral, c'est qu'il est d'une constitution faible et que son arthrite marche vers la tumeur blanche, ou bien c'est que la lésion est tellement ancienne que les dégâts articulaires et péri-articulaires sont trop avancés, pour qu'aucun traitement puisse y remédier.

Toutefois, nous conseillons encore à ces malades de ne pas perdre tout espoir et de ne renoncer au traitement thermal qu'après y avoir eu recours plusieurs années de suite. Dans la plupart des cas, on obtient une guérison immédiate ou tout au moins une amélioration qui permet en quittant les eaux d'espérer la guérison définitive.

Les résultats obtenus à Bourbon-l'Archambault sont les suivants : sur 69 arthrites traumatiques, il y a eu 42 améliorations, 16 guérisons, 10 effets nuls, et 1 aggravation. Cette dernière a été une suppuration de l'article, chez un malade dont les symptômes inflammatoires n'étaient probablement pas complètement apaisés. Quoi qu'il en soit, ces résultats sont beaux, car ils donnent 84 p. 100 de succès et 16 p. 100 d'insuccès.

Ce que nous venons de dire peut s'appliquer à toutes les contusions articulaires, mais dans les arthrites traumatiques que nous avons enregistrées, il y a toujours eu inflammation de l'articulation elle-même. Quand, au contraire, le traumatisme a intéressé les parties péri-articulaires sans amener du côté de la séreuse la moindre poussée congestive, quand il n'y a eu de compromis que les ligaments et les tendons et qu'il ne reste à la suite de cette contusion qu'une raideur difficile à vaincre avec les moyens ordinaires, on obtient de très beaux résultats par les eaux de Bourbon-l'Archambault.

C'est ce genre d'affections, que nous venons de retracer, qui est classé dans les rapports des médecins sous le nom de raideurs articulaires.

Ici les complications inflammatoires ne sont pas à craindre, puisqu'elles n'ont jamais existé, et le traitement méthodique rigoureusement suivi au moyen du massage et des douches avec de l'eau très chaude donne d'excellents résultats. Quand il s'agit de gêne dans les mouvements à la suite de plaies articulaires, la conduite à tenir est la même.

4° HYDARTHROSES. — Nous n'avons compris sous cette désignation que les cas dans lesquels l'articulation contient encore du liquide. Les craquements, les engorgements péri-articulaires, les ankyloses qui peuvent en être la suite, ont été ou seront traités à l'occasion de l'affection primitive qui a donné naissance à l'hydarthrose. Celle-ci peut en effet survenir dans un rhumatisme articulaire, se produire dans une arthrite traumatique, être le début d'une tumeur blanche ou bien arriver spontanément. C'est même cet épanchement qui se produit seul, sous l'influence d'une diathèse probablement scrofuleuse, qui prend le nom d'hydarthrose proprement dite. Quoi qu'il en soit, nous ne nous occuperons que du traitement de l'épanchement lui-même, comme nous l'avons fait à Bourbonne.

On n'envoie, bien entendu, aux eaux, que des hydarthroses anciennes dont le liquide n'a pas pu être résorbé par les moyens ordinaires ou qui, après s'être résorbé, se reproduit et reste stationnaire. On espère que, sous l'action minérale et thermale de ces sources, les actions et réactions vitales qui languissent seront activées et que ces eaux toniques et reconstituantes seront en même temps fondantes et résolutives. Cette attente est souvent trompée. Malgré tous les traitements employés, douches sous-marines, applications de compresses, fomentations, malgré l'emploi des cautères et des cornets, les résultats sont loin d'être satisfaisants, et ce n'est qu'exceptionnellement que l'épanchement disparaît.

Sur 57 observations d'hydarthrose que nous avons pu relever, 6 fois seulement la guérison a été obtenue. Nous avons constaté 28 améliorations, 17 résultats nuls et 6 aggravations. Dans ces derniers cas, le liquide séreux est devenu purulent, et c'est là une complication grave qui mène souvent à l'amputation et qu'on est en droit quelquefois d'attribuer à l'emploi intempestif des eaux thermales. Cette terminaison est fort rare. La plupart du temps, il y a peu ou presque pas de changement dans l'état du malade; mais alors, il était inutile de les envoyer à Bourbon-l'Archambault. Notons, cependant, que les hydarthroses rhumatismales y cèdent plus facilement que les hydarthroses spontanées. Les quelques guérisons que nous avons citées appartiennent à des malades encore sous le coup de cette diathèse.

5° Arthrites blennorrhagiques. — A côté de l'hydarthrose, se place l'arthrite blennorrhagique qui affecte le plus souvent la même articulation qu'elle. Nous avons déjà parlé de cette affection à propos de Bourbonne. Nous ne pouvons que répéter ce que nous avons dit à ce sujet : Les eaux chlorurées sodiques donnent de bons résultats dans les cas où toute trace d'inflammation a disparu. Bourbon-l'Archambault semble même supérieur à Bourbonne dans le traitement de ces maladies.

Sur 7 cas d'arthrite blennorrhagique, nous trouvons 1 guérison, 3 améliorations très notables, 2 légères améliorations et 1 seul cas où l'effet des eaux a été nul, mais pas une aggravation. Il nous paraît donc utile de diriger sur cette station les malades atteints d'arthrites blennorrhagiques anciennes.

Les lésions articulaires, qui sont souvent accompagnées au début d'inflammation, viennent d'être étudiées; il reste encore, pour en finir avec cette classe de maladies, à parler de l'entorse, de la luxation et de l'ankylose.

6° ENTORSES. — L'entorse est une des affections articulaires qui se traitent souvent à Bourbon-l'Archambault. Les indications sont absolument les mêmes que celles que nous avons tracées à propos de Bourbonne ; il est donc inutile d'y revenir. Il ne faut, bien entendu, diriger sur les eaux que les entorses où tout état inflammatoire a disparu et ne pas attendre cependant que la lésion soit trop ancienne.

60 entorses nous ont donné 38 améliorations, 14 guérisons, 8 effets nuls. Ces résultats sont un peu supérieurs à ceux de Bourbonne où nous avons obtenu 83 p. 100 de succès.

Quand les entorses sont compliquées, il ne faut pas compter sur un résultat aussi satisfaisant; et cependant les aggravations sont rares, car sur ces 60 cas d'entorses de toute espèce que nous avons relevés, pas une n'a été aggravée par le traitement minéral.

7° LUXATIONS. — Après ce que nous avons dit à propos de Bourbonne, nous ne nous étendrons pas sur la cure de cette affection. Elle semble plutôt due à la thermalité qu'à la minéralisation des eaux.

Les luxations non réduites ne se trouveront pas mieux des eaux de Bourbon-l'Archambault que des autres. Pour obtenir un résultat, pour faire reprendre de la vie, de la tonicité aux muscles et de la mobilité aux membres luxés, il sera indispensable de faire plusieurs saisons. Dans les suites que laissent après elles les luxations compliquées, dans les atrophies, les paralysies occasionnées par le tiraillement du plexus brachial ou du nerf axillaire, les bains, les douches et le massage, amèneront une véritable amélioration et quelquefois la guérison.

Nous n'avons pu relever que 21 luxations, sans distinction des cas où la réduction avait ou n'avait pas été opérée. Il est probable que les luxations non réduites étaient en petit nombre; cependant elles ont suffi pour abaisser la proportion des succès dans les cas de luxations réduites; car nous ne trouvons que 61 p. 100 de résultats favorables au lieu de 75 p. 100 obtenus dans les luxations réduites à Bourbonne. Nous pensons cependant que les deux stations donnent les mêmes effets et qu'on peut indifféremment, dans ces cas, prescrire les sources chlorurées sodiques de l'Allier ou celles de la Haute-Marne.

8° Ankyloses. — Nous aurions pu parler des ankyloses immédiatement après les raideurs articulaires; mais nous avons cru que ces dernières étaient mieux placées à côté des arthrites traumatiques, qui en sont souvent la cause.

Les résultats obtenus dans ces maladies sont à peu près soumis aux mêmes règles théoriques que les luxations; nous pouvons dire pour les ankyloses complètes ce que nous avons avancé pour les luxations non réduites et même d'une manière plus affirmative. Dans l'un et l'autre cas, ce sont des maladies incurables, et les eaux n'amènent une amélioration que dans les désordres sans importance, qui accompagnent la lésion capitale. Quant aux ankyloses incomplètes, nous en avons déjà parlé longuement à Bourbonne et notre impression est la même pour Bourbon-l'Archambault. Les chiffres ne sont pas d'accord avec les observations recueillies; mais nous insistons encore sur ce point; il découle de leur étude et de celle des malades, qu'il ne faut pas envoyer aux eaux chlorurées sodiques de vieilles ankyloses incomplètes dont les brides fibreuses intra-articulaires et péri-articulaires empêchent désormais tout mouvement plus étendu; ce sont des malades de ce genre qui abaissent la moyenne des bons résultats.

A Bourbon-l'Archambault, les registres n'établissent pas de distinctions entre les ankyloses complètes et celles qui ne le sont pas. En les prenant en bloc, nous trouvons 54 p. 100 de succès. En défalquant les soudures osseuses, la moyenne des effets favorables remonterait, et elle serait d'accord avec les résultats obtenus à Bourbonne, qui sont 66 p. 100 de bons effets et 34 p. 100 d'effets nuls sur lesquels nous rencontrons 3 aggravations; il n'y en a pas eu à Bourbon-l'Archambault. Ici comme pour les luxations, nous pensons que c'est surtout la thermalité qui agit, et nous avons vu qu'à Barèges les résultats sont les mêmes et peut-être meilleurs.

F. Maladies des os.

1° Fractures. — Nous avons déjà parlé des fractures au point de vue du ramollissement du cal par le traitement thermo-minéral, dans nos généralités sur les eaux chlorurées sodiques. A Bourbon-l'Archambault, les résultats sont à peu près les mêmes qu'à Bourbonne, peut-être même sont-ils un peu plus satisfaisants.

Au lieu de 1,869 fractures que nous avons relevées à Bourbonne, nous n'en avons trouvé que 128 à Bourbon-l'Archambault. La différence est considérable et nous accordons plus de confiance aux grands nombres.

A Bourbon-l'Archambault, nous avons obtenu pour les fractures en général 89 p. 100 d'améliorations et de guérisons, tandis qu'à Bourbonne nous n'avons que 75 p. 100. Pour les fractures compliquées nous avons trouvé 76 p. 100 d'effets favorables, tandis qu'à Bourbonne la proportion oscille entre 56 et 68 p. 100. Il est vrai de dire, et ceci nous donne une explication suffisante de la différence des résultats, qu'à Bourbon-l'Archambault, on n'envoie pas en général de fractures graves, et en consultant les observations, nous trouvons qu'on n'y voit presque pas de fractures suppurées avec plaies, et que les complications portent principalement sur les difformités et sur les arthrites concomitantes.

Quoi qu'il en soit, on peut conclure de ce que nous venons de dire, que les suites de fractures peuvent être dirigées sur Bourbon-l'Archambault et qu'on doit y envoyer de préférence les fractures simples. Il faut aussi remarquer que les résultats des fractures compliquées sont les mêmes qu'à Bourbonne ; ce qui prouve, comme toujours, la non efficacité des eaux chlorurées sodiques dans les suppurations.

Nous n'avons rien de particulier à signaler dans

les fractures des membres. Nous avons cependant remarqué que les fractures de cuisse paraissaient donner de meilleurs résultats que les autres et que les fractures de la rotule se trouvaient aussi très bien du traitement thermo-minéral. Nous avions déjà énoncé ces remarques plus haut. Les pseudarthroses partent de Bourbon-l'Archambault, comme elles y sont venues, sans la moindre amélioration. C'est ce qui se passe à Bourbonne. Il est inutile aussi d'essayer d'y redresser les cals vicieux; mais nous nous sommes déjà expliqué à cet égard.

2° Ostéites. — Caries. — Nécroses. — Au point de vue de l'effet curatif des eaux de Bourbon-l'Archambault, les ostéites se divisent comme à Bourbonne en deux grandes classes : les ostéites suppurées et les ostéites non suppurées. Les premières y guérissent rarement, les secondes sont presque toujours améliorées.

Sur 48 observations d'ostéites suppurées, qu'il nous a été possible de relever, nous avons pu constater 21 cas dans lesquels l'effet des eaux a été nul, 5 cas dans lesquels il y a eu aggravation de la maladie, tandis que nous n'avons à mettre en regard que 3 guérisons complètes et 19 améliorations.

Dans les ostéites non suppurées, au contraire, sur 20 observations, nous trouvons 4 guérisons, 14 améliorations et seulement 2 cas où les malades sont partis sans changement.

On voit, d'après ces chiffres, que la différence est bien tranchée entre les résultats des ostéites suppurées et ceux des non suppurées. Il est curieux de mettre en regard les uns des autres les tant pour cent obtenus à Bourbonne et à Bourbon-l'Archambault. Dans cette dernière station, les suppurations osseuses donnent 54 p. 100 d'insuccès; elles en donnent 52 p. 100 à Bourbonne. Les effets sont donc absolument les mêmes; ils sont désastreux, et cette double expérience faite à des eaux de même composition permet d'être affirmatif et de proscrire le traitement chloruré sodique thermal, dans les cas d'ostéites suppurées. Pour les non suppurées, les résultats sont tout opposés. A Bourbon-l'Archambault nous obtenons 90 p. 100 de succès et à Bourbonne 88 p. 100; ce sont encore les mêmes effets. Ces deux chiffres peuvent être regardés comme une épreuve et une contre-épreuve, et nous conseillons l'usage de ces deux stations dans les inflammations osseuses qui n'ont pas de tendance à la suppuration.

Dans beaucoup d'ostéites suppurées, le chirurgien a eu à intervenir pendant le cours du traitement, pour enlever une esquille qui mettait obstacle à la guérison, et après l'opération la plaie a marché rapidement vers la cicatrisation. Nous considérons donc comme inutile l'envoi aux eaux de Bourbon-l'Archambault, d'un malade porteur d'un séquestre reconnu mobile. S'il ne l'est pas, c'est à Barèges qu'il faudra envoyer le blessé, comme dans tous les cas d'ostéites suppurées.

Dans les périostites traumatiques, datant déjà de plusieurs mois, on pourra être à peu près certain du succès des eaux. Il en sera de même pour les ostéites profondes se manifestant seulement par du gonflement et de la douleur. En un mot, le résultat sera bon toutes les fois que la maladie ne présentera pas un caractère aigu ou une tendance à l'inflammation. Si, au contraire, le malade est menacé d'une poussée, les eaux, loin d'exercer une influence résolutive, donneront comme un coup de fouet au processus pathologique et détermineront la suppuration, comme nous l'avons remarqué dans plusieurs cas.

G. Coups de feu. — Les blessures par coups de feu ne sont pas envoyées en grand nombre à Bourbon-l'Archambault, on les dirige de préférence sur Barèges et sur Bourbonne-les-Bains.

A Barèges, nous avons vu que les résultats étaient plus satisfaisants et surtout que ces eaux remplissaient mieux les nombreuses indications que présentent des lésions aussi complexes, mais à Bourbon-l'Archambault, on réussit peut-être mieux qu'à Bourbonne. Répétons cependant ce que nous avons dit à propos des fractures, c'est que les chiffres étant quatorze fois moins considérables, les causes d'erreur ne sont pas compensées par le nombre.

Au lieu de 1,818 blessés de guerre, que nous avons signalés à Bourbonne, on n'en trouve ici que 126. Ces 126 blessés nous ont donné 76 p. 100 de guérisons et d'améliorations, au lieu de 71 p. 100 que nous avons indiqués à propos des eaux chlorurées sodiques de la Haute-Marne.

Nous avons étudié les différentes lésions causées par les projectiles, en les classant par leur ordre de gravité.

Ce sont les balles ou les éclats d'obus, qui ont traversé ou déchiré les parties molles sans intéresser le squelette, qui nous ont donné les meilleurs résultats. Cela se comprend du reste, car ces lésions sont en général plus simples, et nous avions été étonné de les voir à Bourbonne n'occuper que le second rang dans les succès obtenus. Les coups de feu *sans lésions des os* ont donné 90 p. 100 d'améliorations et de guérisons et 10 p. 100 d'effets nuls, nous n'avons pas rencontré d'aggravation. Presque tous les malades sont donc partis améliorés ou guéris. Ces résultats sont presque invraisemblables, aussi tout en constatant que Bourbon semble donner de meilleurs résultats que Bourbonne, nous pensons que pour être dans le vrai, il faut prendre un terme moyen entre ce chiffre de 90 p. 100 et celui de 74 p. 100.

Enfin, il nous reste à parler des coups de feu *avec lésions des os*; ce sont les blessures qui ont fourni les résultats les plus médiocres et, cependant, il n'y a pas lieu de se plaindre, car nous avons constaté 70 p. 100 d'améliorations ou de guérisons et 30 p. 100 d'effets nuls. Nous n'avons pas rencontré une seule aggravation et nous faisons en passant cette remarque, qu'elles semblent être moins nombreuses à Bourbon-l'Archambault qu'à Bourbonne. Dans l'hôpital militaire de cette dernière ville, les effets obtenus ont été absolument les mêmes, et nous nous plaisons à le constater, car il s'agit bien ici du même genre de lésions graves, de fractures osseuses avec plaies et accompagnées souvent de suppuration. Ces effets se chiffrent par 69,5 p. 100 d'améliorations et de guérisons et il n'y a donc que cinq dixièmes de différence entre les résultats des deux stations, ce qui peut se négliger. Le traitement suivi est toujours le même ; ce sont les bains et les douches dans le bain, en particulier la douche sous-marine, dont nous avons déjà parlé.

L'eau en boisson se donne pendant toute la médication et quelquefois on emploie des injections et des applications de conferves sur les parties malades.

H. Paralysies traumatiques. — Les eaux de Bourbon-l'Archambault jouissent d'une réputation méritée dans les maladies nerveuses de cause centrale et notamment dans l'hémorrhagie cérébrale ; aussi devions-nous nous attendre à y rencontrer quelques paralysies de cause traumatique. Nous en avons relevé 25 qui ont donné 5 grandes améliorations, 15 légères et 1 seule guérison. Cela nous donne 84 p. 100 d'améliorations avec 1 seule guérison. A Bourbonne, ce sont aussi les améliorations qui entrent pour la majeure part dans le chiffre des bons effets, et sur 106 malades, nous ne trouvons que 4 guérisons. On peut donc en conclure que les paralysies ne sont pas généralement guéries par les eaux chlorurées sodiques, mais qu'elles sont très souvent améliorées, qu'elles retirent même de meilleurs résultats des eaux de Bourbon l'Archambault que des eaux de Bourbonne, où elles ne nous ont donné que 69 p. 100 de succès. Il est bien entendu que nous ne parlons ici que des paralysies traumatiques partielles.

Les atrophies qui accompagnent souvent les paralysies se trouvent en général un peu améliorées par la médication des eaux ; mais nous conseillons d'envoyer à Bourbonne les malades chez qui la disparition des éléments musculaires est le symptôme dominant, ou ceux qui, sans être paralysés, ont des membres simplement atrophiés. Là, en effet, à l'hôpital militaire, le service de la médication par l'électricité est parfaitement organisé et il est probable que les médecins civils qui ont pu voir les bons effets obtenus, se sont pourvus des appareils nécessaires à l'application de ce traitement. Inutile d'ajouter que les mêmes effets pourraient être facilement obtenus à Bourbon-l'Archambault, et si nous ne traitons pas la question à part, c'est que le nombre d'atrophies que nous avons relevées n'était pas suffisant.

I. Cicatrices adhérentes. — Les cicatrices adhérentes proviennent de plaies par armes à feu, de phlegmons diffus ou de fortes contusions ayant amené la gangrène et une perte de substance considérable. Elles gênent le mouvement des membres et sont souvent douloureuses. Ce dernier symptôme est principalement amendé par les eaux de Bourbon-l'Archambault. En compulsant les observations, nous avons trouvé 84 p. 100 d'effets favorables, ce chiffre se rapproche beaucoup de celui de Bourbonne qui est de 85 p. 100. Mais nous répéterons ici ce que nous avons dit à propos de cette station, c'est que les résultats sont plus beaux en apparence qu'en réalité et que les améliorations sont quelquefois passagères. Sous l'influence de la chaleur et des bains, les cicatrices se relâchent, la peau devient plus souple et les mouvements par conséquent moins limités ;

mais une fois les bains et les douches cessés, la peau et le tissu cicatriciel reprennent assez souvent leur rigidité première et l'amélioration vraie qui persiste est bien minime.

J. Maladies diverses. — Nous allons maintenant nous occuper de quelques maladies chirurgicales, que nous avons rencontrées à Bourbon-l'Archambault, comme on les trouve partout ailleurs. Nous commençons par celles des voies génito-urinaires.

Quelques cas de *cystite* semblent, au dire des médecins, s'être bien trouvés du traitement thermo-minéral, mais quand on lit tout ce qui a été écrit sur les eaux thermales, on constate qu'elles sont toutes souveraines pour ce genre d'affection et nous ne recommandons pas plus Bourbon-l'Archambault que les autres.

Quelques cas de blennorrhagie y ont été aussi traités, mais surtout par les moyens ordinaires.

Les maladies du testicule sont plus intéressantes. Nous avons vu que les eaux chlorurées sodiques avaient un certain effet sur la résolution des *orchites*. Nous en avons trouvé deux d'origine traumatique, dont une a été guérie et l'autre très améliorée. Nous ne donnons ces chiffres que pour les rapprocher de ceux que nous avons déjà cités. De même pour les *testicules tuberculeux*; 4 cas ont été soignés à Bourbon-l'Archambault, 2 avec simple induration et 2 avec suppuration. Ces deux derniers ont été aggravés sous l'influence des douches et des bains, tandis que les deux autres ont été améliorés.

Quelques *ophthalmies* soignées là comme ailleurs par la douche oculaire ont obtenu les mêmes effets que dans les autres stations.

Trois cas de *crampes des écrivains* ont donné trois améliorations.

Quelques *suites d'opérations*, dont une ancienne résection, paraissent avoir aussi suivi le traitement avec avantage; nous renvoyons pour ces cas à ce que nous en avons dit à propos de Bourbonne.

Enfin citons encore quelques *phlébites* et des *otites* sans intérêt.

K. Maladies de la peau. Syphilis. — On envoie très peu de maladies de peau à Bourbon-l'Archambault, et toutes sont signalées comme ayant été améliorées par le traitement. Nous nous sommes déjà expliqué sur la façon dont il fallait comprendre ces améliorations, et nous n'y reviendrons pas. Bourbonne pas plus que Bourbon-l'Archambault ne conviennent au traitement de ces affections, et c'est à Barèges qu'il faut les envoyer de préférence. Ce sont toujours des psoriasis, des rupia, des herpès, des impétigo, des lichen, etc., qui sont plutôt améliorés par les eaux sulfureuses que par les eaux salines.

Nous ne parlerons pas de la *syphilis*; les malades que nous avons rencontrés sont trop peu nombreux et nous renvoyons à ce que nous avons dit à Bourbonne.

Telles sont les considérations dans lesquelles nous voulions entrer à propos de Bourbon-l'Archambault. On voit que Bourbonne et cette source sont sœurs par les réactions physiques et chimiques et aussi par l'influence qu'elles ont sur l'organisme humain. Sauf quelques exceptions, les bons effets obtenus à l'une pourraient être aussi acquis à l'autre, et s'il y avait une différence, elle serait peut-être à l'avantage de Bourbon-l'Archambault.

Ajoutons que nos principaux renseignements ont été pris sur les observations de l'hôpital militaire, et que dans cet établissement on n'obtient peut-être pas tout l'effet qu'on pourrait demander aux eaux. Cela tient au personnel d'infirmiers et de doucheurs qui sont souvent changés à chaque saison et qui n'arrivent pas à pratiquer les massages, à administrer les douches avec toute l'habileté des baigneurs civils qui en font l'occupation de toute leur vie. Ces détails semblent de peu d'importance, mais ils ont une certaine valeur dans le traitement hydro-minéral.

BALARUC.

Le village de Balaruc, dont les thermes font toute l'importance, est situé à quelques kilomètres de Cette, dans une presqu'île, au bord de l'étang de Thau.

L'eau minérale sort aujourd'hui par trois sources, dont la plus importante est la *source ancienne*. Elle alimente l'hôpital et l'établissement, d'où lui vient aussi son nom de *source de l'Établissement*. Elle contient 7 grammes et quelques milligrammes de chlorure de sodium, à une température de 47°. Sa minéralisation et sa thermalité devaient donc nous la faire placer immédiatement après Bourbon-l'Archambault. Son débit est assez considérable, puisque le trop plein des bassins coule dans le lac.

Sans entrer dans les polémiques qui se sont élevées à propos du forage du *puits communal*, fait par les conseillers municipaux pour donner un revenu à la commune, nous pouvons dire que cette source est inférieure à la première. Elle n'a que 24° de température et son débit est plus faible.

Il en est de même de la *source Bidon* qui n'a que 20° de thermalité. Du reste ces petits établissements sont tellement primitifs qu'on ne peut y appliquer un traitement sérieux, et il est probable que les trois sources seront bientôt réunies en une seule exploitation. En attendant, comme leur degré de minéralisation est à peu près le même, nous ne considérerons que les eaux de Balaruc en général, sans distinction des sources.

Les eaux de Balaruc se prennent en boisson, le matin, à jeun. La dose habituelle est de 200 à 300 grammes; lorsqu'on s'élève à 400 ou 600 grammes, on obtient un effet purgatif au lieu d'un effet tonique.

Le traitement externe est le plus important. Il consiste en bains généraux ou locaux, et en douches variées. On fait aussi dans cette station un grand usage des boues minérales; elles sont employées en cataplasmes, mais non en bains de piscine comme à Dax et à Saint-Amand. On les retire quelquefois de la source ancienne où elles se déposent en petite quantité, et le plus souvent des bords de l'étang de Thau. Elles sont constituées par une terre argileuse entremêlée de quelques détritus de plantes marines et s'imbibent d'eau minérale par leur séjour dans les bassins où on les transporte avant de les utiliser.

Ces cataplasmes de boues nous ont paru donner de bons résultats. On les applique comme à l'ordinaire et on a soin de les humecter de temps en temps soit avec de l'eau minérale, soit avec des eaux mères.

La proximité des salines de Villeroy permet, en effet, de pouvoir donner à Balaruc des bains d'eaux mères. On mêle ces dernières dans la proportion de 3 à 4 litres en moyenne et quelquefois de 10 à 12, avec l'eau de la source, et on a ainsi des bains très actifs qui conviennent spécialement aux scrofuleux.

Les manifestations de cette diathèse sont améliorées par le traitement de Balaruc. Cependant ce sont les affections nerveuses qui y sont soignées en plus grande quantité. Il n'entre pas dans notre cadre de parler du traitement de la scrofule, nous avons surtout en vue les lésions locales qu'elle engendre, mais nous ne pouvons nous empêcher de faire remarquer à quel point ces sources chlorurées sodiques, situées sur le bord de la mer Méditerranée, à proximité de salines et sous le beau soleil du midi de notre France, réunissent les conditions nécessaires au traitement de cette terrible diathèse.

La ville de Montpellier a compris tous les avantages qu'on pouvait en retirer, et l'administration des hôpitaux de cette ville envoie tous les ans, pendant le mois de juillet, quatre-vingts de ses enfants scrofuleux prendre des bains de mer dans l'étang de Thau. Nous ne connaissons pas les résultats qu'on obtient ainsi, mais nous pensons qu'un hôpital analogue à celui de Berck-sur-Mer, établi à Balaruc, permettrait d'y soigner des malades de même catégorie et d'obtenir des résultats meilleurs grâce à l'influence du climat.

Dans une discussion, à l'Académie de médecine, sur les indications des eaux de Balaruc, M. Chrestien, ancien inspecteur, disait, il y a une trentaine d'années : « Quelle que soit leur efficacité, contre les « rhumatismes, les plaies d'armes à feu, les caries, « les nécroses, les tumeurs blanches, il existe des « eaux thermales plus efficaces encore. » C'est peut-être à cause de cette opinion émise, qu'on y rencontre aujourd'hui peu de malades de ce genre.

Les blessures sont en effet rares à Balaruc. Nous avons trouvé dans les rapports quelques arthrites traumatiques, quelques ankyloses et quelques rétractions tendineuses, qui nous ont paru s'y améliorer dans les mêmes proportions qu'à Bourbonne-les-Bains ou à Bourbon-l'Archambault.

Les maladies chirurgicales proprement dites sont un peu plus nombreuses ; elles sont cependant comme perdues au milieu des 400 malades qui viennent en moyenne par année y prendre des bains.

Les engorgements ganglionnaires simples tiennent le premier rang. Ils ne suppurent pas sous l'influence du traitement et cependant on les soigne énergiquement en combinant les bains d'eaux mères et les douches, avec les cataplasmes de boues. Le plus souvent, leur volume diminue et on note une amélioration très notable, quelquefois même la guérison. Il nous semble, en un mot, que les résultats sont au moins aussi satisfaisants que ceux que nous avons vus relatés dans toutes les autres stations thermales.

Les quelques tumeurs blanches que nous avons rencontrées en parcourant les rapports étaient en général au début de leur évolution ; elles n'étaient pas suppurées et paraissent s'être assez bien trouvées du traitement. Mais il est difficile de se faire une opinion, à cause du trop petit nombre des malades dont nous avons pu lire les observations.

Neuf malades atteints d'ostéite non suppurée sont venus demander à Balaruc une amélioration que six d'entre eux ont pu obtenir, et sur cinq ostéites suppurées nous avons relevé quatre effets nuls et une amélioration.

Les entorses sont favorablement influencées par le traitement thermal; nous avons pu constater que les résultats sont toujours les mêmes.

Enfin quelques abcès froids, quelques cas de syphilis et un mal de Pott complètent la liste des affections chirurgicales que nous avons relevées.

En résumé, Balaruc jouit des propriétés des eaux chlorurées sodiques, en a les avantages et les inconvénients. Nous la recommandons dans les manifestations de la scrofule et du tubercule, quand il n'y a pas encore eu de suppuration, à cause de la possibilité de joindre le traitement thermo-minéral à la médication par les eaux mères et les boues.

Les établissements sont ouverts du 15 mai au 15 septembre, et ces quatre mois se divisent en deux saisons entre lesquelles le malade prend un ou deux mois de repos qui coïncide avec les grandes chaleurs.

Le traitement ne donne pas de fièvre thermale, mais seulement un peu de fatigue et quelquefois une éruption cutanée particulière due à l'irritation causée par le sel sur le tégument externe.

LA BOURBOULE (1)

La Bourboule est une des stations sur lesquelles l'attention du public médical s'est le plus récemment portée. Quoique connues de temps immémorial, ces sources n'ont été sérieusement exploitées que depuis l'inauguration du chemin de fer de Paris à Clermont, c'est-à-dire depuis 1856. A dater de cette époque, leur vogue a toujours été croissant. Elles la doivent à la richesse de leur minéralisation et à la variété des principes énergiques qui entrent dans leur composition.

Le village de la Bourboule est situé dans le département du Puy-de-Dôme, au milieu de la chaîne des montagnes du Mont Dore, à 846 mètres d'altitude. En 1875, il ne comptait que 97 habitants; aujourd'hui sa population s'élève à 600 âmes et le chiffre des baigneurs à plus de 4.000 par an. La vallée qui porte son nom est traversée par la Dordogne, qui n'est encore qu'un ruisseau. Le climat est doux et uniforme, les vents régnants sont ceux de l'est et de l'ouest. Le village est abrité contre les vents du nord

(1) Nous avons rangé les eaux de la Bourboule parmi les chlorurées sodiques, malgré leur composition complexe, parce que c'est le chlorure de sodium qui en constitue l'élément principal.

et du sud par une ceinture de coteaux, couronnés par des bois de sapins et de hêtres.

La saison officielle commence le 25 mai et finit le 30 septembre; mais, en réalité, elle ne s'ouvre que dans les premiers jours de juin pour se terminer vers le 15 septembre.

Les eaux minérales jaillissent de tous les points de la vallée par un nombre considérable de griffons qui ne sont pas tous captés et aménagés. Les sources qu'on utilise sont au nombre de 7. Elles débitent 174,736 litres d'eau par 24 heures. La température des sept sources va de 25° à 48° 3. Elles renferment en moyenne 3 grammes 34 de chlorure de sodium, 2 grammes 27 de bicarbonate de soude et 7 à 8 milligrammes d'arsenic par litre.

Ce sont, on le voit, des eaux hyperthermales extrêmement actives et renfermant les trois principes constituants les plus recherchés, à part les eaux sulfureuses.

Avec une température et une minéralisation pareilles, l'eau de la Bourboule ne doit s'employer qu'à faible dose. On en prend d'habitude un verre par jour et en deux fois; on augmente peu à peu d'un à deux verres par jour; il est exceptionnel qu'on puisse aller jusqu'à quatre verres. La durée des bains est de 20 minutes.

Ces eaux sont très excitantes et peu diurétiques. Elles n'occasionnent d'habitude ni diarrhée, ni constipation; mais elles se digèrent difficilement.

Indépendamment des affections rhumatismales, de la cachexie palustre, des névroses et de quelques affections des voies respiratoires, les eaux de la Bourboule sont conseillées dans trois des groupes pathologiques qui font l'objet de notre travail : la scrofule sous toutes ses formes, les maladies cutanées et la syphilis tertiaire.

« Les eaux de la Bourboule, dit le docteur Rotu-« reau (1), sont indiquées contre la scrofule à toutes « ses périodes, depuis le lymphatisme jusqu'aux « caries et aux nécroses osseuses accompagnant le « degré le plus avancé de la diathèse strumeuse. » C'est aller un peu loin. Nous n'avons pas de faits à opposer à l'opinion du médecin que nous venons de citer, mais, malgré son autorité incontestée en matière d'eaux thermales, nous attendrons, pour partager sa confiance, que les eaux de la Bourboule aient fait leurs preuves, et nous continuerons à leur préférer, au moins dans le traitement des maladies des os, les sources des Pyrénées, dont l'efficacité est basée sur la tradition et sur l'expérience.

On traite aujourd'hui un grand nombre de maladies de peau à la Bourboule. Les 7 à 8 milligrammes d'arsenic que contiennent ces eaux sont sans doute la cause de la confiance qu'elles inspirent. Il est permis d'espérer que le temps la justifiera; mais il n'a pas encore fait son œuvre. En attendant, il est démontré déjà que les eaux de la Bourboule sont aussi inefficaces que les autres dans les dermatoses parasitaires et qu'elles échouent également dans l'icthyose.

(1) Rotureau, *Dictionnaire encyclopédique des sciences médicales*, art. La Bourboule, 2e série.

Enfin, de l'aveu même de M. Rotureau, le psoriasis n'y est jamais complètement déraciné; l'érythème, l'urticaire, le prurigo, le lichen et l'impetigo chroniques se montrent rebelles à leur action; l'acné simplex, indurata, rosacea, encore davantage (1).

On cite quelques guérisons de scrofulides et même de lupus. Enfin on a parlé de guérisons de cancers; mais, tout compte fait, il s'agissait de tumeurs épithéliales qu'on avait vues se détacher en laissant à leur place une surface bourgeonnante de bon aspect (2).

Les malades atteints de syphilis affluent à la Bourboule comme ailleurs. « Les anciens médecins de la « station, dit le Dr Nicolas (3), sont unanimes à cons- « tater l'efficacité de la cure dans les formes tertiai- « res de la maladie et y restreignent son emploi. » Nous ne doutons pas en effet que ces eaux puissantes, aidées du traitement spécifique et y joignant leur action arsenicale, ne produisent de bons effets dans cette maladie, qu'on guérit à peu près partout quand on sait s'y prendre.

En résumé, et malgré la nuance de scepticisme que nous avons manifestée, nous croyons à l'avenir de ces sources énergiques et nous pensons qu'il y a là un sujet d'études tout à fait digne de l'attention des praticiens.

(1) Rotureau, *Diction. encycl., loco citato.*
(2) Louis Choussy. *Etude médicale sur l'eau de la Bourboule*, 1873,
(3) Ad. Nicolas, *La Bourboule actuelle*, Paris, 1881.

LAMOTTE. — SALINS (Savoie). — BOURBON-LANCY. — URIAGE.

Ces différentes stations possèdent des sources chlorurées sodiques chaudes et complètent avec celles que nous venons d'étudier la liste des établissements thermaux de France, dans lesquels on fait suivre une médication saline.

Lamotte-les-Bains, situé dans le département de l'Isère, contient dans un litre d'eau 3gr,80 de chlorure de sodium. La thermalité de ces sources est très élevée, puisqu'elle est au griffon de 58 à 60 degrés centigrades ; on est donc obligé de la faire refroidir dans des réservoirs. Toutes les affections qui sont tributaires de Bourbonne et de Bourbon-l'Archambault pourraient y être traitées, puisque ces sources présentent à peu près la même composition chimique et la même température ; cependant on y envoie très peu de blessés.

Salins (en Savoie), qu'il ne faut pas confondre avec la station du même nom, située dans le Jura, mériterait aussi d'être plus connue, car l'eau minérale contient 10gr,22 de chlorure de sodium et sa température est de 35° ; mais les malades y sont peu nombreux et la clientèle de *Brides*, qui fournit à l'établissement de Salinsb eaucoup de baigneurs, est surtout composée de gens atteints d'affections du tube digestif ou de polysarcie, et ces maladies sont loin d'entrer dans notre cadre.

Bourbon-Lancy est une petite ville située dans le département de Saône-et-Loire. Elle possède des sources d'une température de 50, 53 et 57 degrés, mais qui contiennent très peu de chlorure de sodium, puisque l'analyse n'en fait reconnaître que 1gr,30 par litre. La haute thermalité des eaux y attire cependant des malades atteints d'affections rhumatismales chroniques, et leur peu de minéralisation permet d'y traiter les femmes névropathiques atteintes d'affections fonctionnelles de l'appareil utérin. Mais, en somme, il n'y a pas là de blessés, et nous ne devons pas nous étendre plus longtemps sur le traitement qu'on y suit, pas plus que sur l'efficacité des eaux de *Luxeuil* qui ne contiennent que des traces de chlorure de sodium et qui, par les maladies qu'on y traite, ne doivent pas prendre place dans le plan de cet ouvrage.

Uriage (Isère) possède aussi une source chlorurée sodique qui contient, par litre, 6 grammes de sel marin; sa température quoique chaude n'est que de 27° et de plus les sulfures qui y sont contenus donnent à ces eaux des propriétés mixtes qui tiennent à la fois des eaux sulfureuses et des eaux salines. Cette double composition permet d'y traiter avec succès certaines maladies de peau, mais surtout celles qui sont sous la dépendance du lymphatisme et de la scrofule. On y soigne aussi des engorgements ganglionnaires, quelques affections articulaires chroniques. Mais ces eaux s'adressent plutôt à la constitution générale qu'à l'état local, et nous pensons que pour une lésion chirurgicale quelconque, il vaut mieux s'adresser à une source franchement chlorurée sodique ou franchement sulfureuse, en suivant les indications que nous avons données. Disons toutefois que le traitement des maladies syphilitiques y semble donner de bons résultats.

Nous avons fini l'étude des eaux *thermales chlorurées sodiques de France*. Les quelques stations que nous n'avons pas citées n'étaient pas assez importantes pour attirer l'attention du praticien.

Avant de parler des sources salines froides qui jaillissent dans plusieurs de nos départements, il nous reste encore à étudier les thermes d'Algérie qui sont curieux et intéressants à plusieurs points de vue.

HAMMAM-MESKOUTINE (Algérie).

Les sources d'Hammam-Meskoutine sont de beaucoup les plus belles de toute l'Algérie ; ce sont aussi les plus importantes. Chaque année de nombreux malades civils et militaires viennent y chercher la guérison, et un établissement qui dépendait autrefois du ministère de la guerre reçoit aujourd'hui les malades de toutes les catégories. Un grand nombre de blessés de l'armée d'Afrique y sont traités à chaque saison, et les résultats obtenus, consignés dans les rapports des médecins militaires, nous ont encouragé à étudier ces eaux encore presque à l'état nature.

C'est sur l'emplacement des anciens thermes romains (*Aquæ tibilitinæ*), dont les piscines à peine restaurées servent encore aujourd'hui, que s'élève le petit hôpital militaire.

Hammam-Meskoutine est situé dans la province de Constantine. à quelques kilomètres de Guelma. Une voie ferrée réunit aujourd'hui cette localité à la mer par Bône et à tous les autres points de l'Algérie. Quand nous y sommes allé, le chemin de fer s'arrêtait à Guelma, et il fallait faire à pied ou en voiture, par la vallée de la Seybouse, les 18 kilomètres qui séparent cette ville de l'endroit où jaillissent les sources. Celles-ci, n'étant pas captées, se déplacent de temps en temps, quand les sulfates calcaires ont, en se déposant, bouché l'orifice extérieur. Elles sortent toutes du sein de la terre, sur un grand plateau formé par elles. On y marche sur un sol chaud, sillonné d'eau minérale, qui coule de cuvette en cuvette jusqu'à un endroit où elles forment une grande chute. Si on les suit dans leur cours, on arrive bientôt en face de cette cascade, qui offre aux yeux un spectacle étrange et grandiose à la fois. Les eaux minérales tombent d'une hauteur de plusieurs mètres, et en déposant leurs sels, elles ont fixé sur le sol de snappes blanches comme la neige, entremêlées de stalactites, sur lesquelles glissent les eaux bouillantes. Au-dessus les vapeurs s'élèvent majestueusement et vont se perdre dans le ciel bleu en y formant de légers nuages. De chaque côté, des bois d'oliviers et de lentisques forment avec les tons clairs du ciel et de la chute d'eau un contraste frappant. Tout cet ensemble parle à l'imagination, et l'on comprend que les Arabes, amateurs de légendes, aient donné à cet endroit le nom de *bains enchantés*, de *bains maudits*.

Une chute d'eau minérale de cette importance est une rareté, et nous craignons que ce beau spectacle ne disparaisse bientôt, car l'État vient d'abandonner les Thermes et d'en faire la concession à une compagnie qui va les exploiter. Le pittoresque y perdra, mais la thérapeutique y gagnera certainement.

On ne sait pas, en effet, quelle est la composition

exacte des eaux. Plusieurs analyses ont été faites, et elles ont produit des résultats différents. On a trouvé une source ferrugineuse, des sources chlorurées sodiques et sulfatées calciques. Ces dernières sont les plus nombreuses, mais il ne faut pas se fier à ces analyses, car les griffons ne sont pas séparés et les différentes sources doivent se mélanger probablement avant d'émerger du sol.

Nous avons rangé Hammam-Meskoutine dans les eaux chlorurées sodiques, parce que nous pensons que ce sel y est contenu en grande quantité, et de plus c'est la place que lui donne M. Durand-Fardel dans son *traité thérapeutique des eaux minérales.* L'eau sort en bouillonnant mêlée à de l'acide carbonique et à de l'acide sulfhydrique. Elle répand une odeur sulfureuse assez marquée et se boit facilement, car elle est limpide, incolore et n'a pas de saveur bien prononcée. Sa température est très élevée et varie de 86° à 92°. C'est donc une des sources les plus chaudes du globe, puisque le grand Geyser d'Islande n'a que 109°. Le débit est considérable et ne pourra être évalué avec la précision voulue que lorsque toutes les sources auront été captées, mais on peut dire maintenant qu'il se rapproche de celui des eaux d'*Aix en Savoie.*

On voit, d'après ces caractères, quel parti on pourrait tirer de qualités aussi précieuses. Aujourd'hui, non seulement on perd l'eau qui du reste coule avec trop d'abondance, mais encore les moyens balnéatoires sont rudimentaires. Quelques salles étroites et humides, quelques baïgnoires ou piscines mal entretenues, des douches à jet fixe, une chambre à inhalation formée par un gourbi placé sur la source elle-même, représentent toutes les ressources, à l'aide desquelles le médecin peut administrer les eaux.

Si nous avons signalé ces lacunes, ce n'est pas dans un esprit de critique. Nous savons que les eaux d'Hammam-Meskoutine ne constituaient qu'un établissement provisoire, à l'époque où nous les avons visitées. Nous ne les avons mentionnées qu'au point de vue des résultats thérapeutiques, qui dans ces conditions ne répondaient pas encore à tout ce qu'on est en droit d'en attendre.

La période pendant laquelle le climat permet de prendre les eaux avec le plus d'avantage s'étend du 1er avril au 15 juin et se partage en deux saisons. Les pluies abondantes ne permettent pas d'avancer l'ouverture de l'établissement, et les grandes chaleurs de la mi-juin empêchent d'en retarder la fermeture. Ce laps de temps est assez court, mais la possibilité de faire un traitement thermal à une époque de l'année où les établissements ne sont pas encore ouverts en Europe est un des avantages de la station de Hammam-Meskoutine.

Les malades, à leur arrivée, voient leur appétit augmenter, sous l'influence du traitement. Au début, les eaux sont un peu purgatives, mais cet effet disparaît promptement. Les bains pris à une température que la haute thermalité des sources permet de graduer produisent en général une forte sudation qui se prolonge pendant une heure environ.

Dans le bain, l'activité circulatoire est notablement accrue, et c'est là ce qui explique l'action bienfaisante des eaux dans les maladies chroniques, où les tissus manquent de vitalité, et leur contre-indication dans les affections aiguës. Ici comme à Bourbonne et à Bourbon-l'Archambault, il ne faut pas envoyer les gens atteints de maladies du cœur et encore moins les phthisiques. Les médecins qui ont l'expérience de ces thermes recommandent même de ne pas y envoyer les blessés sujets à la fièvre intermittente. La situation des lieux et l'effet des eaux auraient pour résultat certain, d'occasionner de nouveaux accès.

Nous avons relevé les observations des blessés envoyés à ces Thermes pendant les dix dernières années. Nous avons réuni ces chiffres à ceux qui ont été recueillis par M. le Dr Hamel (1) pendant une période s'étendant de 1840 à 1857, et nous sommes arrivé à un total de 772 maladies chirurgicales.

A. Arthrites rhumatismales. — Sur 188 malades observés, nous avons enregistré 60 p. 100 d'améliorations, 27 p. 100 de guérisons et 12 p. 100 d'effets nuls. Ces résultats sont très satisfaisants et n'ont pas besoin de nombreux commentaires. Nous avons toujours vu, du reste, le rhumatisme ou amélioré ou guéri par les eaux thermales; ce qui nous porte a croire que, dans ces affections, c'est surtout à la thermalité qu'il faut attribuer le succès. Nous avons constaté, sur ces 188 malades, 2 aggravations; ce

(1) *Eaux thermales d'Hammam-Meskoutine*, par le Dr H. Hamel, médecin aide-major à l'hopital militaire de Bône, Alger, 1858.

sont des cas où, sous l'influence des premiers bains, le rhumatisme s'est généralisé. Il faut donc avoir soin de n'y envoyer que des arthrites chroniques et surveiller le traitement.

A Hammam-Meskoutine, comme à Bourbonne et à Bourbon-l'Archambault, les rhumastismes noueux ne s'améliorent pas, il en est de même des arthrites qui sont sous la dépendance de la diathèse goutteuse.

L'arthrite blennorrhagique est heureusement modifiée par le traitement thermo-minéral. On doit se souvenir, du reste, que nous avons déjà signalé ce fait à l'occasion d'eaux minérales analogues; 4 cas d'arthrite blennorrhagique se sont présentés à notre observation et tous ont été améliorés.

B. Lésions traumatiques. — Les *fractures* prêteraient aux mêmes considérations que celles que nous avons exposées en parlant de Bourbonne. Nous nous bornons donc à consigner les résultats que nous ont fournis nos recherches. En 20 ans, nous n'avons relevé que 63 fractures. Elles ont donné 75,5 p. 100 de guérisons et d'améliorations. Ce résultat est exactement le même que celui de Bourbonne, où nous sommes arrivé à 75 p. 100. Bourbon-l'Archambault semble donc rester la station la plus favorisée, puisqu'on y arrive à 89 p. 100 de succès; mais nous nous sommes expliqué à ce sujet. Quoi qu'il en soit, les eaux chlorurées sodiques et par conséquent celles d'Hammam-Meskoutine sont indiquées dans les suites de fractures.

Les *arthrites chroniques* viennent ensuite. Elles

sont presque toutes la conséquence d'une chute ou d'une contusion et doivent être considérées comme traumatiques.

Sur un total de 40 malades, on a obtenu 20 améliorations, 12 guérisons et 8 effets nuls; ce qui donne 80 p. 100 de succès. Ce résultat est presque semblable à celui de Bourbonne où, sur 729 malades, nous avons trouvé 82 p. 100 d'améliorations et de guérisons; il peut aussi être considéré comme le même que celui de Bourbon-l'Archambault qui est de 84 p. 100 de succès. Comme on le voit, les écarts sont peu considérables, et si on prend le chiffre de 82 p. 100 obtenu à Bourbonne comme moyenne entre le 80 p. 100 d'Hammam-Meskoutine et le 84 p. 100 de Bourbon-l'Archambault, on arrive pour les eaux chlorurées sodiques à un résultat certain, puisqu'il est à peu près le même dans les trois stations, et qui commande la médication saline chaude dans les lésions traumatiques articulaires.

Les *hydarthroses*, qui sont souvent une forme de l'arthrite traumatique, sont en trop petit nombre pour que nous nous en occupions. Disons cependant que, sur un total de 12 de ces maladies, il y a eu 4 guérisons et 8 améliorations. Nous savons comment il faut comprendre ces résultats, nous nous sommes déjà expliqué à cet égard.

Les *ankyloses* que nous avons relevées sont au nombre de 40. Nous n'avons pas pu les diviser en complètes et incomplètes, et comme à Bourbon-l'Archambault nous sommes obligé de donner les résultats en masse. Les succès sont au nombre de 52

p. 100. Ils étaient de 54 p. 100 à la station que nous venons de citer ; il y a donc encore une grande analogie entre les résultats obtenus. Nous avons rangé sous cette dénomination, non seulement les soudures osseuses qui sont incurables et qui abaissent dans ce cas la moyenne des succès obtenus, mais aussi les ankyloses incomplètes succédant à de vieilles arthrites, à des entorses, à des luxations, en un mot, toutes les raideurs articulaires où il y a dégénérescence des tissus, limitation dans tous les mouvements et qui à cause de ces symptômes ne peuvent plus être désignées sous le nom de raideurs.

Les *entorses* au nombre de 32 n'ont eu que 6 insuccès, tandis qu'après le traitement, 7 malades sont partis guéris et 9 améliorés. 81 p. 100 de succès constituent un résultat qui encourage à envoyer les entorses aux eaux d'Hammam-Meskoutine. Du reste, à Bourbonne, les bons effets sont aussi fort nombreux, puisque nous sommes arrivé à les constater dans la proportion de 83 p. 100, et à Bourbon-l'Archambault nous arrivons au chiffre de 86 p. 100. Nous rapprochons toujours les résultats de ces trois stations, quoique ce procédé soit un peu monotone ; mais c'est pour mieux faire constater les petits écarts qui existent entre les différentes sources au point de vue du résultat thérapeutique et le peu de contradiction qui existe dans la cure des traumatismes.

Les *luxations* sont en trop petit nombre pour prêter à de semblables rapprochements. Sur 12 malades de ce genre, 4 sont partis guéris, 4 améliorés et

4 sans résultats ; il est probable que dans tous ces cas, la tête de l'os était rentrée dans sa cavité et que les seuls accidents qu'il restât à combattre étaient les douleurs et la gêne dans les mouvements.

Les *contusions* caractérisées à l'époque où on les dirige sur les eaux par de l'œdème, de la douleur et de la pesanteur du membre se sont bien trouvées des eaux d'Hammam-Meskoutine. Sur 16 malades traités à l'hôpital thermal, il y a eu 5 guérisons, 7 améliorations et 4 effets nuls.

Par conséquent, les deux tiers des blessés de ce genre sont partis guéris ou améliorés.

Les *rétractions musculaires* retirent aussi un grand bénéfice de ces eaux si chaudes et donnent de bons résultats.

C. Coups de feu. — Ces blessures sont relativement en assez grand nombre. Leur total s'élève à 127. Il est par conséquent aussi fort que celui que nous avons relevé sur les registres de Bourbon-l'Archambault. Cela tient à la présence de l'armée d'Afrique et aux combats continuels qu'elle livrait aux Arabes. Les lésions diverses qui se sont présentées à notre examen sont loin de retirer des eaux d'Hammam-Meskoutine les bénéfices que ces mêmes maladies chirurgicales retirent en France, dans les stations où on les envoie d'habitude. Ces 126 coups de feu ont été améliorés 62 fois, guéris 23 et sont repartis dans le même état 41 fois. Ce qui fait arriver au chiffre de 67 p. 100 pour les succès et de 33 p. 100 pour les insuccès. Voilà le résultat obtenu pour toutes les blessures par balles, boulets ou éclats d'obus ;

par conséquent, il faut compter dans ce nombre pas mal de plaies suppurées, de fistules osseuses, et nous avons déjà dit que les lésions accompagnées de suppuration ne donnaient guère de succès avec les eaux salines. Nous répétons qu'il vaut mieux les envoyer à Barèges. Il y avait aussi 1 ou 2 cas de plaies pénétrantes du poumon par balle ; mais la majorité des lésions consistait en atrophie ou faiblesse des membres, en rétractions musculaires, en paralysies complètes ou incomplètes, manifestations qui d'ordinaire sont améliorées ou guéries par la médication thermale. A Bourbonne et à Bourbon-l'Archambault les résultats sont beaucoup plus beaux, puisque dans les cas de coups de feu sans lésion des os, ils sont de 90 et de 74 p. 100. Ce sont en effet ces dernières blessures qui sont les plus graves et qui, par conséquent, donnent le moins de guérisons, et pourtant ce résultat est supérieur à celui de 67 p. 100 obtenu à Hammam-Meskoutine. L'infériorité de cette station tient peut-être à la moindre minéralisation de ses eaux et probablement à l'imperfection des moyens balnéatoires employés dans la cure de lésions graves et tenaces comme celles des blessures de guerre.

D. Scrofule et tuberculose locale. — Nous commencerons par les manifestations de la scrofule et de la tuberculose. Les effets des eaux d'Hammam-Meskoutine sont moins satisfaisants dans ces maladies que dans les lésions traumatiques.

Les *adénites* ou engorgements ganglionnaires nous en fournissent une première preuve. Les résultats du traitement sont bien inférieurs à ceux que nous avons indiqués pour Bourbon-l'Archambault et pour Bourbonne. Ce ne sont plus les chiffres de 69 p. 100 ou de 74 p. 100 dans les adénites non suppurées et de 59 p. 100 dans les ganglions en pleine suppuration que nous trouvons. C'est pour tous les engorgements pris en masse, ulcérés ou non, une proportion de 40 succès seulement ; il est donc inutile d'envoyer des malades de ce genre à ces bains d'Algérie. Nous ne pouvons expliquer cette infériorité que par la faiblesse de la minéralisation. Au lieu de 2gr,7 de chlorure de sodium, elles n'en renferment que 41 centigrammes par litre. Cependant elles réussissent dans deux diathèses qui portent sur les os et sur les articulations.

La *coxalgie*, par exemple, qui donne à Bourbonne-les-Bains et à Bourbon-l'Archambault des résultats si désastreux, se trouve bien du traitement par les bains d'Hammam-Meskoutine. Sur 18 cas qui ont été soignés à cet hôpital pendant une période de vingt années environ, il y a eu 12 améliorations et seulement 6 insuccès, ce qui donne 66 p. 100 de succès, tandis que les autres eaux chlorurées sodiques nous ont donné 72 p. 100 d'insuccès, dont 36 p. 100 d'aggravations. Nous n'avons pas, il est vrai, trouvé de guérisons ; mais dans les *tumeurs blanches*, maladies absolument analogues, nous allons en rencontrer. Presque toutes celles qu'on y a envoyées siégeaient à l'articulation fémoro-tibiale. Nous en avons recueilli 19 observations ; 12 fois il y a eu amélioration, 2 fois guérison et 5 fois seulement insuccès. Dans aucun cas, il n'y a eu d'aggravation : soit 2 guérisons et 12 améliorations ou 73 p. 100 d'effets favorables, tandis qu'à Bourbonne, les meilleurs résultats dans les arthrites fongueuses non suppurées, les plus justiciables des eaux chlorurées sodiques, n'arrivent qu'au chiffre de 47 p. 100. Nous devons ajouter que dans les ostéo-arthrites soignées à Hammam-Meskoutine, il y en avait plusieurs de suppurées.

Nous expliquons facilement les différences considérables de ces maladies ; nous avons vu qu'à Barèges les effets obtenus étaient tout autres que ceux de Bourbonne, et nous avons dit que la nature des sels minéraux contenus dans les eaux des Pyrénées suffisait pour expliquer cette variation dans les succès. Le sulfure de sodium, en effet, agit favorablement sur ces affections et principalement dans les cas de suppuration ; le chlorure de sodium, au contraire, est funeste et donne de mauvais résultats. Les sources d'Hammam-Meskoutine sont intermédiaires entre le groupe des chlorurées sodiques et des sulfurées sodiques, et participe des deux. C'est pourquoi, dans les tumeurs blanches, l'acide sulfhydrique dissous dans les eaux, les sulfates qui y sont contenus en grande quantité agissent dans le même sens que les sources des Pyrénées. Nous expliquerons de la même façon les résultats très satisfaisants obtenus dans les maladies des os. Ce sont toujours des *caries*, des *nécroses*, des *ostéites suppurées* avec fistules intarissables, qui sont envoyées aux thermes pour y chercher la guérison. Nous avons vu qu'aux eaux salines, on ne rapportait souvent qu'une aggravation pour résultat de son traitement ; à Hammam-Meskoutine, au contraire, 63 fois sur 100, on revient amélioré ou guéri. Ces sources s'écartent donc un peu au point de vue thérapeutique de la classe dans laquelle nous les avons rangées, et elles tendraient à prouver que pour les traumatismes anciens, qui n'ont plus de plaies, qui se manifestent par des troubles de la motilité, de la circulation et de la nutrition, c'est la thermalité qui agit surtout dans la cure, avec l'excitation que donne à la peau un sel quelconque dissous en grande quantité, tandis que pour les affections suppurées, le principe minéralisateur, l'élément chimique agit comme un topique et peut donner de bons résultats, lorsque c'est du sulfure de sodium, et de mauvais effets quand c'est du sel marin.

Nous n'avons enregistré que 6 cas d'*ulcères*, et ils viennent à l'appui de l'opinion que nous venons d'exprimer. Après le traitement, 3 d'entre eux étaient guéris, 2 améliorés et 1 seul restait dans le même état. Quoiqu'un si petit chiffre ne puisse donner que des présomptions, il vient appuyer ce que nous avons énoncé plus haut.

Le mal de Pott ne se trouve pas bien de la cure d'Hammam-Meskoutine. Sur 5 cas traités à l'hôpital, on a vu deux fois le traitement minéral provoquer l'ouverture de l'abcès et aggraver la situation du malade. Les suites des phlegmons et les cicatrices donnent les mêmes résultats qu'aux autres stations thermales. Il en est de même du traitement de la *cystite* et des *congélations* qui se trouvent mal des eaux d'Hammam-Meskoutine. Sur 11 malades atteints de congélation des pieds, qui y furent envoyés à la suite de la retraite de Constantine, il n'y en eut qu'un seul à en retirer quelque bénéfice.

E. Maladies cutanées. — Ces sources jouissent d'une assez grande réputation dans la cure des maladies de peau, et chaque année on en traite un certain nombre. Nous avons pu en relever 88 cas, avec 21 guérisons, 50 améliorations et 17 insuccès, ce qui donne la proportion très satisfaisante de 80 succès sur 100.

Ce sont les eczémas et les psoriasis qu'on rencontre en plus grand nombre à Hammam-Meskoutine. Les médecins attribuent les bons effets du traitement thermo-minéral à l'arsenic, dont les eaux contiennent quelques dixièmes de milligramme. Comme elles sont prises en assez grande quantité, un pareil résultat n'est pas impossible, et nous avons tenu à le signaler.

F. Syphilis. — Le traitement thermal donne la même proportion de succès dans les affections syphilitiques que dans les maladies de peau, c'est-à-dire 80 p. 100 de succès. La plupart des malades étaient des Arabes, chez lesquels la syphilis est une maladie grave et donnant souvent lieu à de terribles manifestations. Il faut ajouter, il est vrai, que dans la plupart des cas, elle est vierge de tout traitement et qne le premier soin du médecin de l'hôpital des Thermes est d'instituer immédiatement la médication spécifique. Il est donc assez difficile de dire quelle est la part qui revient au traitement thermo-minéral dans la guérison. Toutefois il est logique de penser qu'elle n'est qu'un adjuvant de la médication spécifique.

BAINS DE LA REINE (Algérie).

Cet établissement militaire est situé aux portes d'Oran. Les sources émergent à quelques mètres de la mer, sur les bords de la rade de Mers'-el-Kébir. Elles sont franchement chlorurées sodiques et contiennent 4gr,320 de sel marin par litre. Leur température varie entre 42° et 52°; leur débit est de 350 litres par minute. Il n'y a pas de lits dans cet établissement et les militaires sont hospitalisés à Oran. Ils viennent chaque matin dans des fourgons suspendus, suivre le traitement thermo-minéral qui consiste surtout en bains et en douches. Quand nous avons visité les Bains de la Reine, il y avait une piscine assez vaste pour contenir 20 malades, et 24 baignoires dont quelques-unes séparées pour les sous-officiers et les officiers. Des cabinets pour les douches, une salle de repos et des réservoirs complétaient l'organisation intérieure de ces bâtiments dont la simplicité rustique contraste avec le nom qu'ils portent.

L'établissement, grâce à la douceur du climat, reste ouvert toute l'année et les saisons se divisent en deux périodes : la période d'été qui va du 15 avril au 15 octobre et la période d'hiver qui occupe les cinq autres mois.

Les militaires soumis au traitement, ne sont pas très nombreux. Leur moyenne s'élève à 80 par an; un tiers environ vient aux eaux pour des maladies chirurgicales, qui sont les mêmes qu'on traite à Bourbonne au Hammam-Meskoutine et à Bourbon-l'Archambault. Les résultats qui ont passé sous nos yeux, sont venus confirmer les opinions que nous avons émises plusieurs fois dans le cours de ce travail. Les seules aggravations que nous ayons notées, se rapportent à des malades atteints d'*ostéites suppurées*, et ce sont les *plaies par armes* à feu avec fistules persistantes, qui nous ont présenté le plus grand nombre d'insuccès. Les *entorses*, les *fractures* au contraire sont toujours enregistrées comme guéries ou comme améliorées, ainsi que les suites de *contusions*, les *rétractions musculaires*, les *atrophies* qui sont les conséquences d'une *luxation* réduite. Nous avons relevé, comme partout, un grand nombre d'*arthrites rhumatismales*, qui se comportent aussi bien aux bains de la Reine qu'ailleurs. En revanche, nous avons à peine rencontré quelques *tumeurs blanches* et quelques *adénites*. Ces maladies soignées par les mêmes moyens donneraient certainement les mêmes résultats que ceux que nous avons énoncés plus haut, à propos des sources chlorurées sodiques de France.

HAMMAM-MÉLOUANE (ALGÉRIE). — HAMMAM-RIRA (ALGÉRIE).

L'Algérie possède encore bien d'autres sources, qui sont à peine captées et qui n'offrent pas d'intérêt. Citons pourtant les Thermes d'*Hammam-Mélouane* (1) encore presqu'à l'état de nature. Les eaux sont fortement minéralisées; l'analyse a montré qu'un litre contenait 25 grammes de chlorure de sodium; mais les moyens balnéatoires y sont insuffisants.

Hammam-Rira, dans la province d'Alger, possède des sources qui ne peuvent pas être passées sous silence, quoiqu'elles soient rangées dans les sulfatées calciques. Un hôpital militaire de 46 lits et un établissement civil s'élèvent près des ruines où florissait, sous le règne de Tibère, la célèbre ville d'eau d'*Aquæ calidæ*.

Dix-neuf sources ont été découvertes, mais il n'y en a que quatre d'utilisées. Les trois premières sont employées pour les bains et les douches. La quatrième, un peu éloignée des autres, est ferrugineuse et gazeuse, elle ne sert qu'en boisson.

Les saisons sont au nombre de trois. La première s'étend du 15 avril au 25 mai, la seconde du 25 mai

(1) *Etude sur les eaux minérales de l'Algérie*, Dr A. Bertheraud, Alger, 1858.

au 1er juillet; la troisième, après une interruption de deux mois et demie, pendant les chaleurs, reprend le 15 septembre et se termine le 1er novembre (1).

Le conseil de santé des armées a rédigé une instruction dans laquelle (Art. 10) il donne les mêmes indications pour les eaux d'Hammam-Rira que pour celles d'Hammam-Meskoutine. Les cas dans lesquels les eaux de ces deux localités sont favorables, sont les mêmes que ceux indiqués dans l'instruction de 1857 sur Bourbonne. Les remarques qui ont déjà été faites, s'appliquent donc complètement aux eaux d'Hammam-Rira.

Les *arthrites rhumatismales*, les *entorses* se trouvent bien du traitement thermal. Elles sont rangées en première ligne par le Dr Renard (2) dans la liste des maladies qui se trouvent bien de la médication par ces eaux. Il vante aussi l'effet de la médication saline chaude sur les *hydarthroses*. Nous avons eu déjà plusieurs fois l'occasion de montrer combien les épanchements restaient indifférents à l'action des bains et des douches, et nous sommes étonné de voir un médecin se louer du traitement thermominéral, dans ces affections. Nous croyons que M. Renard sera tombé sur une bonne série, et nous nous rangeons complètement à l'avis de M. Deplat son prédécesseur à Hammam-Rira qui, à propos des observations d'hydarthrose, relate que les douleurs

(1) *Rapport manuscrit* de M. le Dr Deplat, médecin principal d'armée, couronné par l'Académie de médecine.

(2) *Station thermo-minérale, d'Hammam-Rira*, par le Dr Renard, médecin major de 1re classe. Alger, 1882.

ont disparu, que les mouvements sont revenus en partie, mais que la quantité du liquide articulaire n'a guère diminué.

Les *Fractures*, les *Luxations* anciennes, les *rétractions musculaires et tendineuses*, les coups de feu pris en masse sont au nombre de 162 dans le travail de M. le Dr Renard. Sur ces 162 blessures, il y a eu 17 guérisons, 36 améliorations notables, 65 améliorations légères, 38 effets nuls et 3 aggravations. De plus 3 malades ont été évacués sans prendre les eaux. Ces chiffres donnent 72 p. 100 de succès. Ces résultats sont à peu près les mêmes que ceux que nous avons indiqués pour les autres stations. Mais M. Renard a constaté que les eaux d'Hammam-Rira ne conviennent pas aux blessures par coups de feu ou par éclats d'obus qui ont laissé à leur suite des esquilles et des trajets fistuleux. Il dit que pour toutes ces lésions osseuses, les eaux de Barèges sont bien préférables. Nous sommes heureux de noter cette remarque, que nous avons déjà faite plusieurs fois à propos des eaux salines chaudes.

Les sources chlorurées sodiques froides ne sont pas très nombreuses en France ou du moins leurs applications en chirurgie sont assez restreintes. Nous n'en étudierons que trois principales *Niederbronn*, *Salins* et *Salies de Béarn*.

NIEDERBRONN.

Nous ne devions pas passer sous silence cette station, longtemps française aujourd'hui annexée, qui a été fréquentée par beaucoup de nos compatriotes et qui pourra, nous l'espérons, reprendre dans les eaux minérales de la France, l'importance à laquelle sa minéralisation lui donne droit. Ses sources contiennent plus de 3 grammes de chlorure de sodium par litre et ont une saveur saline assez prononcée. L'eau est parfaitement tolérée par l'estomac et peut être prise en très grande quantité. Sa température n'est que de 17°, et, en conséquence, elle doit être considérée comme une eau froide. Les affections chirurgicales qui pourront y être traitées, seront donc celles sur lesquelles il n'y aura pas besoin d'agir à l'aide de la chaleur; et il ne faudra pas y envoyer les entorses, les fractures, les arthrites chroniques. Ce sont surtout les maladies scrofuleuses, les maladies de la vessie, des reins et quelques dermatoses qui pourront y obtenir une certaine amélioration.

SALINS.

La source de Salins du Jura a une température moyenne de 12°. Elle doit donc être étudiée à part et rangée à côté de celle de Salies de Béarn.

Elle contient 27 grammes de chlorure de sodium par litre; cette richesse de minéralisation la classe dans les chlorurées sodiques fortes. Quelques auteurs font pour les eaux qui contiennent du brome, une division spéciale qu'ils appellent bromo-chlorurée sodique et où prennent place beaucoup d'eaux allemandes, telles que les sources de Kreuznach et de Nauheim; Salins renferme ce principe en quantité notable, et quelques médecins n'hésitent pas à lui attribuer une grande partie de l'action bienfaisante de cette source.

Le débit est de 1.800.000 litres par vingt-quatre heures. Cette quantité est suffisante d'ordinaire, cependant on a construit un vaste réservoir, destiné à faire face aux besoins du traitement pendant les sécheresses de l'été.

La source jaillit par trois orifices, dans un bassin situé à quatre-vingt-cinq marches au-dessous du sol. Elle est dirigée de là sur les différents points où elle est nécessaire, au moyen d'une machine. L'établissement contient des salles de bains et de douches et

17.

une piscine. L'eau est chauffée suivant les besoins. Il y a aussi une buvette où les malades se rendent matin et soir, pour boire un verre de l'eau minérale.

Salins possède des eaux mères, ce qui permet de rendre les bains plus actifs.

Elles sont amenées de la saline, située au centre de la ville, par des conduits qui les transportent jusqu'à l'établissement.

Ces eaux mères proviennent de l'exploitation du sel enfoui dans les couches souterraines et qui, dissous par l'eau, arrive à la surface sur tout le territoire de Salins.

Elles ont la composition de toutes les eaux mères et sont dosées suivant les besoins de la médication externe.

Les eaux de Salins sont reconstituantes et s'adressent au lymphatisme et à la scrofule. Les maladies chirurgicales qui sont sous la dépendance de ces deux états constitutionnels, sont celles qui doivent y être adressées de préférence; mais jusqu'ici les blessés y ont été envoyés en assez petit nombre. L'obligation dans laquelle on se trouve de faire chauffer l'eau, doit éloigner d'abord toutes les maladies dans lesquelles la thermalité agit principalement, comme les entorses, les arthrites traumatiques, les suites de fractures, les ankyloses et en général les maladies articulaires simples. Quand, au contraire, celles-ci se compliquent d'un état fongueux de l'articulation, d'une disposition à la tumeur blanche, M. Dumoulin, médecin inspecteur qui a eu la bonté de nous envoyer des renseignements, pense que la source de Salins pourrait être utile, en modifiant la constitution.

Nous ne reviendrons pas sur cette question déjà étudiée plus haut, mais cette opinion doit être accueillie avec réserve, car elle est en désaccord avec les faits déjà énoncés. La suppuration, d'après M. le Dr Dumoulin, ne serait pas un obstacle. Les eaux de Salins ont, dit-il, dans le pays la réputation d'être cicatrisantes, et notre confrère a obtenu d'excellents résultats dans le mal de Pott, même avec abcès, et dans des ostéites suppurées. Il faudra cependant se méfier du traitement minéral dans ces dangereuses maladies. On connaît notre opinion à leur égard, au point de vue de la cure aux stations balnéaires, et M. Dumoulin, quoiqu'il se loue dans certains cas des eaux de Salins dans les suppurations, est cependant de notre avis, puisqu'il ajoute que la suppuration n'est un obstacle à l'emploi des eaux que lorsqu'il y a une inflammation assez vive des parties malades. Du reste, pour les adénites et les engorgements ganglionnaires scrofuleux, M. Dumoulin ajoute encore que tout état aigu est une contre-indication, qu'un traitement mal dirigé peut déterminer la formation du pus et que pour ces tumeurs qui sont abcédées, la suppuration semble éternelle et la guérison ne peut arriver que lorsque le ganglion a été complètement détruit par elle. — En somme, les eaux de Salins sont principalement indiquées dans les indurations ganglionnaires non suppurées. Un traitement approprié avec application de compresses imbibées d'eaux mères donne souvent de bons résultats.

Les testicules tuberculeux sont aussi améliorés à

Salins, mais principalement lorsque la fonte des tubercules n'a pas eu lieu. S'il y a abcès, la médication minérale n'arrête pas la formation du pus, et, en général, le testicule suppure tout entier.

Enfin citons encore ce fait signalé par M. Dumoulin, quoiqu'il s'écarte un peu du cadre que nous nous sommes tracé : les eaux de Salins donnent des résultats vraiment remarquables dans les corps fibreux de l'utérus, même chez les femmes qui ont des hémorrhagies. Le traitement consiste en bains et en applications d'eaux mères sur l'abdomen; il est long, mais souvent efficace. Les corps fibreux reviennent peu à peu sur eux-mêmes et diminuent de volume.

SALIES DE BÉARN

La source froide de Salies de Béarn (Basses-Pyrénées) est produite par le passage d'un petit cours d'eau sur un énorme banc de sel gemme.

Son débit est de 70 mètres cubes par vingt-quatre heures et sa température de 14° centigrades. Elle contient, d'après les analyses du docteur Garrigou, faites depuis celles de MM. O. Henry père et fils, 229 grammes de chlorure de sodium par litre. Cette eau est concentrée dans des chaudières, et après avoir fourni à l'industrie une certaine quantité de sel, dit de *Bayonne*, elle sert à la préparation des bains d'eaux mères. Ces eaux mères ont une saveur âcre et amère et une coloration brune. Elles ne sont pas toujours employées, et la *fontaine salée* sert à l'administration des bains et des douches.

Les bains présentent une particularité.

La densité de l'eau est si grande qu'elle met obstacle à l'immersion du baigneur. On est donc obligé de le fixer au fond de la baignoire, au moyen de courroies en cuir. La durée du bain est de 35 à 40 minutes et la température en est basse, puisqu'on les donne à 28° centigrades. Dans certains cas particuliers, on n'administre que des bains mitigés, des demi-bains, des bains de pied ou des bains de siège.

Le traitement interne se compose d'un quart de verre d'eau minérale mêlée à trois quarts d'eau ordinaire, à cette dose l'effet est purgatif et on ne la dépasse guère.

On voit par ce court exposé, combien les eaux de Salies de Béarn sont actives et qu'elles peuvent rivaliser sans crainte avec celles de Nauheim, de Kreuznach, de Kissingen, etc... si vantées par les Allemands. On comprend aussi qu'elles puissent rendre des services dans la thérapeutique des maladies chirurgicales.

Les manifestations de la scrofule et de la tuberculose y sont traitées avec succès. Aussi nous ne conseillons pas d'y envoyer les fractures, les entorses et toutes les maladies qui réclament un traitement thermal, et nous pensons qu'il faut réserver cette station pour les malades qui sont sous le coup de la diathèse que nous venons d'indiquer.

Les engorgements ganglionnaires sont améliorées à Salies, ainsi que les tuberculoses des os avec cette réserve toutefois qu'il ne faut pas attendre que la suppuration se soit produite. Nous avons relevé dans les rapports adressés à l'Académie de médecine quelques coxalgies et tumeurs blanches qui se sont bien trouvées de la médication suivie ; mais nous avons déjà plusieurs fois exprimé notre avis à ce sujet, et nous pensons qu'il est inutile d'y revenir.

Un mal de Pott, quelques ulcères scrofuleux, plusieurs abcès froids montrent bien quelle est la clientèle qui s'adresse à ces eaux énergiques.

Il est une maladie que nous nous sommes promis

d'étudier plus spécialement à propos de Salies de Béarn, parce qu'elle retire de la médication qu'on y suit, de réels et sérieux avantages. Malheureusement des renseignements plusieurs fois demandés, ne nous ont pas été envoyés et nous ne pourrons être aussi complet que nous l'aurions désiré. Le *testicule tuberculeux* a été plusieurs fois amélioré et quelquefois guéri par les eaux de Salies. Quand la tumeur est indolente, a une marche peu envahissante et ne présente pas de poussées susceptibles d'amener la suppuration, il faut diriger le malade sur la station dont nous parlons. Sous l'influence du traitement, la tumeur diminue de volume, les bosselures s'effacent et le testicule tend à revenir à son volume normal. Les douleurs disparaissent aussi et si la maladie n'est pas complètement guérie, elle est du moins enrayée et l'opération souvent indiquée dans ces cas, à cause de la généralisation possible de la tuberculose, est devenue inutile. Si il y a eu suppuration sur un point même limité, il faudra être plus prudent et ne diriger le malade sur les eaux que quand la suppuration aura beaucoup diminué et lorsque toute trace d'inflammation aura complètement disparu. Réduite à ces indications, la tuberculose testiculaire est, suivant nous, justiciable des eaux de Salies. Celles-ci s'attaquent à l'état local et à l'état général, et nous pensons que des manifestations viscérales au début ne doivent pas contre-indiquer l'envoi du malade à cette station.

BOUES MINÉRALES

Le traitement des maladies chirurgicales par les boues minérales entre dans le plan de notre ouvrage. Leur mode d'administration, leur consistance, la durée de leur application en font un véritable topique, analogue aux cataplasmes, et elles se rattachent plus directement à la pratique de la chirurgie que les bains médicamenteux. Ces boues sont utilisées sur une large échelle dans trois départements de la France : à Saint-Amand, à Dax et à Barbotan, où elles attirent chaque année un assez grand nombre de malades.

Ce sont surtout les rhumatisants et les paralytiques qui viennent y demander la guérison; mais nous avons cependant rencontré dans les rapports, un assez grand nombre de blessés pour pouvoir en dresser la statistique. Elle pourra être utilement rapprochée des chiffres cités plus haut.

La composition des boues varie pour chaque station, ainsi que celle des sources minérales chaudes qui contribuent à leur donner leurs propriétés. En général, elles sont ferrugineuses et sillonnées par des courants d'eaux sulfatées ou carbonatées. On boit peu d'eau minérale dans ces stations et le traitement externe qui en fait tous les frais, est véritablement pénible à suivre.

Nous avons vu qu'à Barèges, la promiscuité dans les piscines, l'odeur de soufre qui s'en dégage, rendaient les bains un peu repoussants. La médication par les boues est plus répugnante encore. C'est dans une bouillie noire, exhalant une odeur d'œufs pourris que les malades se plongent. Cette boue est si dense, qu'il faut faire de grands efforts pour y pénétrer. Elle reste la même pendant toute la durée de la saison et à Saint-Amand, par exemple, il faut y séjourner plusieurs heures par jour.

Cette pratique diffère beaucoup de celle suivie dans le traitement par les eaux thermales et c'est pour cela que nous avons étudié les boues minérales à part. On comprend que pour se résoudre à employer de pareils moyens, il faut avoir confiance dans les résultats et une grande envie de guérir.

Nous ne nous occuperons pas des conferves, qui peuvent être recueillies dans les réservoirs de presque toutes les eaux minérales. En parlant des différentes stations thermales, nous avons cité celles où l'usage en était répandu. On les emploie à Bourbonne-les-Bains, à Balaruc, très souvent aussi à Néris et à Bourbon-Lancy. On s'en sert sous forme de cataplasmes; les effets obtenus sont quelquefois satisfaisants; mais ils ne peuvent être comparés à ceux des boues minérales.

Nous commencerons l'étude de celles-ci par la station de Saint-Amand, parce qu'il nous a été possible de recueillir des observations suffisantes dans les rapports de ses médecins inspecteurs. Nous parlerons ensuite de Dax pour terminer par Barbotan.

SAINT-AMAND.

C'est dans le département du Nord, à 3 kilomètres de Saint-Amand, dans le petit village de la Croisette, que se trouvent les boues minérales.

Celles-ci sont noires comme toutes les boues de ce pays houiller. Elles sont traversées par des sources sulfureuses qui sourdent entre elles et les pénètrent, en leur donnant une odeur caractéristique. Leur température est de 25° centrigades. Elles contiennent par kilogramme 14 grammes de fer, 2 grammes de soufre et 68 grammes de matières végéto-animales recueillies par les eaux qui traversent trois lits de terre avant de venir à la surface former la boue molle dont on se sert. Elles sont renfermées dans un vaste bassin carré, divisé en soixante-deux cases, séparées les unes des autres par des rideaux qui se replient quand tous les malades sont dans les fosses. La température moyenne est de 25°, mais peut être portée plus haut, à l'aide d'eau chaude ou de cylindres chauffés introduits dans les cases. La durée du bain est, au début du traitement, de deux à trois heures; on arrive progressivement jusqu'à des bains de quatre, cinq et six heures, pendant lesquels le malade prend un léger repas. Il sort de sa case, noir comme un diable et va se plonger dans un bain de propreté; puis il se repose un moment avant de reprendre la vie commune.

L'eau de Saint-Amand est facile à boire, on en prescrit de trois à douze verres par jour. On la recueille à part pour le traitement interne et les douches.

Elles proviennent de quatre sources distinctes. La plus ancienne est la *Fontaine Bouillon* ainsi nommée, comme autrefois le Gros-Bouillon à Vichy, à cause des bouillonnements que produisaient les eaux avant la captation. La deuxième est la source du *Pavillon ruiné*; la troisième celle de la *Petite-Fontaine*.

Elles ont une température de 20° à 25° et contiennent du sulfate de chaux en grande quantité. La quatrième, nommée la *Fontaine de l'évêque* ou d'Arras, est légèrement sulfureuse.

Le traitement se compose en général de trente à quarante bains de boue. Ceux-ci sont ou locaux ou généraux, c'est-à-dire que dans le cas d'une arthrite, d'une ankylose, d'une ancienne fracture, on ne plonge dans le limon que le membre malade. Au bout de quelques jours de cette médication énergique, il apparaît de la rougeur de la peau, une légère éruption, quelques démangeaisons, mais toutes ces manifestations sont passagères et la réaction ne va pas jusqu'à la fièvre thermale.

Dans la cure des maladies chroniques, les douches sont d'un grand secours, et elles sont alors administrées avant l'entrée dans le bain.

Nos recherches ont porté sur 24 années et nous

n'avons relevé que 616 maladies chirurgicales sur un total de 2,500 malades environ. Encore les manifestations articulaires du rhumatisme sont-elles au nombre de 225, ce qui réduit à 391 le nombre des blessés.

Les *arthrites rhumastimales* ont donné 50 guérisons, 148 améliorations, 26 effets nuls et 1 seule aggravation. Ces résultats sont toujours les mêmes, c'est-à-dire très satisfaisants.

Les *arthrites chroniques* viennent ensuite au nombre de 81 avec 19 guérisons, 45 améliorations et 17 insuccès, soit 79 p. 100 d'effets favorables. Il faut comprendre sous ce titre toutes les arthrites sans distinction, celles qui ont été causées par un traumatisme comme celles qui sont sous la dépendance de la scrofule. Dans 8 cas seulement, nous avons trouvé le traumatisme mentionné et toutes les arthrites ont guéri ou ont été améliorées; 22 autres malades sont aussi enregistrés comme porteurs d'une arthrite du genou; 17 de ceux-ci se sont bien trouvés du traitement et 15 sont partis dans le même état.

Les *hydarthoses* sont au nombre de 36, dont 11 guérisons, 17 améliorations et 8 effets nuls ; soit 78 p. 100 de succès. Ces résultats sont à peu près les mêmes que ceux de Bourbonne et de Barèges, et il ne faut pas plus compter sur une guérison solide à Saint-Amand que dans ces deux stations. Nous en avons déjà indiqué les raisons.

Les *entorses* sont des maladies justiciables des boues minérales aidées de la douche, comme elles le sont des eaux thermales.

Aussi les effets obtenus sont-ils à peu de chose près partout les mêmes : 70 entorses soignées pendant un laps d'une vingtaine d'années, ont donné 22 guérisons, 40 améliorations et 8 insuccès, ce qui porte à 88 p. 100 le chiffre des effets favorables et il faut remarquer, que sur ce nombre, il y a beaucoup de guérisons complètes. Nous engagerons donc ces malades à se faire soigner à Saint-Amand pour cette lésion, qui siégeant à l'extrémité du membre inférieur rend le traitement par les boues moins désagréable, attendu qu'on ne plonge que la jambe dans le limon.

Nous avons relevé 29 *ankyloses*, sans avoir de renseignements sur leur degré de curabilité. 10 fois la guérison a eu lieu, 17 fois l'amélioration a été constatée, et il n'y a eu que 2 insuccès. Ces résultats sont magnifiques et donnent 93 p. 100 de succès, plus que dans toutes les autres stations thermales ; mais il faut tenir compte du petit nombre des chiffres et par conséquent des causes d'erreur possibles.

Les maladies articulaires sous la dépendance de la scrofule, les ostéo-arthrites fongueuses, se trouvent mal du traitement par les boues, comme elles se trouvent mal du traitement par les eaux minérales. Les chiffres que nous avons recueillis, confirment ceux que nous avons donnés à Bourbonne-les-Bains, à Bourbon-l'Archambault et à Barèges. Nous avons relevé 23 *tumeurs blanches* et nous avons constaté 6 améliorations et 17 insuccès. Donc il n'y a pas eu de guérison et les mauvais effets s'élèvent à 73 p. 100. Dans les *coxalgies*, les résultats sont moins décourageants, nous avons déjà cité cette particularité à propos de Bourbonne. 44 malades ont été envoyés à Saint-Amand, 7 sont portés sur les registres comme guéris et 18 comme améliorés, 19 fois l'effet a été nul. Les insuccès ne sont donc ici que dans la proportion de 43 p. 100; néanmoins nous ne conseillons pas de diriger les coxalgies sur Saint-Amand.

Le *mal de Pott* et la *carie* donnent des résultats analogues à ceux obtenus par les eaux chlorurées sodiques: 3 malades atteints d'arthrite vertébrale sont venus se faire traiter par les boues, et tous les trois sont repartis sans la moindre amélioration. Les caries, au nombre de 5, n'ont été améliorées que chez 2 malades.

Les *fractures* ne sont pas très nombreuses, nous n'en avons compté que 21, et pourtant le traitement par les boues semble triompher des atrophies, des raideurs, des engorgements qui en sont les suites. Nous n'avons constaté qu'un seul effet nul contre 10 guérisons et 10 améliorations.

Les autres maladies que nous avons relevées çà et là, sur les registres, ne peuvent donner lieu à de sérieux commentaires. Ce sont deux ou trois coups de feu, quelques cicatrices vicieuses ou adhérentes, six engorgements ganglionnaires, qui n'ont du reste été améliorés que trois fois, et un cas d'éléphantiasis en vain plongé dans la fosse limoneuse. On trouve aussi beaucoup de cystites et de catarrhes de la vessie, qui sont notés, en général, parmi les améliorations.

Pour les maladies de la vessie, il en est des boues de Saint-Amand comme de toutes les autres stations minérales. Le repos, les bains chauds, une boisson prise en assez grande abondance, améliorent pour un temps l'état de la muqueuse vésicale, sans toutefois la guérir complètement. On voit par cette courte statistique que les boues minérales agissent comme les eaux thermales et s'adressent aux mêmes lésions.

Elles donnent donc les mêmes résultats que les eaux sulfureuses et que les eaux chlorurées sodiques dans les maladies que nous venons de citer, qui sont pour la plupart exemptes de suppuration. En serait-il de même si on y envoyait des plaies et des ulcères, et dans ces cas, leur composition sulfatée ne les ferait-elle pas se rapprocher de Barèges? Le fait est probable; nous avons, en effet, relevé une dizaine d'ulcères, qui sont tous portés dans la colonne des améliorations; mais nous comprenons cependant difficilement qu'un malade se résigne à plonger une plaie toujours un peu sensible dans une boue infecte et d'un aspect répugnant. Nous conseillons donc les boues minérales surtout aux affections articulaires chroniques, qui ne sont pas sous la dépendance de la diathèse scrofuleuse.

DAX.

Les boues minérales de Dax (Landes) sont situées sur les bords de l'Adour. Elles sont noires, gluantes, onctueuses au toucher et traversées par des sources thermales, comme celles de Saint-Amand. Elles sont exploitées par plusieurs établissements, au nombre desquels il faut citer les thermes de Sainte-Eugénie. Cette maison de santé très importante est située sur un banc de boues végéto-minérales. Elle reçoit les sources de Sainte-Marguerite et les sources du Bastion qui sont, avec la fontaine chaude de la ville, les plus considérables du pays. Ces eaux ont été classées parmi les sulfatées calciques. Elles sont limpides; on les prescrit à la dose d'un ou deux verres.

Le traitement externe est bien compris; il se compose de bains de boues, pris dans des cabines séparées qui contiennent, de plus, une baignoire destinée à nettoyer les parties qui ont été plongées. On fait aussi des applications locales de limon, sur un membre ou sur une articulation malade. La température des eaux est de 59° centigrade, ce qui permet de graduer la chaleur des boues qu'on élève jusqu'à 45°, limite au delà de laquelle elles ne sont pas supportées. Après une heure ou deux d'application de ce topique, le blessé est soumis à une douche chaude qui complète le traitement.

Nous n'avons pas pu faire de relevés statistiques; mais d'après les observations que nous avons parcourues, il nous est permis de penser qu'à Dax les effets sont les mêmes qu'à Saint-Amand. Ce sont les arthrites rhumatismales et les paralysies qui sont le plus souvent soignées à l'établissement thermal. Notre confrère et ami M. le Dr Barth de Sandfort a bien voulu nous donner quelques renseignements sur les blessés qu'il a traités, et nous avons pu constater dans ces observations les mêmes résultats que ceux que nous avons consignés à propos de Saint-Amand. Ce sont toujours les arthrites chroniques, les ankyloses et les suites de luxations qui donnent les meilleurs résultats. Viennent ensuite les atrophies musculaires qui accompagnent les fractures et les coups de feu. Les entorses sont aussi guéries rapidement par les applications de boues, les douches et la gymnastique appropriée.

BARBOTAN.

Barbotan est un hameau situé dans le département du Gers et auquel la présence de boues minérales donne toute son importance. Celles-ci présentent à peu près les mêmes propriétés physiques que celles déjà citées et sont formées de tourbe rendue liquide par les sources chaudes qui la traversent.

Ces sources sont bicarbonatées ferrugineuses. Elles sont très nombreuses. Celle qui porte le nom de source de la Douche est la plus importante et la plus chaude. Sa température est de 36°. Les autres appelées sources de la Buvette, des Bains, des Boues Anciennes, des Boues Nouvelles, des bains Saint-Pierre, des Bains Tempérés, varient de 24° à 34°.

Les moyens balnéatoires employés sont les bains de boues, les bains d'eau minérale et les douches.

Les résultats obtenus sont les mêmes que ceux de Saint-Amand et de Dax. Nous avons cependant trouvé dans les rapports du docteur Peyrecave, qui datent de plusieurs années, des tableaux statistiques qui vont nous permettre de donner quelques chiffres. Les résultats sont en général mauvais. Il ne faut pas attribuer les insuccès à l'insuffisance des sources et à leur peu d'énergie, mais à la clientèle qui fréquentait à cette époque les eaux de Barbotan. Les malades étaient, en général, de pauvres gens, anémiés, misérables qui très souvent ne prenaient que quelques bains et s'en retournaient. Ces réserves faites, voici pour quelques maladies des résultats qui nous paraissent assez intéressants.

Les rhumatismes, toujours très nombreux, se sont trouvés, comme les entorses, très bien du traitement par les boues. Les fractures ont été guéries ou ou améliorées en assez petite quantité, par insuffisance de traitement.

Les arthrites de toute espèce, au nombre de 130, ont donné de mauvais résultats, puisque nous notons 4 aggravations, 80 effets nuls, 29 améliorations et 17 guérisons. Les mauvais effets dépassent donc ici les résultats heureux.

Il en est de même pour les tumeurs blanches, dans lesquelles sur 47 malades nous relevons 3 guérisons, 9 améliorations, 30 effets nuls et 5 aggravations, ce qui donne 75 p. 100 d'insuccès, proportion à peu près semblable à celle de Saint-Amand, qui est de 73 p. 100.

Les coxalgies, au nombre de 46, ont été guéries 5 fois et améliorées 16 fois. Dans 14 cas, les effets ont été nuls, et 11 fois il y a eu aggravation, ce qui donne 55 p. 100 d''insuccès. Ces résultats sont encore moins bons que ceux de Saint-Amand. Nous en avons donné les raisons.

3° — INDICATIONS THÉRAPEUTIQUES

Dans les chapitres qui précèdent, nous avons indiqué aussi exactement que possible le parti qu'on peut tirer de chacune de nos stations thermales; mais les conseils que nous avons cru pouvoir formuler sont disséminés et pour ainsi dire noyés dans les détails de toute nature. Il est utile maintenant de les réunir dans un résumé concis qui sera la synthèse du travail analytique auquel nous avons dû nous livrer.

Nous serons sans doute conduit à des répétitions inévitables, mais nous en prendrons notre parti, si nous parvenons à nous faire mieux comprendre.

Dans ce résumé, nous ne nous astreindrons pas à suivre rigoureusement l'ordre précédemment adopté et nous commencerons par la partie la plus intéressante, au point de vue chirurgical, par le traitement des lésions traumatiques.

I. — LÉSIONS TRAUMATIQUES

A. Fractures. — Le traitement thermal n'est pas nécessaire dans les fractures simples. Lorsqu'elles sont consolidées et que le cal est régulier, les grands bains, le massage et une gymnastique appropriée suffiront pour rendre au membre sa force et ses mouvements. Ce n'est plus qu'une question de temps. Il faut savoir toutefois que ce temps peut être abrégé par une saison passée dans une station bien choisie. Il est certain qu'on peut ainsi hâter de plusieurs mois le moment de la guérison complète, et si cette considération n'a pas une extrême importance quand il s'agit de soldats ou de matelots, elle a son prix pour les gens qui ont intérêt à reprendre le plus promptement possible, le cours de leurs occupations et de leurs travaux et qui n'ont pas à compter avec les frais et l'ennui d'un déplacement.

Lorsqu'il s'agit de cals vicieux, volumineux, anguleux, gênant par leur volume les fonctions du membre, les eaux sont absolument impuissantes à triompher de ces difformités et le seul bénéfice qu'on puisse en retirer consiste à rendre plus promptement à ce membre ce qu'il peut recouvrer encore de force et de mobilité.

Dans les pseudarthroses, l'inefficacité des eaux est la même. Elles sont aussi impuissantes à produire un cal solide, qu'à le dissoudre ou à le ramollir lorsqu'il est formé.

Les fractures compliquées sont celles qui retirent le plus de bénéfice du traitement thermal. Lorsque la cause vulnérante a déterminé la perforation de la peau, l'attrition des muscles, des épanchements sanguins dans leurs interstices, que les fragments sont nombreux, que des esquilles sont détachées, lorsque des inflammations étendues ont donné lieu à des abcès profonds avec nécroses et ostéites, les eaux thermales peuvent rendre, comme nous l'avons dit, des services signalés ; mais il faut pour cela que toute inflammation soit apaisée.

Dans ce cas, c'est aux eaux de Barèges qu'il faut avoir recours. Lorsqu'il n'y a ni plaie ni suppuration, les eaux chlorurées sodiques et plus particulièrement Bourbonne sont aussi indiquées.

Lorsqu'il s'agit de fractures simples, ou de cals vicieux, on peut diriger les malades sur les stations thermales deux mois après la consolidation, c'est-à-dire après la suppression de tout appareil. Dans le cas contraire, le moment où l'indication des eaux se présente ne peut pas être fixé à l'avance et dépend de la marche des accidents que nous avons énumérés. Nous ne reviendrons pas sur les précautions qu'exige, dans les deux cas, l'emploi de cette médication énergique, nous les avons indiquées avec détail, à propos de chacune des stations en particulier.

B. Entorses. — Une entorse simple, méthodiquement traitée par le repos absolu, le massage, les pédiluves froids et le bandage inamovible, guérit toujours sans laisser de trace, si le blessé n'a pas au fond de sa constitution, quelque diathèse qui ne demande qu'un prétexte pour se localiser quelque part ; mais si le malade a été indocile, s'il a voulu marcher trop tôt, s'il a eu affaire à un chirurgien qui lui a mis des cataplasmes ou même des sangsues, qui s'est complu dans l'emploi de l'alcool camphré ou des eaux vulnéraires, qui a cédé à ses instances et lui a permis de vaquer à ses affaires ou à ses plaisirs ; alors, l'articulation reste douloureuse, le pied enfle le soir, lorsque le malade a un peu marché, le temps passe et la guérison n'arrive pas. Alors, de guerre lasse, on l'envoie à quelque source thermale. Là, on le traite sérieusement. Il est venu pour cela et il se soumet à tout ce qu'on lui impose. Bientôt pourvu que l'eau soit chaude et quelque peu minéralisée, si le médecin habitué à traiter ces sortes de lésions fait habilement concourir les moyens ordinaires de la thérapeutique avec l'emploi de l'eau thermale, il obtient une amélioration qui encourage le blessé. Celui-ci se conforme dans l'intervalle aux conseils dont il s'est bien trouvé ; il revient aux eaux l'année suivante et finit par s'en retourner guéri. Il importe peu pour cela, que la source soit sulfureuse ou chlorurée, l'important est qu'on sache s'en bien servir et qu'on n'attende pas trop tard. On peut poser en principe qu'une entorse simple, dans les conditions que nous venons d'indiquer, retire le plus grand bénéfice des eaux, trois mois après l'accident.

Quant au choix de la station thermale, nous placerons sur la même ligne les eaux de Bourbon-l'Archambault, de Bourbonne, de Barèges et même celles d'Hammam-Meskoutine pour les habitants de l'Algérie. Nous recommanderons ensuite les boues de Dax, de Saint-Amand, les eaux de Balaruc, de Lamotte-les-Bains, et d'Aix en Savoie.

Nous n'avons parlé jusqu'ici que des entorses simples, de celles qu'on guérit partout, mais il n'en est plus de même des entorses compliquées. Le malade, au lieu de s'être tourné le pied, pour nous servir de l'expression vulgaire, a fait une chute d'un lieu élevé ; il a sauté par la fenêtre de sa caserne ou est tombé de la mâture. Le poids du corps multiplié par la hauteur de la chute, a porté sur l'un des pieds. La malléole externe a cédé, parfois les deux montants de la mortaise ont éclaté, les ligaments ont été arrachés, la synoviale déchirée, un épanchement de sang s'est fait dans l'articulation et au milieu des tissus ambiants ; le malade a été porté à l'hôpital et un traitement méthodique a été institué.

Au bout du temps nécessaire, le membre est retiré de l'appareil, mais la mortaise s'est élargie, les ligaments ne maintiennent plus le pied que d'une manière imparfaite, des dépôts plastiques se sont faits et quand le blessé veut marcher, il sent que son pied vacille et que les mouvements sont douloureux. L'articulation se tuméfie, lorsque la jambe reste quelque temps dans la position verticale, un nouveau repos, une nouvelle immobilité font disparaître douleur et gonflement, mais l'impuissance du membre persiste et le malade ne guérit pas. Ces cas-là sont au nombre des plus désespérants de la chirurgie et les eaux thermales n'ont plus cette efficacité immédiate dont nous parlions tout à l'heure. Elles peuvent bien contribuer à la résorption des produits plastiques, rendre la force aux muscles atrophiés par l'immobilité prolongée, combattre efficacement la parésie concomitante ; mais elles ne peuvent rien contre la déformation.

Dans ce cas, lorsqu'il n'y a plus de crainte de réveiller une inflammation toujours menaçante, le malade peut retirer un bénéfice réel des eaux énergiques, jointes à un traitement intelligemment dirigé. Il faut alors les envoyer à Barèges, à Bourbonne-les-Bains ou à Bourbon-l'Archambault, mais s'il y a tendance à la tumeur blanche, il faut s'abstenir de tout traitement thermal et revenir à l'immobilité et aux moyens ordinaires de la thérapeutique chirurgicale.

C. Luxations. — Les luxations dans la majorité des cas peuvent se réduire et une fois réduites ne laissent à leur suite aucune lésion, aucune gêne dans les mouvements. Mais parfois, elles sont accompagnées de troubles trophiques et circulatoires; la réduction une fois opérée, le malade continue à souffrir et à ne pas pouvoir se servir de son membre. Ces cas sont parfaitement justiciables du traitement thermo-minéral; nous dirons même qu'il ne faut pas hésiter, et, après avoir employé les moyens thérapeutiques habituels sans résultats, le médecin doit, quand il le peut, prescrire la médication thermale avant que l'atrophie et les raideurs causées par l'immobilité ne soient venues compromettre gravement l'usage du membre. Bourbonne-les-Bains dans l'Est et Barèges dans les Pyrénées, occupent le premier rang dans la cure de ces maladies. L'électricité, jointe à la médication thermo-minérale, apportera presque toujours un soulagement au malade et une amélioration dans son état. Bourbon-l'Archambault compte aussi de nombreux succès, ainsi que Balaruc, Amélie-les-Bains et Aix en Savoie. Enfin les boues minérales comme Dax, Saint-Amand, sont aussi très efficaces dans ce genre de lésions, et nous n'hésitons pas à les conseiller.

Les sources froides, comme Salies de Béarn, Salins, donnent de moins bons résultats, et pour arriver à une amélioration, il faut y employer le traitement thermal qui est plus facilement suivi aux stations que nous avons énumérées plus haut.

Les eaux thermales sont donc indiquées dans les luxations réduites qui ont laissé à leurs suites, des troubles fonctionnels du côté du membre luxé.

Mais il est absolument inutile d'envoyer aux eaux, des malades atteints de luxations anciennes non réduites. Il serait puéril d'espérer qu'un traitement par les bains et les douches pourra assez assouplir les tissus pour permettre une tentative de réduction. La seule amélioration qu'on puisse attendre est l'augmentation de la limite des mouvements, et encore faudra-t-il auparavant s'assurer qu'il n'y a pas d'obstacles à l'extension et à la flexion, causés par un os, une masse musculaire ou un tendon. Dans ces conditions, au moyen du massage, des mouvements pratiqués et des douches, on pourra arriver à rendre la tête plus mobile dans sa nouvelle cavité et à corriger les troubles trophiques qui sont la conséquence de ce nouvel état anatomique. Il est bien entendu que, dans ces cas, il faudra s'adresser aux sources les plus puissantes et aller de préférence à Barèges ou à Bourbonne-les-Bains.

D. Ankyloses. — Dans les ankyloses, les indications sont à peu près les mêmes que pour les luxations. Ce sont encore Bourbonne-les-Bains et Barèges, puis Bourbon-l'Archambault, Amélie-les-Bains, Aix, Balaruc et enfin les eaux thermales de l'Algérie pour les malades qui habitent l'Afrique, qui doivent être conseillées. Les boues minérales sont aussi tout à fait indiquées dans les ankyloses. Le traitement dans toutes ces stations devra être énergique, en tenant cependant compte de l'état de l'articulation. Mais il ne suffit pas de recommander telle ou telle station, il faut encore indiquer les cas dans lesquels le blessé pourra bénéficier du traitement.

Quand l'ankylose est *complète*, soit par soudure osseuse, soit par soudure fibreuse, la cavité articulaire a disparu. Il existe de plus une dégénérescence musculaire constante et une certaine sclérose des téguments. Le traitement par les eaux, quelles qu'elles soient, échouera toujours. L'ostéoclasie, l'ostéotomie ou la résection cunéiforme pourront seules triompher des obstacles qui s'opposent aux mouvements d'extension et de flexion.

Quand l'ankylose est *incomplète*, elle peut être ou *serrée* ou *lâche*, suivant la classification adoptée par M. Campenon. Quand elle est serrée, il existe soit un cal cellulo-fibreux inter-articulaire, soit une induration périphérique avec transformation des ligaments et modification des muscles et des téguments. Dans ces cas, plusieurs saisons à Bourbonne-les-Bains et à Barèges pourront arriver à résorber les néoformations fibreuses, à ramollir les tissus indurés et à permettre l'usage efficace d'appareils qui opéreront le redressement lent.

Quand l'ankylose est *lâche*, la guérison est presque

assurée par un traitement bien dirigé et quelquefois prolongé pendant plusieurs saisons. Ici, en effet, on trouve bien quelques brides fibreuses interosseuses, des adhérences partielles de la synoviale, une légère induration des téguments, mais ces altérations sont peu avancées et le tissu cellulaire, les muscles, la peau, sont peu ou point intéressés. Ce sont les ankyloses de cette nature qui sont vraiment justiciables du traitement thermo-minéral et qui, dans la majorité des cas, obtiennent rapidement la guérison.

Les ankyloses causées par un traumatisme, qu'elles succèdent à une fracture, à une contusion ou à un coup de feu, se trouvent mieux de la médication thermale que les autres. Les ankyloses qui proviennent d'une arthrite rhumatismale, donnent aussi un grand nombre de succès. Il ne faut pas adresser aux eaux les ankyloses qui sont les suites d'une malformation, comme dans le pied-bot par exemple, ces lésions ne s'améliorent qu'avec des ténotomies et le port d'un bandage approprié. Enfin, pour ce qui a trait aux ankyloses consécutives à une ostéo-arthrite suppurée, nous ne conseillons nullement l'usage des eaux minérales qui peuvent exposer à la récidive ou qui seraient impuissantes à redresser le membre.

E. Arthrites traumatiques. — Il ne faut songer à diriger les malades atteints de cette affection sur les stations thermales, que lorsque toute inflammation a disparu et que la maladie est passée à l'état chronique. Nous avons déjà étudié à propos de Barèges, de Bourbonne-les-Bains et de Bourbon-l'Archambault, les caractères cliniques et les manifestations qui indiquent ou contre-indiquent le traitement thermal, nous n'y reviendrons pas et nous nous bornerons à donner quelques conseils pratiques. C'est quand toute trace de phlogose a cessé depuis quatre ou cinq mois, qu'on envoie le blessé aux eaux dans les meilleures conditions. Il ne faut l'y adresser que lorsque l'articulation est sèche ; s'il reste de l'hémo-hydarthrose, un épanchement quelconque, l'amélioration est beaucoup plus longue à venir et on expose le patient à une aggravation possible. C'est dans ces cas, en effet, lorsque le sujet y est prédisposé, qu'on voit l'arthrite chronique évoluer vers la tumeur blanche, et les eaux favorisent cette mauvaise issue de la maladie. Il faut donc bien examiner son blessé et suivant sa constitution le diriger, s'il est fort anémié, à Barèges, à Amélie-les-Bains, à Bagnères-de-Luchon, en un mot aux eaux sulfureuses, et dans le cas contraire, à Bourbonne-les-Bains, Bourbon-l'Archambault et Balaruc; si on craint une évolution possible vers la tuberculose, il faut s'abstenir du traitement thermo-minéral ou tout au plus s'adresser à quelques eaux faibles, jouissant d'un beau climat, qui alors améliorent son état général.

La plupart du temps, les hommes atteints d'arthrites traumatiques sont robustes et n'ont rien à redouter de l'énergie des sources; on pourra sans craindre les soigner aux stations de l'Algérie, ainsi qu'à Saint-Amand et à Dax, et il faut se rappeler que c'est une des maladies qui, d'après nos calculs, donnent dans toutes les stations thermales la plus grande somme de succès.

F. Blessures diverses. — Il faut comprendre sous ce titre, les plaies par instruments piquants, par instruments tranchants et les contusions, qui ont laissé à leur suite des troubles fonctionnels dans les organes qui ont été atteints. Ces blessures diffèrent quelquefois beaucoup, sous le rapport des symptômes, mais quand il ne reste plus que des lésions susceptibles d'être modifiées par la thérapeutique thermale, elles présentent les mêmes caractères, réclament les mêmes soins et c'est à cause de cela que nous les avons réunies.

Quand il n'y a eu que contusion du membre, section des parties molles, ou piqûre de ces mêmes parties, et qu'il ne reste plus que de la raideur, de la gêne des mouvements et des douleurs persistantes, les eaux donnent des guérisons fréquentes et toujours des améliorations. Il suffit pour cela qu'on s'adresse à des eaux chaudes, un peu actives, et la composition chimique ne semble agir ici que comme un excitant de la peau. C'est ainsi que Bourbonne, Barèges, Aix, Bourbon-l'Archambault, Amélie-les-Bains, Bagnères-de-Luchon seraient très efficaces, à condition bien entendu que les douches et le massage y soient pratiqués par des mains expérimentées.

Si la lésion est plus profonde, si elle a amené à sa suite des *rétractions musculaires,* les résultats obtenus dans les stations que nous venons d'énumérer sont moins beaux, mais la somme des succès est encore considérable et autorise l'envoi aux eaux d'un malade dont la guérison n'a pu être obtenue par d'autres moyens. Il en est à peu près de même, lorsque les tendons ont été intéressés soit au fond d'une plaie contuse, soit par un coup de sabre. On sait combien ces rétractions tendineuses sont difficiles à vaincre, et le médecin est heureux d'avoir à sa disposition un moyen thérapeutique comme les eaux thermales. Celles-ci ne donnent quelquefois qu'une amélioration légère, mais quand il s'agit de la main par exemple, le peu de souplesse qu'on donne aux tendons, est pour le blessé un avantage considérable, car il lui rend possibles certains mouvements nécessaires à la vie de tous les jours.

Enfin, les cas les plus rebelles sont ceux où il y a eu lésion d'un nerf. Quand celui-ci a été sectionné complètement, si ses extrémités ne se sont pas accolées pour permettre à l'influx nerveux de passer, ou s'il n'y a pas eu un phénomène de sensibilité récurrente, il ne faut pas chercher la guérison ; les eaux ne la donneront pas plus que les autres moyens. Si, au contraire, il y a eu soudure des deux tronçons nerveux, ou si la sensibilité et la mobilité sont revenues dans la partie, par l'intermédiaire d'un autre nerf, les stations thermales sont indiquées pour favoriser les efforts de la nature. Elles s'adressent en effet aux deux symptômes principaux qui accompagnent les blessures des nerfs, à l'atrophie et à la paralysie.

L'*atrophie*, qu'elle ait été produite par le mécanisme que nous venons d'indiquer, ou par le simple froissement d'un nerf, est très améliorée par le traitement qu'on suit à Bourbonne. Viennent ensuite Bourbon-l'Archambault, Barèges et les autres stations sulfureuses. Les boues minérales de Dax et de Saint-Amand donnent aussi d'excellents résultats, ce qui tient peut-être à l'électricité contenue en très grande quantité dans ces boues. Il est inutile d'envoyer le malade aux sources froides, car la thermalité entre pour beaucoup dans l'efficacité du traitement.

La *paralysie* de cause centrale et traumatique ne relève des eaux minérales que dans des cas exceptionnels ; nous y reviendrons en parlant des coups de feu. Mais la paralysie partielle périphérique trouve dans les stations que nous avons indiquées, une amélioration qu'elle n'obtient pas ailleurs. Sous l'influence du traitement, les mouvements reparaissent petit à petit, et avec de la persévérance, au bout de plusieurs saisons on peut se considérer comme guéri. Les succès sont dans la même proportion que ceux obtenus dans les cas d'atrophie. Ces deux lésions marchent du reste de pair, ce qui n'est pas étonnant, puisqu'elles sont sous la dépendance de la même cause anatomique.

G. Coups de feu. — Les stations thermales dans lesquelles on soigne les coups de feu sont seulement au nombre de trois, Barèges, Bourbonne et Bourbon-l'Archambault. Pour les autres, l'expérience n'est pas faite et nous n'en parlerons pas. Chacune de ces trois stations, tout en ayant des propriétés communes, présente des indications particulières que nous allons passer en revue, en étudiant les différentes blessures auxquelles les coups de feu donnent lieu.

Dans les fractures du crâne compliquées d'accidents cérébraux, il faut user des eaux avec prudence. A cette condition le traitement peut apporter quelque amélioration dans l'état du malade. Suivant l'âge de la lésion, le tempérament de l'individu et les symptômes morbides qu'il présente, nous conseillerons de commencer d'abord par les sources les plus faibles et qui jouissent d'une certaine réputation dans la cure des maladies cérébrales, comme Bourbon-l'Archambault. Bourbonne-les-Bains vient ensuite, puis Barèges qui est la source la plus énergique et qui ne devra être indiquée que dans les cas où des phénomènes d'excitation ne se sont jamais montrés.

Dans les plaies de poitrine faites par les balles, il est rare qu'on ait à demander aux eaux la guérison, car ces blessures sont mortelles ou laissent peu de troubles dans les fonctions des poumons. Cependant il persiste quelquefois de la gêne de la respiration, des douleurs thoraciques, qui seront amendées par l'usage des eaux de Bourbonne ou de Barèges.

Les blessures des membres sont de beaucoup les plus nombreuses. Dans les cas où les parties molles ont été simplement traversées, où il n'y a que de la raideur causée par le trajet d'une balle en séton, les sources de Barèges, de Bourbonne-les-Bains et de Bourbon-l'Archambault sont également indiquées. Lorsqu'on a affaire à des cicatrices bridées, qui ont de la tendance à l'ulcération, nous ne conseillons pas d'envoyer les malades aux eaux chlorurées sodiques, car on est obligé de protéger les cicatrices contre le contact de l'eau minérale qui pourrait en amener la rupture. Barèges ne nous a jamais présenté de pareils inconvénients, et c'est pourquoi nous pensons qu'il vaut mieux y adresser ces malades. Si les cicatrices sont solides, peu tendues et seulement douloureuses, les résultats seront les mêmes dans les deux stations.

Les plaies par armes à feu dans lesquelles les os sont intéressés, présentent des caractères particuliers de gravité et guérissent en bien moins grand nombre que les blessures des parties molles ; mais les eaux sont cependant toutes-puissantes dans certains cas que nous allons apprécier. Lorsqu'il y a eu fracture avec consolidation vicieuse, il ne faut pas, comme nous l'avons déjà dit, s'attendre à un redressement du membre; mais, sous l'influence du traitement par les eaux de Bourbonne, de Barèges ou de Bourbon-l'Archambault, les mouvements jusqu'alors impossibles et douloureux se rétablissent peu à peu, permettent la marche sans douleur et la circulation se rétablit dans le membre qui cesse de s'œdématier. Quand la lésion osseuse n'est pas guérie, que des plaies fistuleuses subsistent, les indications sont bien différentes. Dans ces cas, il ne faudra jamais envoyer le malade à Bourbonne ou à Bourbon-l'Archambault, mais toujours à Barèges qui a sur ce point une supériorité incontestable. Sous l'influeuce du traitement sulfureux, les plaies se détergent, prennent un meilleur aspect et l'ostéite finit par guérir, quand elle n'est pas entretenue par un séquestre. Si ce corps étranger a été reconnu, il est inutile de laisser partir le malade pour les eaux, avant d'en avoir pratiqué l'extraction, car cette opération évite bien des traitements thermaux inutiles. Comme nous le dirons à propos des ostéites tuberculeuses, quand on a affaire à un séquestre reconnu, il ne faut envoyer le malade aux eaux sulfureuses que lorsque la mobilisation de la partie osseuse nécrosée n'est pas faite. Les eaux serviront alors à rendre l'opération possible. Réduite à ces indications, la station de Barèges est d'un grand secours et donne vraiment des résultats très réels.

Quand les blessures par coups de feu ont intéressé les articulations, ou elles n'ont pas été pénétrantes et se rangent dans les plaies des parties molles, ou elles ont pénétré dans la jointure et n'arrivent en général aux eaux, que lorsque toute cicatrisation est opérée. Ce sont des ankyloses, des raideurs articulaires, des douleurs fonctionnelles qu'on a à combattre, et d'après nos chiffres Bourbon-l'Archambault et Bourbonne valent mieux que Barèges. Cette station donne cependant de bons résultats et doit être seule conseillée, si par hasard il reste encore une fistule communiquant avec l'articulation. Dans ces cas, il vaut mieux s'abstenir de tout traitement thermal.

II. — SCROFULE ET TUBERCULOSE LOCALE

A. Adénites. — Les adénites qu'on adresse aux stations thermales sont toutes des maladies chroniques. Sous ce titre, par conséquent, nous ne comprenons pas les inflammations ganglionnaires causées par les lymphangites. Les tumeurs qui se rapportent à notre sujet ont une physiononomie particulière; elles sont volumineuses, ont résisté à tous les traitements, sont en général anciennes et vont demander aux eaux, une guérison qu'elles n'ont pu trouver ailleurs. Au point de vue anatomo-pathologique, elles présentent des variétés nombreuses depuis l'engorgement simple jusqu'au lymphadénome, depuis l'ulcération simple jusqu'à l'ulcération tuberculeuse. Nous ne pouvons examiner l'effet des eaux sur chacune de ces manifestations morbides, et nous les diviserons simplement en deux classes qui répondent bien, au point de vue thérapeutique, aux résultats obtenus par la médication thermo-minérale : les adénites non suppurées et les adénites suppurées.

Les adénites non suppurées sont de beaucoup les plus nombreuse, et cela tient à la réputation qu'avaient acquise certaines eaux dans la cure de ces maladies; mais le traitement thermal échoue bien souvent et n'a pas tenu ce qu'on attendait de lui.

Les eaux chlorurées sodiques sont celles qui conviennent le mieux dans les engorgements ganglionnaires simples, siégeant aux aisselles, aux aines et le plus souvent à la région cervicale, se manifestant par une augmentation de volume, sans douleur et devenant par la masse une difformité. En première ligne nous plaçons Bourbon-l'Archambault. La cure y est quelquefois longue, ne réussit pas toujours, mais cependant nous avons observé quelques guérisons et un nombre satisfaisant d'améliorations consistant dans la diminution de volume de la tumeur. Bourbonne-les-Bains vient ensuite, mais la forte minéralisation de ces eaux peut dans certains cas amener de petites poussées qui aboutissent à la suppuration, et ce n'est pas cet effet qui doit être recherché. Nous pensons aussi qu'à Balaruc on obtiendrait des succès; l'expérience ne nous permet pas de l'affirmer ; mais cette source réunit aux avantages des autres, l'influence de l'air marin et la possibilité du traitement par les eaux mères dans le bain et en applications sur les parties malades.

Les eaux chlorurées sodiques agissent non seulement par leur action locale, mais aussi par leur effet tonique sur la constitution générale. Pour cette raison, nous pensons que les eaux mères bien administrées peuvent produire des résultats satisfaisants, et nous serions heureux de voir diriger quelques jeunes malades atteints d'engorgements ganglionnaires simples sur les sources froides de Salins (Jura) et de Salies de Béarn où le traitement par les eaux mères est généralement suivi.

Les eaux sulfureuses sont souvent fréquentées par ces mêmes malades et donnent quelquefois de bons résultats, mais ils sont relativement rares et nous conseillons d'en user avec la plus grande prudence, car elles sont susceptibles de déterminer la suppuration des adénites.

En résumé, nous pensons que dans les engorgements ganglionnaires volumineux, il ne faut pas trop attendre du traitement par les sources que nous venons d'indiquer et ne pas espérer y trouver toujours la guérison. Mais on ne doit pas non plus oublier que les eaux réussissent souvent dans des cas où toute autre médication a échoué et qu'après elles, il ne reste plus que l'incurabilité ou l'instrument tranchant.

Les *adénites suppurées* ne donnent pas de meilleurs résultats ; mais pour elles les indications sont tout autres. Ce ne sont plus les eaux chlorurées sodiques qui tiennent le premier rang, ce sont les eaux sulfureuses à la tête desquelles nous trouvons Barèges, puis Amélie-les-Bains et Bagnères de Luchon. Sous l'influence de ces sources, les ganglions se fondent, la suppuration augmente d'abord et plus tard finit dans certains cas par se tarir. C'est même le seul mode de guérison admis par plusieurs médecins des eaux, dans la cure des adénites non suppurées. Nous ne partageons pas leur avis et nous pensons que le traitement par les sources sulfureuses ne doit être appliqué qu'aux ganglions suppurés. A Bourbon-l'Archambault, on obtient aussi quelques guérisons mais chez des malades qui sécrètent du pus en petite quantité et chez lesquels l'ulcération n'occupe qu'une petite surface sur une grosse tumeur.

B. Maladies des os (Ostéites, caries, nécroses, abcès ossifluents). — Les ostéites qu'on dirige sur les stations minérales sont en général suppurées. Cependant on y observe quelquefois des affections osseuses, qui ne sont caractérisées que par du gonflement et de la douleur et qui se trouvent bien du traitement thermal. Des bains chauds prolongés, une médication légèrement révulsive et tonique améliorent toujours l'état des malades, à quelque source chaude qu'on les adresse, pourvu que le traitement soit conduit avec prudence; mais les maladies des os qu'on trouve en très grand nombre dans les stations principales, sont les ostéites suppurées ayant les caractères tantôt de l'ostéite simple, tantôt de la carie et de la nécrose. Nous ne ferons pas ces distinctions au point de vue de la thérapeutique minérale et nous allons simplement indiquer la part que les différentes sources peuvent avoir dans la guérison de ces affections rebelles.

Il ressort clairement de l'étude à laquelle nous venons de nous livrer qu'il y a tout d'abord une grande distinction à établir entre les eaux sulfureuses et les eaux chlorurées sodiques, et nous pouvons donner ce conseil pratique qu'il ne faut jamais envoyer à ces dernières les ostéites suppurées. Que ce soit Bourbonne-les-Bains, Bourbon-l'Archambault, Balaruc, Lamotte ou même les eaux salines froides, les résultats sont partout les mêmes, non seulement, elles sont sans effet sur la marche de la maladie vers la guérison, mais encore elles sont très souvent nuisibles.

Sous leur influence, la suppuration prend un mauvais aspect, la lésion locale s'aggrave, et nombreux sont les cas dans lesquels il a fallu pratiquer l'amputation, à l'hôpital militaire de la station.

Les eaux sulfureuses, au contraire, agissent tout autrement. Leur action excitante, sur les plaies et sur la constitution générale, aide beaucoup à la cicatrisation des blessures anciennes. Avant les progrès que la chirurgie a faits depuis plusieurs années, la station de Barèges, pour citer la plus puissante, jouissait d'une juste réputation dans les cas où les *séquestres* entretiennent ces suppurations qui se font jour par de petites fistules pendant de longues années. Sous l'influence des bains prolongés, des douches, la suppuration devient d'abord plus louable, plus abondante, le séquestre se mobilise et sort de lui-même rarement au bout de la première saison, souvent à la fin de la seconde. Aujourd'hui la chirurgie possède des procédés plus rapides, elle attaque directement la portion osseuse nécrosée, l'extrait à l'aide de l'instrument tranchant et fait ainsi, au moyen d'une opération, le travail que les bains sulfureux mettent plusieurs mois à accomplir. Il n'en est pas moins vrai que la première condition pour que l'extraction d'un séquestre soit rendue possible, c'est la mobilisation de cet os mort dans le tissu osseux vivant qui l'entoure de toute part. Cette mobilisation n'est obtenue qu'au bout d'un laps de temps quelquefois très long et seulement quand les éléments cellulaires ont abandonné la partie calcaire qui n'est plus nourrie et se sont complètement séparés d'elle. Ce travail est activé par les eaux de Barèges. Elles sont susceptibles de rendre ainsi de grands services, leur action, se bornât-elle à rendre une opération possible.

Les autres eaux sulfureuses, telles qu'Amélie-les-Bains, Bagnères de Luchon, Aix-les-Bains, peuvent aussi produire de bons effets dans les ostéites suppurées ; leur minéralisation moindre les met au-dessous de Barèges, et c'est cette station qui donnera toujours les meilleurs résultats.

Les *abcès froids ossifluents* se rattachent directement aux lésions que nous venons d'étudier, puisqu'ils sont symptomatiques d'une carie osseuse; aussi ne devons-nous pas les passer sous silence. Dans ces maladies, il y a deux choses: l'os malade et la poche de l'abcès. La carie qui a donné naissance au pus ne peut, à cause de sa profondeur dans les tissus, être améliorée par des eaux qui ne peuvent l'atteindre; le traitement thermo-minéral sera donc impuissant à détruire la cause de la maladie. Quant à l'abcès, après plusieurs bains, il est succeptible de s'ouvrir s'il ne l'est pas déjà, et dans les deux cas, les eaux ne peuvent rien sur une aussi grande surface de suppuration, sur une membrane qui sécrète du pus en aussi grande quantité. Cependant, nous avons vu qu'on envoyait aux eaux une certaine quantité de gens atteints de mal de Pott. C'est à tort. Si les eaux sont chlorurées sodiques, elles font presque toujours mauvais effet, si elles sont sulfureuses, sans être aussi dangereuses, elles sont le plus souvent inutiles. Dans notre esprit, les quelques améliorations qu'on a signalées, tenaient au changement d'air, qui sera beaucoup plus efficace si c'est au bord de la mer qu'on conduit le malade et surtout si le mouvement inséparable de la pratique balnéatoire est remplacé par l'immobilité dans un bon appareil.

Dans les cas où la suppuration a été assez abondante pour amener de vastes abcès par congestion, il faudra, plutôt que d'envoyer le malade aux eaux, lui appliquer le traitement par l'ouverture et le curage de la poche. On a ainsi obtenu des guérisons complètes.

On sait, en effet, qu'une fois la suppuration de la poche tarie, la lésion osseuse s'améliore et finit quelquefois par guérir.

C. **Maladies des articulations** (coxalgies, tumeurs blanches). — Les tumeurs blanches sont les manifestations les plus graves que produise la diathèse scrofuleuse ou tuberculeuse. Elles ont été tour à tour adressées à toutes les eaux, et nous ne craindrons pas de donner ici notre avis, persuadé que nous rendrons un réel service au malade et au médecin.

En général, les arthrites fongueuses se trouvent mal du traitement thermo-minéral. Elles peuvent être quelquefois améliorées aux eaux sulfureuses et nous dirons tout à l'heure dans quels cas, mais les eaux chlorurées sodiques ne leur conviennent pas. Non seulement elles sont inutiles, mais même le plus souvent nuisibles. Toutes nos observations qu'elles aient été relevées à Bourbonne-les-Bains, à Bourbon-l'Archambault ou à Balaruc prouvent que les revers sont toujours plus nombreux que les succès. Seules les sources d'Hammam-Meskoutine présentent des résultats un peu meilleurs, ce qui tient probablement aux sulfates qui entrent dans leur composition, et nous sommes en droit d'interdire d'une manière absolue l'usage des eaux salées chaudes, dans la cure des tumeurs blanches. M. Mabboux, dont nous avons cité plus haut l'important travail, pense que ces sources conviennent encore dans les ostéo-synovites fongueuses à allures torpides, avec absence de douleurs spontanées, nous ne craignons pas d'être plus affirmatif que notre confrère, car ses chiffres concordent avec les nôtres et ils sont désastreux. C'est pour cela que nous nous permettons d'émettre une opinion plus catégorique.

Les eaux sulfureuses, sans être à la hauteur de la réputation que quelques médecins leur attribuent dans cette maladie, sont cependant susceptibles de produire des améliorations, mais il faut savoir dans quelles circonstances. Nous allons les indiquer. Pour plus de clarté, nous nous permettrons d'établir dans le cours d'une tumeur blanche habituelle, trois phases successives dans chacune desquelles les indications thérapeutiques sont différentes.

La première marque le début de la maladie. Les douleurs, l'impotence du membre, la flexion commençante, sont les symptômes prédominants, car le gonflement commence à peine. Quand on a affaire à un malade de cette espèce, il faut bien se garder de l'envoyer aux eaux sulfureuses. Il faut le mettre dans une gouttière, maintenir l'immobilité, faire de l'extension et attendre. Si les symptômes s'amendent, si les douleurs disparaissent, si en un mot l'affection suit une marche favorable; quand on trouvera que toute menace d'inflammation est écartée depuis longtemps, on enverra avec fruit son malade à Barèges. Ces eaux administrées avec prudence et modération, stimuleront l'organisme, dégageront l'articulation en aidant le renouvellement des éléments anatomiques et pourront lui rendre son ancienne souplesse.

Si, au contraire, les symptômes s'aggravent, la deuxième période de la maladie est arrivée. Le genou est gonflé comme une poire en caoutchouc, la peau est luisante. A la pression, on sent les fongosités qui ont envahi l'articulation de toutes parts. Les ligaments vont disparaître, les cartilages et les os sont ou vont être attaqués.

Dans ces cas, il n'y a qu'un traitement qui puisse sauver le membre, c'est la recherche de l'ankylose. Il faut l'obtenir, que ce soit par l'immobilité simple, aidée de vésicatoires et de révulsifs, ou par l'ignipuncture. On ne doit pas à ce moment envoyer les malades à Barèges, car de deux choses l'une, où ils ne prendront pas les eaux et bénéficieront seulement de l'air vivifiant de la montagne, ou bien sous l'influence des douches et des bains, les symptômes s'aggraveront et la tumeur blanche passera à la suppuration, c'est-à-dire à la troisième phase de la maladie.

Dans cette dernière période, les fongosités, les cartilages se sont fondus; le pus a crevé la synoviale; il a décollé le tissu cellulaire, percé la peau ; il s'épanche au dehors par plusieurs fistules. Dans ces cas, la chirurgie a ses procédés à elle. L'arthrotomie avec curage de l'article, la résection ou l'amputation arrivent quelquefois à sauver le malade. Lorsque les lésions sont tellement avancées que les opérations ne sont plus praticables, on ne peut cependant pas abandonner le patient, et s'il y a encore en lui quelque ressource, s'il est encore transportable, il est permis de l'envoyer à Barèges, qui est la seule station où les tumeurs blanches suppurées puissent être améliorés. Les succès sont bien rares, mais enfin ils existent et il faut en tenir compte.

Ce que nous venons de dire s'applique aux tumeurs blanches de toutes les grandes articulations. La coxalgie seule paraît ne pas se comporter aux eaux, comme les arthrites fongueuses des autres jointures. C'est elle, qui à Barèges donne les plus mauvais résultats, et au contraire aux eaux chlorurées sodiques elle semble retirer de meilleurs effets du traitement que les ostéo-arthrites du genou par exemple. Empressons-nous de dire que les succès sont cependant en assez petit nombre, et que sauf le changement d'air qu'on peut obtenir partout, nous pensons que le traitement rationnel par l'immobilité dans une gouttière de Bonnet donnera toujours de meilleurs résultats.

D. Tuberculisation glandulaire (testicule, prostate. — La tuberculose des testicules est une affection relativement fréquente, qui entraîne souvent à sa suite la perte de l'organe, quand elle ne cause pas la mort; aussi croyons-nous être utile en montrant que dans certains cas, les eaux minérales peuvent guérir ou améliorer cette maladie.

Les eaux sulfureuses ne nous ont pas présenté d'exemple de testicules tuberculeux traités avec ou sans succès, et ce sont les eaux chlorurées sodiques qu'il faut indiquer au malade. Parmi celles-ci, Salies de Béarn et Salins sont les plus puissantes à cause de leur forte minéralisation, des eaux mères qu'on y emploie et de leur température froide qui met à l'abri des poussées inflammatoires.

Il ne faut pas attendre que la lésion soit trop avancée pour commencer le traitement minéral. Quand un noyau épididymaire tuberculeux aura été reconnu, si les ressources du malade lui permettent de partir, il faudra lui conseiller de se traiter immédiatement. On sait en effet que ces noyaux peuvent rester indolents pendant des années, mais qu'ils peuvent aussi s'étendre. Dans le premier cas, les eaux salines ne feront qu'aider sa transformation fibreuse, et dans le second elles seront incapables de favoriser l'évolution rapide.

Si les noyaux caséeux sont multiples, si la prostate est envahie, les eaux sont encore indiquées. Elles le sont même, lorsque les foyers ont suppuré ; mais il faut attendre autant que possible l'élimination des produits transformés et ne se servir des eaux que pour parfaire la guérison.

Les complications viscérales ne paraissent pas être une contre-indication. Le régime tonique de Salies, le changement d'air les améliorent souvent, et nous pensons que certains malades qui peuvent ne plus être opérables à cause de l'étendue de la tuberculisation pulmonaire, trouveront encore aux stations indiquées une amélioration de leur état local et par suite de leur état général.

Quand on songe à la gravité du parti à prendre,

devant un malade atteint de tubercule des testicules, quand on a à choisir entre la castration, qui met le malade, déjà sous le coup d'une diathèse, dans un mauvais état moral, et l'abstention qui permet la généralisation du produit tuberculeux ; on est heureux de pouvoir conseiller un traitement qui semble remplir le but que l'on se propose. La médication saline favorise quelquefois l'enkystement et la transformation du néoplasme ; elle empêche par conséquent sa diffusion dans l'économie et de plus elle agit efficacement sur l'état général. Nous conseillons donc d'essayer ce traitement, quoique les malades qui y ont été soumis ne soient pas encore assez nombreux pour qu'on puisse être affirmatif. Il n'est malheureusement pas à la portée de tout le monde ; mais il est sans danger et en tout cas permet d'attendre l'opération.

E. Manifestations superficielles de la scrofule et de la tuberculose. — Le traitement thermo-minéral agit plutôt sur l'état général que sur l'état local.

Quand on a affaire à des ulcérations tuberculeuses superficielles siègeant à la peau, à l'anus ou aux parties génitales, il suffit, dans beaucoup de cas, de favoriser leur tendance à la guérison au moyen de pansements appropriés, d'applications iodoformiques par exemple. Les eaux dans ces cas ne sont véritablement pas indiquées.

Si, au contraire, on poursuit la guérison d'affections chroniques et tenaces comme le lupus, comme les manifestations de la scrofule qui portent sur les membranes muqueuses, on pourra couseiller l'usage des eaux. Dans ces différentes maladies, les sources chlorurées sodiques ne sont pas indiquées. Les stations comme Barèges, Amélie-les-bains, Luchon, Allevard et Uriage sont seules efficaces. Barèges principalement dans les coryzas chroniques, les ozènes, les fistules lacrymales avec carie de l'unguis, nous a donné de bons résultats. Dans les conjonctivites chroniques, il faudra faire usage d'eaux moins sulfurées comme Cauterets, Amélie-les-Bains. Enfin dans les otites et otorrhées scrofuleuses, la source de Barèges peut encore rendre de grands services.

Il ne faut donc pas s'exagérer l'effet du traitement thermo-minéral dans toutes ces affections. Il est incapable de rendre l'ouïe à un sourd ou de guérir immédiatement une cavité nasale atteinte d'ozène depuis de longues années. Mais il modifie la contitution générale, lave, nettoie en quelque sorte l'économie et permet parfois à un traitement local de réussir.

III. — SYPHILIS

La plupart des malades qui se rendent aux eaux thermales pour cause de syphilis, y arrivent séduits par une illusion, attirés par un préjugé médical. On pense généralement que les eaux sont une pierre de touche pour ce genre d'affection, qu'elles ont la propriété d'aller chercher au fond de l'économie le virus qui y sommeille et de le forcer à se révéler. On croit que les eaux sulfureuses notamment, font apparaître la syphilis à la peau, comme la fermentation alcoolique fait remonter les impuretés à la surface de la cuve où le vin se forme, qu'elles dévoilent le virus, comme elles dénoncent l'usage des cosmétiques à base de plomb. Ce sont les médecins qui ont accrédité cette croyance, la thérapeutique thermale l'a adoptée avec enthousiasme, et les malades l'ont accueillie comme une espérance. Les gens que hante le fantôme de la syphilis, qui prennent des aphthes pour des plaques muqueuses et la moindre douleur pour un commencement de périostose, accourent au bain dans l'espoir de démasquer leur ennemi, pour pouvoir le combattre ensuite. Les hommes consciencieux, qui en ont fini avec les aventures galantes, qui songent à la joie de la famille et veulent se débarrasser d'une crainte pour leur avenir ou pour celui de leurs enfants, y viennent faire une cure éliminatoire, et lorsque rien ne s'est montré pendant le traitement, ils s'en retournent confiants et rassurés. C'est une illusion qu'il est pénible de leur enlever ; mais, en thérapeutique, il faut avant tout savoir à quoi s'en tenir.

La vertu révélatrice des eaux est encore, avons-nous dit, une sorte d'article de foi dans quelques stations thermales. A Aix-les-Bains, nous avons vu qu'on faisait une distinction entre les malades qui n'y viennent que pour subir *l'épreuve thermale* et ceux qui sont en *cours de traitement*. Les premiers ne sont astreints à aucune médication spécifique. On les soumet surtout à l'action des douches et des étuves, et on ne les y retient que vingt ou vingt-cinq jours. Quand, au bout de ce laps de temps, aucune manifestation syphilitique ne s'est produite, on les renvoie avec une sorte de patente nette. Le docteur Yvaren ne met pas en doute que l'épreuve des eaux minérales ne l'emporte sur toute autre expérimentation, lorsqu'il s'agit de hâter la disposition morbide d'un organisme jadis entaché de vérole (1). Le docteur Constantin James est plus affirmatif encore. Pour lui la vertu révélatrice des eaux ne fait pas l'ombre d'un doute. Il revendique même l'honneur de l'avoir signalée le premier dans un travail publié en 1852. Le traitement thermal, dit-il, démasque la maladie survenue et la guérit. Il fait disparaître les lésions causées par l'usage intempestif du mercure et permet de l'administrer de nouveau. Il a pu réunir et comparer les résultats pratiques obtenus à Barèges, à Cauterets, à Luchon, à Aix-la-Chapelle à Aix en Savoie, à Loëche, et le témoignage des médecins a été unanime (2). En ce qui a trait à Barèges, les rapports que nous avons consultés ne nous permettent pas de partager son opinion. Le Dr le Bret se tient dans une réserve voisine de l'incrédulité ; le Dr Armieux est aussi précis que possible dans les négations. « Nous avons déjà parlé, « dit-il, des syphilis latentes et du préjugé qui faisait de nos eaux une espèce de pierre de touche, « au moyen de laquelle on s'assurait si la diathèse

(1) Yvaren, *Des métamorphoses de la syphilis*, 1854.

(2) Dr Constantin James. *Guide pratique du médecin et du malade aux eaux minérales de France et de l'étranger*, 4e édition. Paris, 1859, p. 599.

« est définitivement éteinte et si l'on n'a pas d'acci-
« dents ultérieurs à redouter. Nous repoussons ce « privilège merveilleux. On peut l'exploiter ailleurs ; « Nous n'avons jamais rien vu qui puisse nous per-
« mettre de l'accepter (1). » Or Barèges par l'énergie de ses eaux, est bien certainement la station la plus propre à faire éclore les manifestations révélatrices, et c'est en même temps l'endroit où on observe le plus de malades de ce genre, puisque notre relevé a porté sur 1,479 cas et celui du Dr Amieux sur 863. Il serait bien étrange que sur un si grand nombre de malades, on n'ait pas observé le phénomène précité, un assez grand nombre de fois pour lever tous les doutes, et qu'on en soit réduit à citer quelques observations isolées et peu probantes quand on les examine de près. Constantin James n'en cite qu'une, qu'il emprunte à Barrie, de Bagnères de Luchon, et il s'agit d'un malade qui était encore en proie à la syphilis, puisqu'il avait des pustules d'impétigo au cuir chevelu et des taches eczémateuses sur la peau. Nous avons analysé un certain nombre d'observations de ce genre, dans les unes, il est question de malades bien évidemment syphilitiques et chez lesquels, le traitement sulfureux n'a fait qu'exaspérer les accidents. Chez d'autres, il y a eu erreur de diagnostic. On a pris des stomatites, des angines érythémateuses provoquées par le traitement thermal et des éruptions analogues, pour des phénomènes syphilitiques ; dans d'autres cas, enfin, on avait

(1) Armieux, *loc. cit.* p. 292.

affaire à des malades qui avaient contracté la vérole en se rendant aux eaux et qui ont vu les accidents secondaires évoluer à leur heure, tout comme ils les auraient vu éclater, s'ils n'étaient par partis de chez eux et sans que les eaux y fussent pour rien. Ce qui frappe, dans toutes ces observations, c'est que les accidents de retour ont invariablement pour siège la peau ou les muqueuses. Or, quand on a affaire à des malades dont l'infection remonte à de longues années, ce n'est pas de ce côté, que se portent les manifestations, c'est sur le système osseux ou sur les viscères, et on n'en a pas raison en vingt-cinq jours de traitement. Notons enfin que ce n'est pas aux sources sulfureuses seulement, qu'on observe ou du moins qu'on cite de pareils faits. On en a enregistré à Néris, à Bagnols, à Plombières, à Vichy, ce qui tendrait à prouver, si cette vertu révélatrice était telle, qu'elle est indépendante du principe minéralisateur et n'est qu'une affaire de thermalité.

On peut se rendre compte, toutefois, de la façon dont ce préjugé s'est accredité. La syphilis n'est pas toujours d'un diagnostic facile, un malade qui a suivi des traitements réguliers, qui est *blanchi*, pour nous servir de l'expression consacrée, n'aperçoit plus sur lui de symptômes et se croit guéri. Son médecin ne l'examine pas avec assez de soin ou de compétence, il ne s'aperçoit pas qu'il reste encore, sur quelques points de la peau, des taches suspectes ; que la muqueuse pharyngienne a une coloration qui n'est pas normale et présente un léger état œdémateux. Dans d'autres cas, ce sont des fissures presqu'imperceptibles à la commissure des lèvres, qui lui échappent, ou bien une alopécie que l'âge ne justifie pas ; plus souvent encore, l'induration si caractéristique des ganglions sous-occipitaux. Ce malade, bien réellement en possession d'une syphilis actuellement existante, arrive aux eaux et commence un traitement thermal. Au bout de quelques jours, tous les accidents s'exaspèrent, comme le font si souvent les eczémas chroniques, l'affection se montre dans toute son évidence et on admire la vertu révélatrice des eaux, quand il serait plus juste de constater l'insuffisance du diagnostic qui a précédé l'envoi.

Dans d'autres cas, lorsqu'il s'agit d'affections plus anciennes, les eaux peuvent encore aider à les reconnaître. Un malade a des douleurs qu'il ne s'explique pas. Il croit à un rhumatisme et ne se souvient plus qu'il a eu jadis un chancre induré. On lui fait prendre des bains et des douches sulfureuses, les douleurs s'exaspèrent, elles se montrent plus vives la nuit ; le médecin surpris d'un résultat contraire à celui qu'il attendait, interroge les antécédents, soupçonne la syphilis, fait prendre à son malade de l'iodure de potassium, et les douleurs cèdent. Dans ce cas encore, les eaux ont servi à dévoiler le mal ; mais ce n'est pas ainsi que l'entendent ceux qui regardent le traitement comme une *pierre de touche*. C'est à la syphilis absolument latente, complètement éteinte en appparence, que la vertu révélatrice s'adresse. Eh bien ! ainsi comprise, nous pensons, avec la plupart des médecins de Barèges, que c'est un préjugé (1).

Les individus qui ont suivi un traitement régulier, approprié aux symptômes et qui sont actuellement indemnes de la syphilis, auront beau interroger les sources thermales, elles ne révèleront rien et ne leur apprendront rien sur la certitude de leur guérison. M. Ricord a cité à la Société d'hydrologie, des malades qui ont vu apparaître à l'improviste des exostoses après avoir fait des cures thermales pendant plusieurs années consécutives, et d'autres qui, après avoir fait un traitement complet, sans avoir vu survenir d'accidents ni pendant les *poussées*, ni dans les mois suivants, ont subi une réapparition l'été d'après.

Nous pensons donc que l'*épreuve thermale* ne peut avoir d'autre effet que de rassurer les consciences timorées, en leur inspirant une fausse sécurité. Mieux vaut donc ne pas la faire subir aux malades. On peut leur dire pour les consoler, que ces accidents tardifs, survenant au bout de longues années, sont d'une extrême rareté, et qu'un homme, qui après avoir eu un chancre induré et des symptômes secondaires, a été sérieusement et convenablement traité, a beaucoup moins de chances d'être repris dans son âge mûr, d'accidents syphilitiques dont il pourrait encore se guérir, que de se voir envahi par un cancer

(1) Les syphiliographes modernes ne croient pas plus que nous à la propriété révélatrice des eaux thermales. Lancereaux et L. Jullien se prononcent dans le même sens que nous.

inattendu, contre lequel la médecine sera complètement impuissante.

Nous sommes entré dans de bien longs développements sur ce sujet que nous avons déjà effleuré en passant, mais il a une importance réelle et nous avons cru devoir le traiter à fond.

Si nous ne croyons guère à la vertu révélatrice du traitement thermal, ses propriétés curatives ne nous inspirent pas les mêmes doutes. Il a réellement sa place dans le traitement de la syphilis, mais dans des conditions toutes spéciales et que nous allons préciser.

Il n'a rien de spécifique, avons nous dit. On peut et on doit s'en passer dans la majorité des cas, aujourd'hui que la syphilis a beaucoup perdu de sa gravité et que nous disposons des moyens de traitement largement suffisants pour la combattre à toutes ses phases. Les eaux minérales sont absolument contre-indiquées dans les accidents primitifs. Contre les accidents secondaires pris au début, le traitement mercuriel suffit quand il est bien administré; mais on a souvent affaire à des malades indociles, qui se traitent en continuant à se livrer à leurs occupations, à leurs plaisirs, quelquefois même à leurs excès, qui suspendent le traitement aussitôt que les accidents extérieurs ne les incommodent plus. Ceux-ci ne tardent pas à reparaître, et ne sont alors que plus tenaces. On recommence le traitement, on varie le mode d'administration, puis on passe aux préparations iodurées seules ou associées au mercure, et le malade ne guérit pas.

Son état reste le même, les accidents sont toujours du même ordre, mais ils persistent. La constitution s'altère un peu, la vérole s'enracine. Dans ces conditions-là, si on l'envoie aux eaux thermales, on l'arrache à son millieu, à ses habitudes. Exclusivement préoccupé du soin de sa santé, il suit son traitement avec plus de méthode. Le repos, la vie régulière, l'air vif de la station, se joignent à l'action des eaux pour tonifier son économie, et celles-ci peuvent enfin, c'est du moins l'opinion des médecins des eaux, faire tolérer l'usage du traitement spécifique et augmenter son efficacité.

L'influence des conditions accessoires que nous venons d'indiquer, ne se traduit pas seulement chez les malades indociles. Rien n'est plus difficile que de se guérir de la syphilis, même en y apportant tous ses soins, lorsqu'on continue à vaquer à ses occupations et à vivre de la vie commune. C'est une observation que tous les médecins militaires ont pu faire. On guérit beaucoup plus facilement les hommes et surtout les officiers à l'hôpital qu'en les laissant continuer leur service, quelque soin qu'ils apportent à suivre leur traitement et à surveiller leur régime.

Les syphilides sont les manifestations dans lesquelles les eaux minérales et en partieulier les eaux sulfureuses rendent le plus de services. Cela se conçoit sans peine, lorsqu'il y a dans l'économie un fond d'herpétisme que la syphilis n'a fait que compliquer; mais elles sont surtout précieuses pour faire disparaître les affections cutanées qui persistent souvent alors même que la cause première a disparu.

Tous les médecins savent qu'il arrive souvent, après que le traitement a été aussi complet, aussi méthodique que possible, de voir résister quelqu'accident local, qu'on ne peut plus déloger, ni par la médication spécifique, ni par les applications directes. Dans ces cas, lorsqu'il s'agit de manifestations cutanées ou muqueuses, les eaux sulfureuse en ont le plus souvent raison.

Les engorgements ganglionnaires de nature syphilitique sont généralement réfractaires aux eaux sulfureuses, à moins qu'ils ne soient en pleine suppuration. On prétend les guérir aux eaux chlorurées sodiques et aux eaux bromo-iodurées, nous n'avons pas eu la possibilité de le constater.

Plus les accidents syphilitiques sont profonds, plus ils sont tenaces et plus les ressources de la médication thermale sont précieuses. Nous avons relaté, en parlant de Barèges, de nombreuses guérisons de periostoses, d'exostoses et même de caries et de nécroses. Sans doute l'iodure de potassium administré concurremment, a la plus large part dans l'efficacité du traitement mixte ; mais il serait injuste pourtant de ne pas tenir compte aux eaux sulfureuses, du concours qu'elles lui prêtent par leur action réparatrice et reconstituante, jointe à l'air vivifiant des montagnes.

La cachexie syphilitique et la cachexie mercurielle ne s'observent plus guère aujourd'hui. On ne voit plus arriver aux eaux thermales, ces malheureux vénériens épuisés par des traitements stériles, pâles, anémiés, amaigris, débiles et portant encore des ulcères, des exostoses ou des caries. Ceux-là trouvaient aux eaux thermales, une ressource à leur triste état et, nous avons dit, à propos de Barèges, tous les services que cette station leur avait rendus. Ce n'est plus là que de l'histoire et nous n'y reviendrons pas ; mais il est une forme de syphilis qui paraît devenir plus commune, peut-être parce qu'on la méconnaissait autrefois. C'est la syphilis encéphalique. Jusqu'ici le seul traitement qui réussisse à combattre ses formidables conséquences, c'est le traitement spécifique dirigé avec énergie et persévérance, c'est l'action simultanée du mercure et de l'iodure de potassium. Quant au traitement par les eaux minérales, nous ne savons pas ce qu'on peut en attendre. M. Lagneau n'en dit pas un mot dans l'important ouvrage qu'il a consacré à cette forme de la maladie (1), M. Lancereaux (2), M. L. Jullien (3) sont également muets à cet égard, dans leurs traités plus récents sur les maladies vénériennes.

Nous n'avons pas trouvé d'observation suffisamment explicite sur ce sujet, dans nos longues recherches. Le seul renseignement que nous ayons rencontré est le passage du Dr Armieux auquel nous avons fait allusion en parlant de Barèges et qui est ainsi conçu : « Nous pourrions citer également « quelques cas de paralysies partielles syphilitiques,

(1) Gustave Lagneau fils, *Maladies syphilitiques du système nerveux*. Paris, 1860.

(2) E. Lancereaux, *Traité historique et pratique de la syphilis*. Paris, 1874.

(3) L. Jullien, *Traité pratique des maladies vénériennes*. Paris, 1879

« une atrophie musculaire générale, chez un officier, « produite par des exostoses développées dans le « canal rachidien, des hémiplégies suites des « gommes intra-crânienne, des tremblements mer- « curiels etc.... guéris ou améliorés à Barèges. Ces « faits sont très fréquents et constituent pour nos « eaux une spécialité des plus certaines et des plus « bienfaisantes (1). » Il est bien à regretter que l'auteur ne soit pas entré dans plus de détails à ce sujet et n'ait pas rapporté in-extenso d'aussi intéressantes observations.

Cependant dans la syphilis cérébrale, les eaux thermales sont souvent indiquées : à Aix-la-Chapelle, par exemple, on fait suivre aux vieux syphilitiques un traitement des plus énergiques concurremment avec l'administration des eaux. On prescrit des frictions sur tout le corps, avec des doses considérables d'onguent mercuriel, qui vont jusqu'à quinze et même vingt grammes. On enveloppe ensuite le malade dans des couvertures, et on entretient la sudation jusqu'à épuisement. Les bains sulfureux lui permettent de résister à ce traitement et les effets obtenus de la sorte sont très satisfaisants, dans la période d'invasion de la syphilis cerébrale, alors que le traitement par le sublimé et l'iodure de potassium administrés à outrance n'est plus supporté par l'estomac.

Cette pratique a été instituée à Uriage dont les eaux se rapprochent beaucoup de celles d'Aix-la-Chapelle. C'est à cette station que MM. les professeurs

(1) Armieux, *loc. cit.*, p. 297.

Ricord, Charcot et Fournier envoient leurs malades.

On pourrait, sans aucun doute, obtenir les mêmes resultats à l'aide d'autres sources, pourvu qu'on y mît en usage le même traitement spécifique. Les sources mixtes et les sulfureuses faibles doivent être choisies de préférence.

IV. — MALADIES DE LA PEAU

Nous abordons la partie la plus délicate de notre tâche. Il n'y a rien de plus difficile, que de déterminer d'une manière précise, le rôle exact de la médication thermale dans les maladies cutanées et de formuler des indications spéciales qui se rapportent à chaque forme en particulier. Nous avons déjà effleuré ce sujet à diverses reprises, nous allons tâcher de le traiter à fond une bonne fois, dussions-nous nous exposer à quelques redites.

Ce qui augmente la difficulté, c'est qu'il n'existe peut-être pas une source qui ne revendique ces affections comme faisant partie de sa clientèle, et qui n'ait trouvé un médecin pour les préconiser. Cela se conçoit. Partout, où on dispose d'une eau à température un peu élevée mais constante et plus ou moins minéralisée ; partout, où un médecin habile a acquis l'habitude de s'en servir, en faisant concourir au traitement le repos, un bon régime, l'influence d'un climat favorable, la suppression des excitations morales et physiques qui éternisent ces maladies ; partout, où on a le malade complètement à sa disposition, on est certain d'obtenir un résultat favorable, une amélioration passagère à défaut de guérison radicale; mais la thérapeutique ne peut pas s'arrêter à ce résultat banal.

Le premier fait qu'il importe de mettre en lumière est le suivant. Parmi les eaux minérales, celles qui s'adressent spécialement à l'herpétisme appartiennent aux groupes des eaux sulfureuses. La dartre appelle le soufre, nous l'avons déjà dit. C'est un résultat démontré par l'expérience. Cette médication combat efficacement la diathèse, qu'elle porte son action sur la peau, sur les muqueuses, qu'il s'agisse de dermatoses proprement dites, qu'on ait affaire à des stomatites, à des angines, à des laryngites ou à des vaginites herpétiques, ou qu'on se trouve en présence de ces manifestations protéiformes qui se traduisent par des troubles nerveux ou par des douleurs rhumatismales ou par de la dyspepsie. Comme ces dernières affections ne rentrent pas dans notre cadre, nous ne nous occuperons que de l'herpétisme localisé sur le tégument interne ou externe.

A. Eczéma. — Les affections sécrétantes, l'eczéma en particulier, nous occuperont tout d'abord. Toute médication thermale est contre-indiquée dans l'eczéma aigu, lorsque la maladie est encore à son début et qu'elle se traduit par des poussées fréquentes, énergiques, se produisant sous l'influence de la moindre excitation et se généralisant rapidement. A cette phase de la maladie, il faut s'en tenir aux grands bains simples ou aux bains de son, aux boissons tempérantes, aux laxatifs légers, au régime sévère d'où tous les excitants et notamment le poisson, les viandes noires, le gibier, les épices sont sévèrement proscrits, en recommandant aux malades d'éviter la fatigue, les veilles, l'atmosphère chaude des salons et des théâtres, tout ce qui porte à la peau, en un mot, pour nous servir de l'expression vulgaire. En se tenant à cette médication, en continuant à imposer aux malades un régime sévère, alors même que l'éruption a disparu, en recourant au besoin à la médication arsenicale, on parvient le plus souvent à enrayer la maladie, à prévenir ou à modérer les rechutes et par conséquent à éviter au malade les ennuis d'un déplacement.

C'est alors qu'on n'a pas atteint ce résultat, que le malade n'a pas été assez docile, ou que les circonstances ne lui ont pas permis de suivre à la lettre les conseils de son médecin, alors que la maladie est passée à l'état chronique, qu'elle s'est localisée et qu'elle a acquis droit de domicile sur quelque point de l'économie, que le traitement thermal sulfureux devient nécessaire. Il n'y a plus de poussée violente, mais il existe toujours quelque part une éruption persistante, l'économie s'y est pour ainsi dire habituée, et il s'agit de déloger l'ennemi.

Dans ce cas, les eaux sulfureuses produisent d'excellents effets. Si la maladie n'est pas invétérée, si le sujet est un peu irritable, les sources de Saint-Sauveur, de Gréoulx, de Saint-Honoré sont particulièrement indiquées avec les précautions que nous avons fait connaître. Dans les formes plus accentuées, plus anciennes, Aix-les-Bains, Bagnères de Luchon reprennent l'avantage, et enfin, on réservera

Barèges pour les vieilles affections, depuis longtemps localisées, lorsque la peau est profondément altérée et que la constitution du sujet ne fait pas redouter ces exacerbations sur lesquelles nous avons insisté.

Lorsque l'eczéma porte son action sur les muqueuses, on s'adressera plus volontiers aux eaux de Cauterets, s'il s'agit d'angine glanduleuse ou de laryngite herpétique, à celles de Bagnères de Luchon, d'Amélie-les-Bains dont les établissements sont pourvus de salles d'inhalation et de humage parfaitement installées. Les vaginites herpétiques et les ulcérations du col utérin qui reconnaissent la même cause sont efficacement traitées à Bagnères de Luchon et à Saint-Sauveur.

Enfin les eaux chlorurées sodiques peuvent trouver leur emploi dans les cas où l'affection cutanée est sous la dépendance de la scrofule, mais on peut poser en principe qu'elles ne conviennent pas dans les maladies de peau.

B. Psoriasis. — Les allures du psoriasis ne ressemblent pas à celles de l'eczéma. Il ne procède pas comme lui par bouffées, il n'a pas ce caractère essentiellement mobile qui le transporte de la peau sur les muqueuses et parfois même sur l'ensemble de l'économie. Le psoriasis est essentiellement une maladie de peau. On a bien décrit sous le nom de psoriasis buccal, une affection bien connue des chirugiens, parce qu'elle conduit souvent à l'épithélioma de la langue, mais cette dénomination est essentiellement impropre et basée sur une simple analogie de coloration; elle ne coïncide presque jamais avec le psoriasis de la peau et n'a d'ailleurs rien à voir avec la médication minérale (1).

Le psoriasis est essentiellement tributaire de la médication sulfureuse. Il réclame, comme nous l'avons dit, les sources les plus énergiques, et c'est à Barèges qu'on obtient les plus beaux résultats. La récidive est à peu près constante, et c'est pour cela que nous nous sommes demandé s'il était bien nécessaire d'envoyer dans les Pyrénées, pour y faire une cure palliative, des soldats et des marins, chez lesquels on pourrait obtenir les mêmes effets en les traitant dans les hôpitaux ; mais pour les personnes qui ne craignent ni les ennuis, ni les frais d'un déplacement, il est certain qu'il vaut mieux les envoyer à Barèges. La cure y est plus promptement efficace, et nous croyons, sans être en mesure de le démontrer, que l'amélioration qu'on y obtient est plus durable que celle que procurent le traitement à domicile et les bains sulfureux artificiels. En passant chaque année une saison à Barèges, en prenant dans l'intervalle quelques bains sulfureux et en suivant le régime qui convient à ces affections, une personne soucieuse de sa santé peut maintenir sa peau dans un état supportable. Il va sans dire que les autres sources thermales de même espèce peuvent rendre des services analogues, quoiqu'elles soient d'une efficacité moindre.

M. Hardy recommande également les eaux sulfatées calciques de Loèche, en raison des bains très prolongés qu'on y prend et qui contribuent pour

(1) Devergie.

beaucoup à l'efficacité de ces eaux. Nous avons déjà parlé de la réputation que les eaux de la Bourboule se sont acquise depuis quelques années dans le traitement du psoriasis, mais comme M. Hardy, nous ne connaissons pas de faits qui puissent nous permettre de nous prononcer.

C. Impétigo. — Cette affection se rapproche de l'eczéma au point de vue de la thérapeutique. Elle présente les mêmes indications et réclame les mêmes précautions. Les eaux de Luchon, d'Amélie-les-Bains, d'Aix, sont celles qui lui conviennent le mieux. Dans l'impétigo scrofuleux, M. Hardy recommande les eaux de Salis de Béarn et de Salins. Nous avons déjà fait connaître notre avis sur la valeur des eaux chlorurées dans le traitement des maladies de la peau.

D. Lichen et prurigo. — On n'obtient pas de meilleurs effets du traitement thermal dans ces deux maladies. M. Hardy recommande dans le lichen agrius lié à la diathèse scrofuleuse, Uriage, Luchon, Aix et Barèges ; dans le lichen simple, Saint-Gervais, Ragat et Bagnères de Bigorre, et dans les cas où l'affection cutanée est liée à un état névropathique prononcé, Néris, Royat et Schlangenbad. Nous nous en rapportons à son autorité et à son expérience ; mais nos recherches personnelles ne nous ont conduit à rien de concluant ; elles nous conseillent même l'abstention, si ce n'est peut-être dans le lichen invétéré, lorsque l'altération de la peau est profonde, conditions dans lesquelles M. le Bret a retiré de bons résultats des eaux de Barèges.

E. Acné. — Nous garderons la même réserve en ce

qui a trait à l'acné. Nous avons bien enregistré quelques guérisons dans l'acné sébacea, mais la couperose s'est toujours montrée rebelle à la médication thermale. M. Hardy, sous l'autorité duquel nous sommes toujours heureux de nous abriter, recommande dans cette dernière forme, Barèges, Bagnères, Aix et Loëche, il préfère Aix-la-Chapelle et Uriage dans la forme inflammatoire; Royat dans l'acné punctata et les eaux alcalines dans l'acné sébacea, mais il est évident qu'il ne donne ces conseils que sous toute réserve et que sa confiance dans les ressources de la médication thermale n'est pas beaucoup plus solide que la nôtre. Nous en dirons autant de Bazin qui conseille également les eaux de Salins, de Salies de Béarn, d'Uriage ou de la Bourboule dans la couperose scrofuleuse, celles de Vichy, de Royat, et de Loëche dans l'arthritique, mais qui termine en déclarant qu'il n'est pas d'eau minérale qui guérisse cette maladie.

F. Ichthyose. — Dans cette maladie, toutes les eaux chaudes font du bien, mais pas une ne guérit. Les bains prolongés comme ceux de Loëche font tomber les squames, assouplissent la peau, procurent une amélioration sensible; mais les effets cessent avec la médication. Ce sont les eaux alcalines qui nettoient le plus rapidement la peau, mais il est absolument inutile d'envoyer des malades dans une station thermale, lorsqu'ils peuvent obtenir les mêmes résultats en prenant des bains à domicile.

G. Maladies cutanées parasitaires. — Elles sont, avons-nous dit, réfractaires aux eaux thermales.

Le soufre ne détruit que l'acarus scabiei et personne ne songera à envoyer des galeux aux sources sulfureuses. Il est absolument impuissant contre le champignon de la teigne, de la mentagre et de l'herpès tonsurant. C'est à l'épilation, aux lotions de sublimé, aux pommades parasiticides qu'il faut recourir, et ces moyens-là peuvent s'employer partout.

V. — MALADIES DIVERSES.

A. Arthrites rhumatismales (hydarthroses, arthrites blennorrhagiques). — Les arthrites rhumatismales sont les maladies qui donnent les meilleurs résultats dans toutes les stations thermales. Les guérisons ou les améliorations sont la règle, et il est excessivement rare de trouver une aggravation signalée dans les rapports. Quand nous en avons rencontrées, elles étaient dues à une administration intempestive des eaux. Il faut savoir, en effet, qu'on ne doit diriger les malades sur les stations que lorsque les articulations sont dégonflées, lorsque l'arthrite est passée à l'état chronique. Trois mois, quelquefois six et même huit, sont nécessaires pour éviter une rechute, et d'un autre côté, il ne faut pas laisser s'écouler un an, car, arrivées à cet âge, ces lésions ne sont plus susceptibles d'une guérison complète après une seule saison.

Les arthrites qui se manifestent par du gonflement péri-articulaire, de la raideur de la jointure et par des douleurs pendant les mouvements ou à chaque changement de température, sont celles qui retirent le plus de bénéfice des eaux thermales.

Quand il y a *hydarthrose*, il est inutile de conseiller un traitement thermo-minéral au malade. Les épanchements intra-articulaires de quelque nature qu'ils soient ne disparaissent pas aux eaux.

Le liquide peut diminuer, les douleurs disparaître, l'atrophie commençante du membre peut être améliorée, mais on n'arrive jamais à assécher complètement l'articulation, et tant qu'il reste une goutte de liquide, l'hydarthrose n'est pas guérie.

Nous insistons sur ce fait, parce que, dans les rapports, nous avons souvent trouvé le conseil de recourir à la médication thermale dans cette affection; or, il ressort de l'étude à laquelle nous nous sommes livré, qu'on n'obtient presque jamais de guérison, que le résultat favorable se borne le plus souvent à une amélioration temporaire, et que dans la majorité des cas, le malade quitte la station sans avoir vu survenir le moindre changement dans son état.

Les arthrites rhumatismales sont traitées avec succès à Aix en Savoie. La thermalité des sources, les moyens balnéatoires et gymnastiques ont fait acquérir à cette station une réputation justifiée. Bourbon-l'Archambault convient très bien aux rhumatisants entachés de scrofule ainsi que Bourbonne-les-Bains, Balaruc et Lamotte-les-Bains. Les sources sulfureuses énergiques comme Barèges et Luchon s'adressent mieux aux malades anémiés. Enfin Dax et Saint-Amand donnent aussi de très bons résultats, dans cette affection qui réclame surtout des sources chaudes.

L'*arthrite blennorrhagique*, qui a des liens de parenté avec le rhumatisme, se trouve bien du traitement thermal. Cette affection longue et douloureuse laisse souvent à sa suite des troubles articulaires qui aboutissent à l'ankylose. Il faut alors plusieurs mois pour rendre incomplètement les mouvements au membre malade, et nous pensons qu'une saison dans une station appropriée amène beaucoup plus rapidement la guérison. C'est du moins l'opinion que nous nous sommes faite d'après les observations que nous avons étudiées.

Il faut encore ici attendre que toute trace d'inflammation ait disparu, avant d'envoyer le malade aux eaux. Du reste l'arthrite blennorrhagique passe difficilement à la suppuration, et nous n'avons relevé qu'une seule aggravation ; le malade avait commencé trop tôt son traitement, et après les premières douches et les premiers bains, il fut pris d'une poussée rhumatismale qui parcourut toutes les articulations. L'écoulement uréthral peut aussi quelquefois reparaître, mais ce n'est pas une contre-indication. Nous conseillons donc au praticien d'envoyer cette catégorie de malades à Bourbonne-les-Bains ou à Bourbon-l'Archambault.

B. Ulcères. — Les ulcères sont des maladies qui guérissent la plupart du temps, sans le secours des eaux. Mais celles-ci ont joui à toutes les époques d'une certaine réputation dans la cure de ces affections et il s'agit de savoir dans quelle limite elles peuvent les améliorer. Les eaux chlorurées sodiques n'agissent pas par leur effet local ; elles remontent les forces du malade, raffermissent la constitution générale et procurent ainsi la guérison. Aussi croyons-nous que les eaux sulfureuses portant leur action à la fois sur l'économie tout entière et sur la solution de continuité doivent être préférées, et nous conseillons Barèges à cause de l'activité de ses sources.

Les ulcères cancéreux ne retirent, bien entendu, aucun effet du traitement dans cette station, pas plus que les ulcères phagédéniques des pays chauds; il est donc inutile de les y envoyer. Les ulcères scrofuleux sont améliorés dans la majorité des cas. Ici c'est la diathèse qui est attaquée directement par la médication thermale, et Bourbonne-les-Bains, Bourbon-l'Archambault donnent aussi de bons résultats. Barèges est surtout efficace dans les ulcères calleux et atoniques. Les bains prolongés détergent ces vieilles plaies, les excitent et les font marcher vers la cicatrisation. Dans les ulcères variqueux, le traitement donne aussi de bons résultats qui pourraient être obtenus, nous en sommes convaincu, par la simple immobilité et le port d'un bas élastique. Mais si les eaux sulfureuses semblent indiquées dans ces ulcères variqueux, les eaux chlorurées sodiques ne le sont pas et peuvent au contraire apporter une certaine aggravation dans l'état des parties. Nous profitons de cela pour signaler encore au médecin les complications des plaies qui peuvent survenir, par le fait du traitement thermal. La diphthérie gangréneuse, la pourriture d'hôpital ont été observées aux eaux et principalement aux eaux salines chaudes ; mais elles peuvent aussi compliquer les ulcères à Barèges.

En résumé, c'est cette dernière station que nous croyons être la meilleure, mais dans notre opinion il ne faut y envoyer que les ulcères qui ont résisté à tous les autres traitements.

C. Phlegmons. — Les désordres laissés après elles par les suppurations du tissu cellulaire sous-cutané sont quelquefois considérables, et sous le titre de phlegmons ce sont eux que nous voulons désigner.

Quand, après un phlegmon diffus, la peau est criblée de cicatrices, tendue, devenue trop étroite, lorsque le membre est atrophié, que la circulation s'y fait mal et que les articulations ont perdu de leur souplesse, les eaux donnent des résultats très satisfaisants, et plus de neuf fois sur dix, le malade est sinon guéri, du moins amélioré.

La composition chimique de la source n'influe pas sur les effets obtenus. Les eaux chlorurées sodiques et les eaux sulfureuses ont une vertu égale. C'est à la température jointe aux pratiques en vigueur dans les établissements thermaux, qu'on doit attribuer les bons résultats. Barèges, Bourbonne-les-Bains, Luchon, Bourbon-l'Archambault, Amélie-les-Bains, seront donc également indiqués, en tenant compte cependant de la composition des eaux par rapport à la constitution du sujet. Les eaux d'Algérie très chaudes conviennent admirablement dans ces cas, ainsi que les boues de Dax et de Saint-Amand.

Le traitement thermal est également très efficace,

à la suite des phlegmons profonds de la paume de la main, qu'ils proviennent d'une piqûre ou de l'extension d'un panaris. Après la guérison, toujours lente à obtenir, la main est tuméfiée, l'aponévrose palmaire est rétractée et le pus qui a envahi les gaines a soudé les tendons à leurs parois. Sous l'influence des bains et des douches, tous ces symptômes s'amendent et la flexion des tendons, toujours si difficile à obtenir, arrive quelquefois à la fin de la première saison.

Les phlegmons de la région ano-périnéale et de l'excavation ischio-rectale qui amènent à leur suite des fistules et des décollements considérables sont accélérés dans leurs guérisons par un séjour aux eaux minérales. C'est à Barèges qu'il faut les adresser dans les cas où tout traitement antérieur aurait échoué.

D. Maladies des voies urinaires. — Ces affections ne rentrent pas directement dans notre cadre ; mais, comme nous en avons dit quelques mots chemin faisant, nous ne pouvons pas les passer sous silence, dans cette revue des ressources que la médication thermale met aux mains des chirurgiens.

L'emploi des eaux minérales est devenu banal dans le traitement des maladies des voies urinaires. Les médecins les conseillent souvent sans y attacher une importance suffisante, et les malades y vont d'eux-mêmes, parfois sans recourir aux conseils du médecin. Il n'est pas cependant de maladies qui exigent plus de discernement, plus de circonspection dans leur traitement, où les indications aient besoin d'être plus sévèrement posées. Absolument inutiles dans certains cas, les eaux thermales sont souvent nuisibles et les insuccès fréquents résultant d'indications mal posées compromettent dans bien des cas une médication qui est pourtant d'une incontestable puissance et d'une grande utilité.

1° *Calculs urinaires*. Il n'y a pas d'eau minérale qui puisse dissoudre un calcul vésical. A une époque déjà bien éloignée de nous, Petit avait entrepris de prouver que les eaux de Vichy jouissaient de cette propriété. Il le croyait de bonne foi; il avait fait partager sa conviction à quelques médecins et même à quelques membres de l'Académie de Médecine.

En voyant certains calculs s'altérer par un séjour prolongé dans les eaux bicarbonatées sodiques, il en avait conclu que les choses se passaient ainsi dans l'économie, sans se rendre compte des transformations que subissent ces eaux dans le torrent circulatoire, avant de parvenir dans le réservoir de l'urine. A Contrexéville, on a eu la même prétention. L'aspect des concrétions rendues avec les urines et qui semblent parfois corrodées à la surface avait fait supposer que les eaux y étaient pour quelque chose, qu'elles avaient pu dissoudre le mucus à l'aide duquel les éléments minéraux sont unis. Il était donc logique de croire que les calculs vésicaux eux-mêmes pourraient être attaqués à la longue par l'usage persistant des eaux. L'expérience a prononcé à Vichy, comme à Contrexéville. Les calculs ne se dissolvent pas; il faut les broyer ou les extraire; ils ne sont justiciables que de la lithotritie et de la taille.

2° *Gravelle.* Les graviers ne sont pas dans le même cas, et la gravelle est une des maladies qui relèvent le plus directement de la médication minérale ; mais les sources qui lui conviennent diffèrent suivant la composition chimique des graviers rendus. Il existe en effet deux genres de gravelle qu'on peut prendre pour type : la gravelle *urique* qu'on appelle également *acide*, parce que les concrétions sont formées d'acide urique, ou *diathésique* parce qu'elle est le plus souvent liée à la diathèse arthritique ; et la gravelle *phosphatique*, qu'on appelle aussi *alcaline* quand on veut indiquer la composition chimique des concrétions qui la forment, ou *catarrhale* en raison de l'état pathologique des voies urinaires avec lequel elle coïncide toujours.

La première est de beaucoup la plus commune, soit qu'elle se traduise par l'émission abondante de ce sable fin, d'un brun rougeâtre, qu'on voit s'agglomérer au fond du vase, sous une urine d'une transparence et d'une limpidité parfaites, soit qu'il s'agisse de ces graviers anguleux qui causent des douleurs de reins lorsqu'ils séjournent dans le bassinet ou les calices et déterminent des coliques néphrétiques lorsqu'ils parcourent l'urèthre au moment de leur émission. La gravelle urique est l'apanage habituel des hommes robustes, bien nourris et faisant peu d'exercice. Elle coïncide d'ordinaire avec le tempérament sanguin et la disposition à la goutte, si ce n'est avec la goutte elle-même. L'excès d'éléments azotés entraîne la formation abondante d'urates et d'acide urique qui, lorsqu'il est en excès dans l'urine, se dépose sur son parcours sous la forme de sable ou de graviers.

Les indications à remplir se présentent tout naturellement à l'esprit ; moins de nourriture azotée, plus d'exercice, des boissons abondantes pour tenir l'acide urique en solution et des eaux alcalines pour remédier à l'excès d'acidité de l'urine. On ne croit plus aujourd'hui à l'action directe du bicarbonate de soude, on ne pense pas qu'il aille se combiner avec l'acide urique pour former de l'urate de soude soluble et dégager de l'acide carbonique, comme cela se fait dans un verre à réactifs ; on ne croit pas davantage qu'il soit nécessaire pour favoriser la combustion dans l'économie animale des composés ternaires et des substances protéiques : on sait que l'urine reste acide, malgré l'administration des eaux bicarbonatées sodiques. Il est certain, toutefois, que cette acidité diminue d'une manière constante et qu'elle fait parfois place à un état neutre qui se maintient pendant la durée du traitement. Enfin, quelle que soit l'explication, il est bien démontré pour tous les médecins sans prévention, que ces eaux sont les plus spécialement appropriées à la thérapeutique de la gravelle.

A la tête de ces eaux, nous trouvons Vichy et Vals. C'est à Vichy surtout que se fait, sur une grande échelle, le traitement de la gravelle urique. La multiplicité de ses sources, qui permet de varier la médication suivant les cas, et le développement donné aux agents du traitement externe rendent compte de la vogue de cette station thermale; cependant nous pensons, avec M. Durand-Fardel, que les eaux bicarbonatées plus faibles peuvent aussi rendre des services chez les sujets qui supportent mal celles de Vichy et de Vals. Nous citerons dans le nombre les eaux bicarbonatées calciques froides de Pougues, de Condillac. Cette dernière est en même temps légèrement ferrugineuse. Toutefois les eaux de Vichy sont celles qui conviennent le mieux dans la grande majorité des cas.

Il faut recourir à cette médication, aussitôt que les premiers signes de la gravelle se montrent, c'est-à-dire lorsque les urines sont acides avec excès et qu'elles commencent à déposer du sable, a fortiori lorsque la malade a déjà rendu quelques petits graviers. On doit faire usage de l'eau minérale en bains et en boissons. Dans les cas ordinaires, on prescrit généralement les sources de la *Grande Grille* ou des *Célestins*, mais cette dernière n'a pas la spécialité d'action que quelques médecins lui attribuent.

Lorsque les urines sont seulement sédimenteuses, qu'elles colorent le vase, ou qu'elles y déposent le sable dont nous avons parlé, on les voit rapidement perdre ces caractères; mais quand il y a émission fréquente de graviers plus ou moins gros, le traitement en sollicitant leur expulsion amène quelquefois des coliques néphrétiques, et il n'est pas rare d'en voir se produire quelque temps après sa terminaison. Dans ces cas, il faut prendre garde de les provoquer ou de les rapprocher par une médication trop active. On doit alors recourir aux sources les plus faibles.

Le traitement est le même, lorsqu'il existe des douleurs rénales ; les douches sont alors fort utiles, mais si ces douleurs sont vives, s'exaspèrent facilement, il faut tempérer la médication comme dans le cas précédent.

Les effets du traitement de Vichy, dans la gravelle urique, sont en général des plus tranchés. Les douleurs de reins disparaissent, et presque toujours les coliques néphrétiques sont enrayées. Le malade ne constate plus après sa cure que l'émission facile de sable plus ou moins abondant, qui apparaît surtout après les écarts de régime ; mais s'il continue à s'observer, s'il suit une bonne hygiène et qu'il vienne de temps en temps passer une saison à Vichy, il peut parvenir à surmonter la disposition vicieuse de son organisme.

Ce que nous venons de dire de la gravelle urique s'applique également à la gravelle *oxalique*, qui est infiniment plus rare et qui, comme le fait observer M. Durand-Fardel, est presque toujours unie à la précédente.

La gravelle *phosphatique* est toujours liée au catarrhe des voies urinaires. Elle est sous la dépendance de l'inflammation de la muqueuse qui les tapisse. Celle-ci détermine la formation de mucus ou de muco-pus qui s'altère et agit comme ferment sur l'urine, qu'il dédouble en eau et en carbonate d'ammoniaque. En présence de l'ammoniaque, le phosphate soluble de magnésie passe à l'état de phosphate ammoniaco-magnésien qui se sépare à cause de son insolubilité, dans l'urine devenue alcaline par la formation d'ammoniaque et le phosphate de chaux se précipite par la même raison.

Le traitement de la gravelle phosphatique se réduit donc au traitement de l'inflammation qui la détermine, et qui siège surtout dans la vessie. Nous n'avons pas à le formuler dans tous ses détails, nous nous bornerons à indiquer les ressources que la médication minérale peut lui fournir.

Les eaux alcalines fortes sont tout à fait contre-indiquées dans la gravelle phosphatique et le catarrhe vésical. Celles qui conviennent sont les eaux froides et très faiblement minéralisées de Contrexéville, de Vittel et d'Evian. Ces sources se prennent à très fortes doses. A Contrexéville qui marche en tête, les buveurs commencent par trois verres de 250 à 300 grammes chacun, puis ils en prennent quatre le lendemain, cinq le jour suivant, et arrivent ainsi à dix ou douze verres qui sont ingérés le matin, avant le premier repas. On est étonné de la facilité avec laquelle les malades absorbent cette quantité de liquide. L'eau de Contrexéville est froide, peu minéralisée puisqu'elle ne renferme que 2gr,88 de matières fixes par litre. Elle est agréable au goût et d'une assimilation facile. Son action diurétique est tellement prononcée, que la quantité d'urine rendue paraît supérieure à celle de l'eau ingérée. Sous son influence, le sable, les graviers quelle que soit leur nature, les produits de sécrétion sont entraînés par ces torrents de liquide ; les douleurs de rein cessent et les coliques néphrétiques ne reparaissent plus.

L'eau de Contrexéville est légèrement purgative, mais ce n'est pas à ses principes minéralisateurs qu'elle le doit, car elle ne renferme pas trois grammes de substance fixe par litre. C'est à la façon dont on l'administre, à cette grande quantité de liquide froid que les malades boivent à jeun et qui leur procure une véritable indigestion d'eau. Elle n'agit pas non plus sur les graviers comme dissolvant chimique, elle les entraîne ; c'est un véritable rinçage qu'elle opère, et toutes les fois qu'il y a lieu de déblayer les voies urinaires on en retire de bons effets.

Ce serait aller trop loin toutefois que d'affirmer qu'elles n'exercent qu'une action purement mécanique. S'il en était ainsi, il serait plus simple de laisser les malades chez eux et de leur faire ingurgiter beaucoup d'eau froide. Les eaux de Contrexéville, dit Rotureau, surexcitent les conduits de l'urine, en les tonifiant ; elles réveillent leur contractilité, et c'est ainsi qu'elles finissent par chasser des graviers assez volumineux qui, sans elles, seraient restés en chemin. Elles entraînent également les produits de sécrétion qui sont si abondants dans la gravelle phosphatique, et c'est pour cela qu'elles sont utiles dans le catarrhe vésical. Ce lavage continu, cette irrigation constante produit une action sédative sur la muqueuse de tout l'appareil. Il substitue au contact irritant d'une urine rare, épaisse, chargée de sédiments, celui d'un liquide relativement clair et beaucoup moins offensif. C'est une sorte de bain qui en diminue la phlogose. Il est toutefois une contre-indication formelle à l'emploi de ces eaux diurétiques, que le médecin ne doit jamais perdre de vue. S'il existe un obstacle à l'émission de l'urine, un gonflement de la prostate par exemple, un état névralgique du col, une inertie de la vessie ; en un mot si le malade est obligé de se sonder, il faut éviter tout ce qui peut nécessiter la répétition fréquente d'une manœuvre qui irrite toujours plus ou moins le canal et le col de la vessie. Civiale a vu, dans ces cas, survenir des rétentions d'urine fort inquiétantes.

Ce que nous venons de dire des eaux de Contrexéville que nous avons prises pour type s'applique également aux eaux de Vittel et d'Evian qui jouissent de propriétés analogues. Toutefois, les eaux de Vittel sont un peu moins minéralisées (la grande source contient 1gr,739 de résidu fixe par litre et la source Marie 3gr,280) et celles d'Evian le sont à peine. Elles ne renferment que 0gr,25 de substances fixes par litre, comme les eaux potables de bonne qualité, aussi ont-elles des propriétés à peu près égales. Les médecins du pays leur accordent cependant une grande efficacité dans les maladies des voies urinaires que nous avons passées en revue. Ils leur font un mérite d'être très peu calcaires, les trouvent calmantes, sédatives, etc., et les recommandent surtout aux malades nerveux, aux vessies irritables.

3° *Catarrhe vésical et cystite chronique.* — Nous venons de parler du traitement du catarrhe de la vessie dans ses rapports avec la gravelle phosphatique ; mais lorsqu'il en est indépendant, qu'il dure depuis de longues années, que la sécrétion abondante qu'il entraîne est devenue une habitude de l'économie, les eaux que nous avons passées en revue ne procurent qu'une amélioration passagère. Les malades en quittant les eaux cessent de boire avec autant d'abondance et le catarrhe reparaît. Dans ces cas et surtout dans les cystites purulentes, les eaux sulfureuses peuvent trouver leur indication, au même titre que dans les affections chroniques des autres muqueuses; mais cette médication demande une circonspection extrême. Rien n'est plus facile que de faire repasser une cystite chronique à l'état aigu. Il faut, dans ces cas, recourir aux eaux sulfureuses faibles; nous avons vu que les eaux de Barèges ne convenaient pas dans ces affections et nous en avons dit les raisons.

E. Maladies de l'utérus et de ses annexes. — Les maladies de l'utérus occupent aujourd'hui un rang des plus distingués dans la clientèle des eaux thermales et cela n'implique pas un haut degré de confiance de la part des médecins qui les y adressent. Ce n'est pas non plus une affaire de mode. Les pauvres femmes qui s'y rendent sont bien pour la plupart des névropathiques, mais des névropathiques sérieuses, exclusivement préoccupées de leur état maladif dont elles s'exagèrent le plus souvent la gravité, désespérées de leur état de souffrance continuelle, de leurs misères de tous les jours, et de la stérilité à laquelle elles les condamnent.

Tous les médecins savent quelle large place la pathologie utérine occupe depuis une quarantaine d'années dans la thérapeutique. Ils en connaissent les causes et il n'entre pas dans le cadre de notre travail de les faire ressortir; mais ils connaissent aussi leur ténacité et l'insuccès si fréquent des traitements les mieux dirigés. C'est là ce qui a fait la fortune de la thérapeutique thermo-minérale. Son application au traitement des affections utérines, dit M. Martineau, est toute d'actualité. Elle ne remonte pas à plus de 30 à 40 ans. Nous ne suivrons pas l'auteur dans les développements qu'il a donnés à ce sujet dans son important ouvrage (1), nous chercherons seulement à faire ressortir les indications les plus saillantes et les plus incontestables du traitement thermal, dans la cure si difficile de ces affections.

Nous commencerons d'abord par signaler les cas dans lesquels il n'y a rien à en attendre. De ce nombre sont tout d'abord les kystes de l'ovaire, qui ne relèvent que de la médecine opératoire, les cancers de la matrice qui sont au-dessus de toute ressource et enfin les polypes et les corps fibreux de l'utérus. Les premiers peuvent être enlevés par une opération. On a essayé d'extirper les autres; mais ces tentatives hasardeuses, qui entreront peut-être un jour dans la pratique courante, comme l'ovariotomie, n'ont pas donné jusqu'ici de résultats assez favorables pour qu'il soit possible de les encourager. Les uns comme les autres ne sont pas justiciables des eaux thermales. Quelques médecins les ont pourtant conseillées dans le traitement des fibro-

(1) L. Martineau, *Traité clinique des affections de l'utérus et de ses annexes*. Paris, 1878.

mes. Rigby, dit Bobert Barnes, avait une grande foi dans l'eau de Kreusnach. Il a essayé cette eau concentrée, à diverses reprises, en y ajoutant de faibles doses de bromure de potassium, et dans bien des cas les résultats ont été heureux.

En France, on a conseillé dans ces mêmes circonstances les eaux de Salins, de Salies de Béarn, et même celles de Vichy, de Bourbonne et de Balaruc.

M. de Laroque a observé à Salies-les-Bains quelques faits qui semblent en démontrer l'efficacité. Durand-Fardel préconise les eaux de Vichy. Il a vu, dit-il, à la suite de bains prolongés pendant plusieurs heures, ou sous l'influence de douches générales répétées, s'effectuer une diminution notable du volume des tumeurs fibreuses ; d'autres fois, il a constaté un temps d'arrêt manifeste dans le développement des néoplasmes. Pour nous, sans contester la réalité de pareils succès, nous pensons, comme Ch. West, comme Scanzoni, comme M. Saint-Vel (1), qu'il n'est rien de plus douteux que l'action des eaux sur les fibromes eux-mêmes. Il ne nous semble guère possible qu'elles les fassent diminuer et encore moins fondre et disparaître.

L'amélioration qu'elles déterminent porte sur la constitution, sur l'état de l'utérus, et c'est là ce qui autorise à y recourir quelquefois, lorsqu'il n'y a pas de perte de sang menaçante et que la femme est encore robuste.

(1) Demarquay et Saint-Vel, *Traité clinique des maladies de l'utérus*. Paris, 1876, p. 334.

Nous en dirons autant des déviations utérines. Lorsqu'elles sont causées par une métrite chronique, les eaux thermales, en modifiant avantageusement celle-ci, agissent en même temps sur la déviation; dans le cas contraire, elles sont impuissantes.

La véritable indication des eaux thermales se réduit donc au traitement des différentes formes de métrite chronique. Il y a d'abord une distinction fondamentale à établir. Lorsque la métrite chronique est sous la dépendance d'une diathèse, c'est en combattant celle-ci qu'on aura raison de l'affection utérine, et ce sont les eaux qui s'adressent à l'état général qu'il faut alors employer; lorsqu'elle est simple ou idiopathique, le choix est moins important. La plupart des eaux minérales, dit M. Saint-Vel, peuvent être alors indifféremment employées, et il cite en effet dans les lignes qui suivent toutes les eaux un peu actives de France et d'Allemagne. M. Martineau s'efforce de formuler des indications particulières, pour chaque groupe d'eaux minérales. Il recommande les sulfureuses fortes sodiques dans les cas de métrite parenchymateuse sans douleur, sans complications, ni ulcérations, et il convient que ce sont là les cas les plus rares. Lorsqu'il existe un écoulement leucorrhéique, louche, purulent, ou sanguinolent, ce sont les eaux sulfureuses plus faibles de Saint-Sauveur ou d'Amélie-les-Bains qu'il faut employer. S'il y a des ulcérations, il faut préférer Royat ou Saint-Nectaire; si elles sont superficielles, celles de Saint-Sauveur, d'Uriage ou même de Bourbonne et de Bourbon-Lancy, quand elles sont profondes. Dans les cas où il existe des douleurs intenses, ou de l'*hystérisme*, il faut éviter avec soin les eaux énergiques; il s'adresse aux sources indéterminées, indifférentes, inertes. Nous ne savons pas si l'auteur attache une grande importance à ces distinctions; mais nous serions plus disposé à adopter l'opinion éclectique de Saint-Vel, d'après lequel le principe minéralisateur est sans grande importance, tandis que la thermalité et l'emploi bien dirigé des eaux doivent revendiquer la meilleure part des améliorations obtenues.

Pour les affections utéro-vaginales d'origine constitutionnelle, les indications semblent un peu plus précises et on le pressent déjà, d'après ce que nous avons dit précédemment.

Une des formes les plus communes, la plus rebelle, est la métrite *herpétique*. On la reconnaît à l'état de la peau qui porte presque toujours des traces de la maladie dominante; à la coloration rouge vif du vagin et du col. Celui-ci est chaud, tuméfié, sensible, et présente quelquefois de petites vésicules miliaires d'eczéma et plus souvent des érosions superficielles qui entourent le museau de tanche et pénètrent dans sa cavité. Un liquide d'une viscosité extrême, semblable à du verre fondu, se présente sous forme d'une gouttelette qu'on a une peine extrême à en détacher. Des stries opalines ou d'un aspect crémeux s'observent dans les plis du vagin dont la muqueuse paraît par places dépourvue d'épithélium.

Souvent on remarque aussi des traces d'eczéma sur la muqueuse vulvaire, sur la peau des grandes lèvres et dans les plis génito-cruraux. Cette forme de métrite coïncide souvent avec une angine ou une laryngite herpétique, et il s'opère entre elles un balancement remarquable. Quand l'affection utérine est intense, la gorge va mieux et réciproquement. Ces métrites sont tributaires des eaux sulfureuses des Pyrénées, et nous conseillerons aux malades Bagnères de Luchon si les accidents sont modérés, et le tempérament peu nerveux ; Cauterets si le larynx ou le pharynx sont de la partie, et Saint-Sauveur si la femme est nerveuse, irritable, et surtout s'il existe des névralgies réflexes, de l'ovarialgie ou de l'hystérisme. Ces dernières indications sont celles que donne le Dr Caulet, médecin inspecteur de Saint-Sauveur. M. Martineau préfère les eaux de la Bourboule parce qu'elles sont arsenicales.

La métrite *scrofuleuse* se traduit par des signes un peu différents. Le col utérin est beaucoup plus engorgé, mais il est mou, il a une coloration blafarde, il présente le plus souvent une ulcération centrale pénétrant dans sa cavité. L'écoulement est plus abondant, il est louche, puriforme. On peut opter alors, d'après les médications générales que nous avons posées en parlant de la scrofule, entre les eaux sulfureuses et les eaux chlorurées sodiques. M. Martineau donne sans hésitation la préférence à ces dernières. Le médecin, dit-il, s'adressera aux eaux de Salies de Béarn, de Salins, si le tempérament est très lymphatique, si l'ulcération du col est étendue et profonde, sans réaction inflammatoire du côté des annexes de l'utérus. Il préférera Bourbonne-les-Bains, Bourbon-l'Archambault, si les ulcérations n'affectent que la muqueuse, et Luchon ou Aix-les-Bains s'il est nécessaire de faire un traitement mixte antiscrofuleux et antisyphilitique tout à la fois, ou bien s'il est nécessaire d'obtenir en même temps une action *pathogénétique* puissante. Ces distinctions nous paraissent bien subtiles. M. Saint-Vel s'en tient aux chlorurées sodiques ; M. Desnos préconise la Bourboule ; enfin M. Gueneau de Mussy met au premier rang les eaux faibles de Saint-Sauveur et de Cauterets, et quand la scofule est nettement dessinée, celles de Cauterets et de Luchon. Il est fort difficile de faire un choix, au milieu de ces divers genres d'opinion. — La métrite *arthritique*, caractérisée par l'engorgement du col et du corps de l'organe, s'accompagne en général d'une sécrétion catarrhale abondante ; il y a de plus de la pesanteur dans le petit bassin, des douleurs utérines et des métrorrhagies fréquentes. Elle est le plus souvent liée à des troubles digestifs, à une véritable dyspepsie ; ce sont alors les eaux alcalines de Vichy et de Vals qu'il faut prescrire. Si la femme est anémique, affaiblie par les souffrances et par les pertes de sang, on l'enverra à Royat ou à Lamalou ; s'il y a menace de pelvipéritonite, on devra se contenter de Plombières et de Néris. On trouve encore une foule d'autres sources thermales conseillées en pareil cas ; mais, si l'on ne savait se borner, il faudrait passer la revue de tout l'arsenal hydrologique, à propos de chaque forme de maladie.

On retrouve la même richesse de moyens, lorsqu'il s'agit de combattre cet état névropathique, dans lequel presque toutes les malades atteintes d'affections utérines finissent par tomber et qui font leur désespoir et celui des médecins. Toutes les sources sont passées en revue par les gynécologistes. Nous n'en trouvons pas moins de 30, énumérées dans l'ouvrage si savant, si consciencieux du Dr Saint-Vel. Cette richesse désolante prouve ce que nous disions en commençant de la pauvreté de nos ressources, en présence de ces états si communs et si rebelles.

L'aménorrhée n'est le plus souvent qu'un élément de la chlorose et réclame comme celle-ci l'emploi du traitement martial et des sources ferrugineuses. Lorsqu'elle est liée à une métrite parenchymateuse ou à une lésion ancienne des annexes de l'utérus, il y a lieu de recourir aux eaux qui conviennent dans ces maladies. Les sources de Plombières et de Néris ont acquis, dans ces cas, une réputation, qu'elles doivent peut-être à la puissance de leurs moyens balnéatoires.

La *leucorrhée* n'est qu'un symptôme. C'est contre la maladie qui la cause, qu'il faut diriger le traitement.

La *stérilité* est dans le même cas. Aucune eau minérale n'a d'action spéciale ou directe sur elle. Lorsqu'elle dépend d'un vice de conformation qui met obstacle aux rapprochements sexuels, il faut en demander la guérison à la chirurgie ; lorsqu'elle est le résultat d'une maladie de l'utérus, il faut attaquer cette maladie, et les eaux thermales peuvent rendre alors les services que nous avons indiqués. En somme, il n'y a pas de source qui guérisse la stérilité, et presque toutes peuvent contribuer à la faire disparaître.

Les maladies de l'utérus sont au nombre de celles qui exigent le plus de ménagements dans l'emploi des eaux thermales un peu énergiques. Rien n'est plus facile que de congestionner cet organe, et les douches doivent être employées avec beaucoup de réserve, il faut éviter de les promener sur le ventre, sur les reins, sur le périnée. Les douches vaginales sont plus dangereuses encore, et la plupart des médecins les proscrivent (1). Il y a des ménagements à prendre au sujet de la période menstruelle et de ses retours ; mais ces détails sont du ressort du traitement thermal, et nous nous sommes promis de laisser le soin de le diriger, aux confrères qui pratiquent sur les lieux et qui n'ont rien à apprendre de nous.

(1) Voir la discussion soutenue sur ce sujet à la Société d'hydrologie médicale de Paris, t. XXVIII.

TABLE DES MATIÈRES

I. — EAUX SULFUREUSES

II. — EAUX CHLORURÉES SODIQUES

III. — INDICATIONS THÉRAPEUTIQUES

FIN DE LA TABLE DES MATIÈRES.

8357-83. — Corbeil. Typ. et stér. Crété.

www.ingramcontent.com/pod-product-compliance
Ingram Content Group UK Ltd.
Pitfield, Milton Keynes, MK11 3LW, UK
UKHW020315200726
13857UKWH00001B/179